난생처음 응급구조

난생처음
응급구조

첫째판 1쇄 인쇄 | 2022년 1월 27일
첫째판 1쇄 발행 | 2022년 2월 11일
첫째판 2쇄 발행 | 2022년 10월 7일
첫째판 3쇄 발행 | 2024년 7월 10일

지 은 이   이태양
발 행 인   장주연
출 판 기 획   최준호
편 집 기 획   이현아
편집디자인   양은정
표지디자인   김재욱
일 러 스 트   김명곤
발 행 처   군자출판사(주)
　　　　　등록 제4-139호(1991. 6. 24)
　　　　　본사 (10881) 파주출판단지 경기도 파주시 회동길 338(서패동 474-1)
　　　　　전화 (031) 943-1888   팩스 (031) 955-9545
　　　　　홈페이지 | www.koonja.co.kr

ISBN 979-11-5955-826-9
정가 30,000원

저자
이태양

감수자
정기영 ✛ 경희의료원 응급의학과

함께 참여한 분들
기은영 ✛ 서정대학교 응급구조과
김동준 ✛ EMS 보람 대표
김지원 ✛ 나은필 병원
김효진 ✛ Lifesaving Society Korea
안신욱 ✛ 울산소방본부 119구급대
유경규 ✛ 서정대학교 응급구조과
유은지 ✛ Camp Humphreys, paramedic
이상한 ✛ 서정대학교 응급구조과
이송이 ✛ 일산동국대병원 응급의학과
이승미 ✛ 강북보건소 의약과
이하늘 ✛ 해양경찰청 구조대
조지연 ✛ 질병관리본부
최욱진 ✛ 서정대학교 응급구조과
한정규 ✛ 삼성전자 소방방재팀

> "난생처음 응급구조"
> 책을 접하는 분들에게…
> **기회는 실행하는 자에게 온다.**

어릴 적부터 되고 싶었던 자동차 디자이너의 꿈을 뒤로하고 응급구조학을 선택한 지 어느덧 18년의 세월이 흘렀습니다. 순간의 선택을 책임지려고 스스로 동기 부여하며 노력하였으나 원하는 대로 다 이룰 수 없는 것이 인생인지라 첫 단추인 국가고시부터 쓴 고배를 마셨습니다.

국시생 과대를 하면서 성적이 안 나오는 동기들에게 공부를 주도하기도 하고 SNS 커뮤니티를 만들어 운영하였습니다. 대학생활 내내 장학금도 받았고, 승승장구할 줄만 알았는데 기억하고 싶지 않은 충격적인 사건이었습니다.

덕분에 시간을 벌기 위해 편입을 결정하였고, 영어영문학과 신학을 전공하게 되었습니다. 실수도 만회하고 학자금을 벌기 위해 인터넷 쇼핑몰 사업과 응급처치 강사를 병행하기도 하였습니다. 국가고시 공부도, 편입한 학과 공부도 새롭게 해야 해서 매일 새벽 1시, 도서관문이 닫을 때까지 구역질 나도록 공부했습니다. 시간이 흘러 회사에 취직을 하고, 결혼도 하고 두 아이가 생겼습니다. 평범하기만 했던 시간들 속에 아이들은 무서운 속도로 성장하고 대화가 가능한 시점이 되니, 문득 머릿속에 질문 하나가 스쳐 지나갔습니다.

"아빠! 내가 이렇게 자라는 동안 아빠는 뭐 했어?"
"응? 너네들 키우느라 엄청 바쁘게 살았지!"

맞는 말이긴 한데 무언가 부족하게 느껴졌습니다. 키우느라 바빴다는 말 자체가 틀리진 않았으나 뭔가 결과적으로는 보여줄 것이 없던 것이었죠! 그 말 자체가 핑계일 수 있겠다는 생각이 들었습니다. "아이들에게 부끄럽지 않은 아빠가 되어야겠다."고 마음 먹었고 눈에 보이는 결과물을 만들어야겠다는 생각을 했습니다.

그러나 무엇을 먼저 해야 할지 모르겠고, 상황도 여유롭진 않아서 가장 먼저 시작한 일은 공부한 내용들을 SNS에 올리는 것이었습니다. 생각이 떠오르면 바로 실행에 옮기는 것들이 중요했습니다. 동기부여를 위해 열정적인 분들을 직접 만나러 다니기도 했습니다.

그렇게 2년간 올렸던 글들이 150만 뷰가 넘어갈 때쯤 여러 가지 기회들도 생기게 되었습니다. 대학에서 강의를 하게 된 것도 그 기회 중 하나였습니다. 8살 때부터 친구들과 스케치북에 시험 문제를 직접 내가며 선생님 놀이를 할 정도로 가르치는 걸 좋아했습니다. 누군가를 가르친다는 건 보람되고 뜻깊은 일이지만, 한편으로는 부담감도 적지 않았습니다. 자연스럽게 공부를 더 할 수밖에 없었습니다. 후배들이 나의 실수를 반복하지 않길 바랐습니다. 첫 수업을 했던 친구들이 이제는 벌써 졸업을 해서 사회의 일원이 되었습니다.

하나의 컨텐츠 글을 쓰는 데 보통 공부한 시간까지 합치면 2-3시간 이상 소요됩니다. 그럼에도 불구하고 온라인상에서는 한번 읽고 흘려 보내는 정보성 기사처럼 여겨질 뿐입니다. 너무 짧은 순간, 몇 번의 공유 후에 잊혀지는 것이 아쉬워서 한 곳에 담았으면 좋겠다는 생각이 들었습니다. 의학을 전문적으로 배워야하는 학생들이나 실무에 있지만 공부할 시간이 적거나 어떤 공부를 해야 할지 모르는 분들을 위해 편안하게 읽을 수 있도록 구성하고 싶었습니다.

응급구조사는 현재 수백 곳이 넘는 다양한 일터에서 일하고 있으며, 환자들을 전문적으로 처치하는 병원 업무 외에 현장에서 알아야 할 정보들이 수없이 존재합니다. 분야별 공부를 하려면 수 십 권의 책도 모자랍니다. 이 책이 많은 분들께 '동기부여 기회'가 되었으면 좋겠습니다.

더 유익한 정보를 드리고자 부탁했을 때, 선뜻 도와주신 교수님들 및 여러 선생님들께 감사의 말씀을 전합니다. 특히, 감수를 통해 부족한 내용들에 아낌없이 섬세하게 조언해주신 경희의료원 정기영 교수님께 감사드립니다.

Part 1. 응급구조사가 알아야 할 기초의학
Part 2. 응급구조사가 알아야 할 응급의학
Part 3. 응급구조사가 알아야 할 임상정보 [내과]
Part 4. 응급구조사가 알아야 할 임상정보 [외과]
Part 5. 응급구조사가 알아야 할 특수상황 응급
Part 6. 응급구조사가 알아야 할 여성/소아 응급
Part 7. 응급구조사가 알아야 할 노하우
Part 8. 응급구조사가 알아야 할 취업
Part 9. 응급구조사 이야기

이 태 양

가시밭도 함께 걸으면 꽃길이 된다

우리나라 응급구조사 제도가 본격화된 것은 응급의료에 관한 법률이 신설된 95년이다. 지금 생각해보면 어이없는 일이지만 수많은 사람들이 각종 재난, 사고 현장에서 허무하게 생을 마감할 수밖에 없었을 것이다. 나는 그렇게 95년도에 처음으로 대학에 개설된 응급구조학과에 입학을 하였다. 하지만 현장 경험이 있는 교수진이 없다보니 많은 시행착오를 겪을 수밖에 없었고, 걷는 걸음걸음 모두가 가시밭길에 내딛는 것처럼 힘겨웠다. 현장 경험과 임상경험을 두루 갖춘 교수가 되겠다는 목표를 세웠지만 그 길을 선택하는 것 자체가 당시에는 큰 도전이었다.

마침내 응급구조사가 되어 학교 병원 응급실에서 근무를 시작하게 되었을 때도 마찬가지였다. 나를 이끌어줄 선배는 물론 시스템도 없어서 응급실의 간호사들 사이에서 이방인 취급을 받곤 했다. 그런 막막함 속에서도 응급구조사로서의 입지를 다지기 위해 수없이 부딪히며 병원생활을 했다.

그렇게 몇 년을 생활하는 동안 임상경험은 쌓을 수 있었으나 여전히 충분한 것은 아니었다. 현장의 경험이 필요했다. 그래서 끊임없이 공부를 지속했다. 병원에서 환자를 보고 처치하는 것도 내게는 공부였다. 퇴근 후에는 소방공무원 시험을 대비하고 학위를 취득하기 위한 공부가 이어졌다. 현장의 경험을 쌓을 수 있는 가장 확실한 방법은 소방구급대원이 되는 것이라고 생각했기에 나는 4년 동안 응급실 근무와 공부를 병행한 끝에 소방구급대원이 되었다.

처음 발령 받은 곳은 경기도 북부의 한 소방서였다. 소방차 3대에 근무인원 4명인 119안전센터로, 여직원을 받아본 건 처음이라고 했다. 그런 환경 속에서도 나는 홀로 화재진압 경방요원과 구급을 함께 하며 길을 만들기 위해 노력했다.

이후 소방의 구급업무는 빠르게 진화했다. 처음에는 단순하게 환자 이송만을 담당했다면 점차 본격적으로 전문 응급처치까지 하게 되었다. 이는 소방에 많은 활력소가 되었으며 소방발전의 큰 디딤돌이 되었다고 자부한다. '소방을 먹여 살리는 것이 구급이다'라는 말이 2000년대를 기점으로 흔하게 들을 수 있는 말이었다.

하지만 여전히 구급대원들의 어려움은 많았다. 한 가지 예로 여성 대원을 위한 시스템이 부족했다는 것을 들 수 있겠다. 결혼한 젊은 여성 구급대원들이 임신을 한 채 구급을 하는 것이 다반사였고 임신 7개월이 되어서야 휴직을 하는 일이 흔하게 있었다. 나 또한 임신 5개월째 산악구조를 한 후 병원에 입원을 한 경험이 있다. 지금 생각해보면 미개할 정도였지만 갑자기 바뀐 소방의 환경을 제도가 뒷받침하지 못했던 과거사라고 위안 삼는다.

많은 변화를 온몸으로 실감하던 그 시기에 나는 여러 가지 좋은 경험을 쌓을 수 있었다. 소방본부에서 추진하는 '한국형 구급차 개발을 위한 TF팀'에서 근무하는 동안에는 어떤 구급차가 근본적으로 환자를 위한 것인지 고민을 많이 했다. 외국의 경우 환자에게 조금이라도 진동이 덜 가도록 하기 위해 부담을 감수해서라도 비싼 휘발유를 사용한다는 사실을 알게 된 뒤로는 더욱 그랬다. 소방청의 구급업무 Think-Tank에서 각종 소방 구급업무를 전국 단위로 고민한 것도, 하트세이버 배지를 기획한 것도 모두 나를 성장시킨 좋은 경험이었다. 이따금 우리 학생들이 하트세이버 배지를 받아올 때가 있는데 그때마다 내가 고민하며 걸어온 여정이 후배들에게 보탬이 된 것 같아 가슴이 벅차오르곤 한다.

이 외에도 구급대원으로 지낸 9년 동안 나는 다양한 경험을 했으며 그만큼 많은 것을 깨달을 수 있었다. 여러 환자를 상대할 때 환부보다 중요한 것이 사람의 생각이고 심리인 경우가 더 많다는 것도 알게 되었다. 구급대원의 무지는 범죄라는 말을 들으며 공부했지만 환자의 마음을 헤아리지 못하는 응급구조사는 결코 훌륭한 응급구조사가 될 수 없다는 것도 알게 되었다. 책에서는 알 수 없었던 구급대원의 책무가 현장에 무수히 놓여있었다. 막연히 현장 경험을 쌓아야 한다는 생각으로 시작한 소방 구급대원이었지만 현장의 가르침은 크게 다가왔다. 결혼을 하고 대학원을 다니게 되었는데 임신을 하고도 도서관을 찾고 출산 직전에 시험을 보고 아이를 낳아 키우며 학위를 취득했다. 중간중간 잠시 쉬었다 갈까? 하는 생각도 많이 했다. 너무 힘이 들기도 했고 이렇게 가는 길이 과연 맞을까 하는 두려움도 컸던 시기를 지나왔다. 그중에서도 직장과 학업을 병행하는 동시에 아이를 키우고 아내와 며느리, 딸의 역할도 수행해야 한다는 것이 가장 힘겨웠지만, 한편으로는 가족들이 항상 곁에서 힘이 되어 주었기에 이 모든 일을 해낼 수 있었다고 확신한다.

강단에 처음 설 때는 설렘과 함께 잘 할 수 있을까 하는 두려움도 많았다. 하지만 내가 걸어온 길이 낯설고 한편으로는 거칠고 힘든 것을 알기에 "내가 걸어온 만큼 길이 나니 가시들을 밟아 내 후배들에게는 더 나은 길을 열어 주리라" 다짐을 수없이 했다. 때로는 학생들을 학업에 몰두하도록 매섭게 몰아 세우기도 했지만 내 후배, 우리 응급구조사의 미래를 위해서라고 진심으로 생각하며 10여 년을 학생들과 함께 울고 웃고 살을 부대끼며 달려왔다. 울타리를 조금만 넘어가도 오로지 합격률과 취업률로 모든 것을 평가하려 드는 세상이 펼쳐지지만 그럼에도 우리는 응급구조사란 어때야 하는지에 대한 이야기를 가장 많이 나누었다.

응급의료체계를 다지기 위한 많은 사람들의 노력 덕에 지난 20년 간 한국의 현장 응급의료체계는 양적으로나 질적으로나 눈에 띄는 성장을 했다. 응급구조사의 수준과 인프라도 엄청난 성장을 계속 이어오고 있다. 응급의료에 대한 사회적 요구도 높아져서 응급구조사의 진로도 초창기 몇몇 병원과 소방에 한정되었지만 지금은 병원도 많아지고 소방뿐만 아니라 경찰과 군인 그 외 많은 공기업에서 길이 열리기도 했다. 물론 응급구조사 출신 대학 교수진도 많아졌다.

25년 여의 짧다면 짧은 응급구조사의 역사를 돌이켜보면 그럼에도 불구하고 가장 많은 성장을 한 분야 중에 하나가 아닐까 한다. 시대적 요구에 부응하는 법, 제도적 변화의 필요성과 부족한 구급대원의 충원이라는, 아직도 넘어서고 극복해야 하는 산이 존재하지만 없는 길도 만들며 온 우리가 아닌가? 함께 걷고 격려하며 서로를 믿고 간다면 가시밭길이라도 꽃길로 놓일 것이다.

전국의 응급구조사여, 당신이 걷는 이 길이 옳다. 건승하시라!!

서정대학교 응급구조과 교수

기 은 영

들어가는 글

💁‍♀️ 1. 응급구조사란?

　　응급구조사는 사건이나 사고현장 및 구급차, 의료기관, 국가기관 및 민간기관, 기업이나 단체 등전문적인 응급처치 업무를 제공하는 응급의료서비스체계의 전문직업인입니다.

💁‍♀️ 2. 응급구조사의 업무

1) 응급의료에 관한 법률

　　제41조(응급구조사의 업무)

　　응급구조사는 응급환자가 발생한 현장에서 응급환자에 대하여 상담·구조 및 이송 업무를 수행하며, 「의료법」 제27조의 무면허 의료행위 금지 규정에도 불구하고 보건복지부령으로 정하는 범위에서 현장에 있거나 이송 중이거나 의료기관 안에 있을 때에는 응급처치의 업무에 종사할 수 있다.

〈전문개정 2011.8.4.〉

행정안전부 소방청: 소방공무원	해양수산부 해양경찰청	법무부: 교정직공무원
산림청: 산림항공관리소, 국립공원관리공단	보건직 공무원	의료기관
응급의료기관	산업체 부속의무실	국방부 (육,해,공군 의무분야 및 항공구조대)
외국인학교 보건실	응급환자이송단, 응급환자이송업	의료관련업체
한국마사회	산업체 안전관리	체육, 레포츠 관련시설 등

1) 1급 응급구조사
① 대학 또는 전문대학에서 응급구조학을 전공하고 졸업한 자
　　단, 졸업예정자의 경우 이듬해 2월 이전에 졸업한 자이어야 하며, 만일 동
　　기간 내에 졸업하지 못한 경우 합격이 취소됨.
② 보건복지부장관이 인정하는 외국의 응급구조사 자격인정을 받은 자
③ 2급 응급구조사로서 실제 응급구조사 업무에 3년 이상 종사한 자
　　단, 119 구급대, 민간이송업(시도지사의 허가를 받은 기관에 한함), 의료기
　　관 등의 종사자에 한하여 경력을 인정함.

2) 2급 응급구조사
① 보건복지부장관이 지정하는 응급구조사 양성기관에서 대통령령이 정하는
　　양성과정을 이수한 자
　　단, 이수예정자의 경우 2급 응급구조사 응시원서 접수 당시 응급의료에 관한
　　법률 제36조제3항제1호에 의한 응급구조사 양성과정을 이수 중에 있는 자에
　　게 응시자격을 부여하되, 이듬해 2월 이전에 이수가 확인된 자이어야 하며,
　　만일 동 기간 내에 이수하지 못한 경우 합격이 취소됨.
② 보건복지부장관이 인정하는 외국의 응급구조사 자격인정을 받은 자

3) 다음 각 호에 해당하는 자는 응시할 수 없습니다.
① 정신건강증진 및 정신질환자 복지서비스 지원에 관한 법률(약칭: 정신건
　　강복지법) 제3조제1호에 따른 정신질환자. 다만, 전문의가 응급구조사로서
　　적합하다고 인정하는 사람은 그러하지 아니하다.
② 마약 · 대마 또는 향정신성 의약품 중독자
③ 피성년후견인, 피한정후견인
④ 응급의료에 관한 법률 또는 형법 중 제233조 · 제234조 · 제268조(의료과실
　　에 한한다) · 제269조 · 제270조제1항 내지 제3항 · 제317조제1항, 보건범죄

단속에관한특별조치법, 지역보건법, 국민건강증진법, 후천성면역결핍증 예방법, 의료법, 의료기사법, 시체 해부 및 보존 등에 관한 법률, 혈액관리법, 마약류 관리에 관한 법률, 모자보건법, 국민건강보험법에 위반하여 금고 이상의 실형의 선고를 받고 그 집행이 종료되지 아니하거나 면제되지 아니한 자

4. 시험과목 및 시간표

시험종별		시험과목수	문제수	배점	총점	문제형식
1급 응급구조사	필기	5	230	1점/1문제	230점	객관식 5지선다형
	실기	1	3	10-30점/1문제	60점	기능측정
2급 응급구조사	필기	5	140	1점/1문제	140점	객관식 5지선다형
	실기	1	3	10-30점/1문제	60점	기능측정

시험직종	교시	시험과목 (문제수)	교시별 문제수	입장 시간	시험시간	기기수거 및 답안전송 확인시간
1급 응급구조사 (필기시험) 컴퓨터시험 (SBT)	1교시	1.기초의학(30) 2.응급의학관리(40) 3.전문응급처치학총론(30) 4. 응급의료관련법령(20)	120	~8:30	09:00~10:45 (105분)	10:45~10:50 (5분)
	2교시	1.전문응급처치학각론 (110)	110	~11:10	11:20~12:55 (95분)	12:55~13:00 (5분)
2급 응급구조사 (필기시험)	1교시	1.기본응급처치학총론(20) 2.기본응급환자관리(20) 3.응급의료관련법령(20)	60	~8:30	09:00~09:50 (50분)	
	2교시	1.기본응급처치학각론(60) 2.응급의료장비(20)	80	~10:10	10:20~11:30 (70분)	

목차

PART 4 응급구조사가 알아야 할 임상정보 [외과] 175

PART 5 응급구조사가 알아야 할 특수상황 응급 215

PART 6 응급구조사가 알아야 할 여성/소아 응급 269

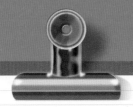

01. 고대의학과 생명의 별과
의학의 상징이 된 지팡이

응급구조사를 상징하는 생명의 별 속에 지팡이는 어디서 유래한 거예요? 혹시, 성경 속 모세의 지팡이인가요? 아주 오래된 의학 이야기도 궁금합니다.

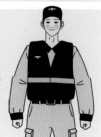

그리스 신화의 아폴로 신과 크로니스라는 여성 사이에서 태어난 아스클레오스. 아폴로 신은 자신을 두고 바람 폈다는 까마귀의 거짓말에 속아 부인이었던 크로니스를 불에 태워 죽이고 그 아들을 뱃속에서 꺼냈습니다. 거의 제왕절개의 형태로 세상의 빛을 보게 된 아스클레피오스(Asklepios)는 켄타우로스 케이론(Chiron)에게 맡겨졌습니다.

케이론은 반신반인인데 상체는 인간이고, 하반신이 말의 형태를 가졌습니다. 그는 아스클레피오스 외에도 헤라클레스와 아킬레스를 가르치기도 했던 현인이었습니다. 아스클레피오스는 케이론에게 의술을 전수하는 과정에서 뱀이 이상한 잎사귀를 물고 와 다른 다친 뱀을 살리는 것을 보고 약초에 대한 연구에 몰두했습니다.

결국 죽은 사람까지 살려낼 정도의 경지에 이르자 제우스에 의해 번개에 맞고 기구한 삶을 마치게 됩니다. 그를 죽인 이유는 그의 의술 덕에 인간이 불사의 능력을 갖고 신의 자리까지 도전할까봐 제우스가 두려워했다는 설과 죽은 사람을 살려내는 대가로 황금이나 등을 받아 물욕을 채웠다는 설, 이렇게 두 가지 이야기가 있으나 대부분 전자에 무게를 둡니다.

제우스에 의해 아들이 죽자 아폴로는 슬퍼하였고, 미안했던 제우스는 밤하늘에 오피우커스(Ophiuchus)라는 별자리를 만들어 주게 됩니다. 이 별자리의 모양은 뱀이 지팡이를 감고 올라가는 형상을 하고 있습니다. 뱀은 전통적으로 지혜와 의술, 재생을 상징합니다.

아스클레피오스는 이후 의학의 신으로 추대받고 그의 지팡이는 의술의 상징으로 이어져오고 있습니다. 세계보건기구(WHO), 의사협회 휘장, 생명의 별 등에서 볼 수 있는 지팡이와 뱀의 모양은 전부 아스클레피오스의 지팡이에서 유래되었습니다.

이와 별개로 카두케우스, 그리스 로마 신화에 나오며 뱀 두 마리가 올라가고 있는 형상을 하며, 양쪽에 날개가 있는 모양은 전령의 신 헤르메스의 지팡이로 '우호'를 상징합니다.

> 고대의학을 보면 신석기 시대에 두개골을 절단하거나 천공 수술을 한 기록들도 남아 있으며, 극심한 두통이나 뇌전증(간질) 등을 제거하는 수술로 보여지는 기록도 있다고 합니다.

이집트에서는 전쟁으로 인해 외과술이 많이 발달하였고, 청동기가 등장하면서 예리한 도구들을 만들다 보니 수술도구들도 발달하게 되었습니다. 고대 이집트에는 안과, 치과, 두통이나 복통에 대한 진료과목이 세분화되어 있기도 했어요. 대단하죠? 피부염이나 염증치료를 위해 거머리로 치료하는 모습이 파라오 무덤 벽화에도 나오기도 하고, 관장약도 있었습니다.

기원전 4천 년 전에는 이미 포경수술이 시행되었고, 이집트에서는 의료제도의 모형까지도 확립되었으며, 의사들은 국가로부터 보수를 받고 환자들도 무료로 치료를 받을 수 있었습니다.

최초의 의학서적인 에버스 파피루스(Ebers Papyruc, BC 1500)에 의하면 수도원에서 고름을 짜내는 방법이나 상처를 꿰메는 방법, 약을 바르는 방법, 소의 뼈 등으로 골절 부위를 고정하는 방법, 상처 부위를 지혈하거나 불로 지지는 등의 외과

술도 발달되어 있었습니다.

파라오의 무덤에는 거머리로 치료하는 모습이 묘사되어 있고, 피부염이나 상처 난 곳의 염증을 완화시켜주며, 뜨거운 숯 위에 서서 향기나는 밀랍을 숯 위에 부어 그 연기를 쬐면서 자궁염 증상 등을 치료하기도 했습니다. 이집트인들은 인체에서 중요한 기관 중 하나가 심장이라 여겼고, 심장 속에 지각능력이 있다고 생각했습니다. 사람의 몸 속에 혈액이나 분비물 등을 운반하는 관이 있다고 생각했고, 손과 발의 맥을 통해 심장운동을 감지하기도 하였습니다.

이후 수많은 연구와 시행착오와 전쟁을 거쳐서 산업과 과학의 발전함에 따라 오늘날도 지속적으로 발전해오고 있습니다. 아마도 미래에는 그 이전의 변화보다 좀 더 빠르게 발전하지 않을까 기대해봅니다.

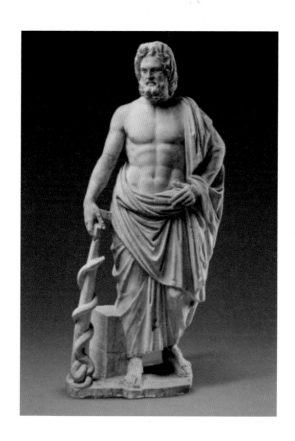

02. 알아 두면 도움될 신비한 인체상식 38가지

의학에 관심이 많아서 공부를 하고 싶은데, 무엇을 먼저 배워야 할지 모르겠어요. 처음부터 어려운 것 말고, 흥미를 가질 만한 정보가 없을까요?

우리의 몸은 정말 신비롭죠? 우리가 잘 몰랐던 인체 상식 38가지를 알려드릴게요.

현대 문명은 과학과 의학이 발전함에 따라 인체에 대한 수많은 비밀이 풀리고 있습니다.

우리에게 흥미를 줄 만한 인체에 대한 38가지 사실을 알아보도록 하겠습니다.

1) 우리 몸 속의 혈관은 약 100,000 km 정도의 길이로 이어져 있습니다.
2) 보통 성인의 두개골은 약 4.5 kg 정도의 무게를 갖습니다.
3) 평균 체중의 약 34%는 다리의 무게입니다.
4) 일반적으로 여성의 피부 두께는 남성의 삼분의 이에 불과하다고 합니다.
5) 간은 심장보다 4배 무겁습니다.

6) 한 해 동안 심장을 지나가는 혈액의 양은 약 3,152,715 L나 됩니다.

7) 몸무게의 약 4.5 kg 정도 과체중이 발생하면, 척추에는 약 22.5 kg의 초과 부담이 안겨집니다.

8) 피부를 햇빛에 과도하게 노출시키면, 피부암 발생률이 올라갑니다.

9) 에스키모인들은 추운 지방에 사는데도 전세계 모든 지역의 인간 중 털이 가장 적다고 합니다.

10) 가만히 서서 몸의 균형을 유지하려면, 약 300개의 근육들을 사용해야 합니다.

11) 신장은 분당 약 95 mL의 혈액을 걸러냅니다.

12) 피부가 얇은 여성일수록 세월이 지날수록 더 주름이 빨리 생긴답니다.

13) 골수는 하루 평균 30 mL의 혈액을 만들어내며, 혈액 속에는 260억 개의 세포가 들어 있습니다.

14) 머리카락은 해마다 약 12.7 cm 정도 자랍니다.

15) 어떤 머리카락은 겨우 4개월밖에 살지 못하지만 어떤 것들은 4년까지도 살아남습니다.

16) 수염은 8주에 2.5 cm씩 자랍니다.

17) 대머리가 될 가능성이 가장 높은 사람은 붉은색 모발을 가진 사람입니다.

18) 성형외과 의사들은 때때로 목덜미의 털을 눈썹으로 이식하기도 합니다.

19) 발톱이 완전히 새로 자라기까지는 약 10개월 정도가 걸립니다.

20) 심리학자들은 손톱을 깨무는 버릇이 있는 사람은 보통 사람보다 훨씬 더 완고하답니다.

21) 통계에 의하면 55-65세까지 사람들 중 19%가 모든 치아를 잃습니다. 65-74세에는 28%, 75세 이상은 43%에서 치아가 사라집니다.

22) 세계 인구의 12%는 왼손잡이입니다.

23) 인간의 맨발보다 더 탄력 있는 신발은 아직 없습니다.

24) 인간의 몸에서 360도 회전 가능한 관절은 어깨관절뿐입니다.

25) 사람의 모습은 움직일 때보다 가만히 서 있을 때가 더 작게 보입니다. 그래서 밀랍인형이나 마네킹을 만들 때 실제사람보다 약간 더 크게 만듭니다.

26) 남성들은 여성보다 대략 10% 정도 많은 혈구를 가지고 있습니다.

27) 몸에 있는 피는 매 17분마다 한 번씩 갑상선을 지나칩니다.

28) 보통 여성의 심장은 남성보다 약 20% 작습니다.

29) 가슴 통증이 없이도 심장마비가 일어날 수 있습니다.

30) 일반적으로 왼팔보다 오른팔의 혈압이 높습니다.

31) 여성의 성염색체인 X염색체는 433개의 유전자들이 있습니다. 하지만 남성의 성염색체인 Y염색체에는 겨우 29개의 유전자만 갖고 있습니다.

32) 나이가 들수록 점점 더 천천히 호흡하게 됩니다.

33) 20명 중 한 명은 절대 감기에 걸리지 않습니다. 두 가지의 감기 바이러스에 의해 동시에 서로 다른 두 가지 종류에 감기에 걸릴 수도 있습니다.

34) 부부 중 한 사람이 감기에 걸리면 옮을 확률은 38%입니다.

35) 남극이나 북극에서는 감기에 걸릴 수 없습니다. 극지방의 기온이 너무 낮아서 일반적인 바이러스가 살 수 없기 때문입니다.

36) 몇 그램의 후추를 삼키면 위벽은 선홍색으로 변합니다.

37) 인간의 위산은 면도날을 녹일 수 있을 만큼 강산입니다.

38) 고추에 속에 들어있는 캡사이신 덕에 고추를 많이 먹은 사람은 심장마비, 경련, 응혈과 혈액순환 장애를 거의 겪지 않을 수 있습니다.

03. 해부학은 쉽고, 재미있게~
1학년 때 마스터하자!

처음 응급구조과에 들어가니 해부학하고 생리학 배우는 게 생각보다 외울 게 많아서 너무 어려워요. 어떻게 공부해야 할까요?

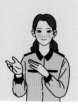

처음 공부하는 거라 생소해서 그럴겁니다! 우선, 흥미를 붙여야 하니까 재밌게 생각하고 외우는 것들마다 실생활에서 사용해보면 빨리빨리 외워집니다. 기초 의학 때가 아니면 다시 책을 보기 힘들 테니 1학년 때 마스터하면 평생 가요! 16번만 외우면 17번째부터는 평생 기억에 남아요.

♀ 1) 심장

해부학(Anatomy)은 인체의 구조에 대해 연구하는 분야입니다.

과거에는 인간의 해부가 불법이어서 동물을 해부했는데 장기가 비슷하긴 하지만 그래도 실제 사람과는 달랐죠! 해부학의 역사는 2300년이 넘지만, 1240년 신성로마 제국의 황제 프리드리히 2세가 인체에 대한 해부를 합법화해주면서 르네상스 시대를 기점으로 발달했어요.

히포크라테스나 아리스토텔레스, 갈레노스 등 이름은 한번쯤 들어봤을 것입니다. 인체해부도나 수술용 도구들도 이미 당시에 발명된 것들이 아직도 쓰이는 것들이 아주 많습니다.

또한 골격계, 근육계, 호흡계, 순환계, 소화계, 신경계, 림프계, 관절계, 심장계, 비뇨계, 피부계 등 인체를 11개의 기관 계통으로 분류하기도 했지요. 이후에 생식계는 남성과 여성으로 나뉘기도 합니다.

> 세포(cells)의 세포막, 세포질, 핵, 조직(tissues)의 상피, 결합, 근육 및 신경계의 용어들이 생소하고 어려워서 재미없다고 생각할 수 있지만 해부학은 우리 주변에 늘 있습니다. 예를 들면, 우리가 자주 먹는 돼지고기의 안창살이나 갈매기살은 횡격막이에요. 소고기나 돼지고기의 부위별로 인체에는 어디에 해당되는지 근육을 살펴봐도 도움이 됩니다. 스포츠 분야에서도 해부학을 심도 있게 다루지요.

2) 골격계(skeltal system)

먼저 골격계를 배우게 됩니다. 우리 몸에는 206개의 뼈가 있죠. 뼈의 기능은 우리 몸을 지지하여 운동할 수 있게 하고 주요 장기를 보호하며, 무기질의 저장소 역할, 에너지 대사와 창고 역할, 혈액(혈구생성)을 만드는 역할 등을 담당하죠. 그리고 뼈의 모양에 따라 긴뼈, 짧은뼈, 납작뼈, 불규칙뼈 등으로 구분하고 해면뼈와 치밀뼈로 나눌 수 있어요.

해면뼈는 골격의 크기에 비해 무게가 가볍기 때문에 이동하기에 유리하며, 구멍 속에는 '골수'가 채워져 있고, 골수는 적색골수와 황색골수가 있는데 적색골수는 피를 만드는 세포가 많고 황색골수는 지방성분이 많은 것이 특징이며, 연령이 증가함에 따라 적색골수에서 황색골수로의 전환이 일어나게 됩니다. 해면뼈의 바깥부분은 밀도가 높은 치밀뼈로 되어 튼튼하게 감싸줍니다.

그리고 바깥쪽의 둥그런 치밀뼈들끼리 맞닿으면 갈리거나 망가질까봐 이를 보호하기 위해 연골이 부드럽게 뼈 끝을 감싸줍니다. 우리가 아는 성장판도 사실은 이 연골에 속하는 것입니다.

근육계는 가로무늬근과 민무늬근이 있다는 사실을 알아두면 됩니다. 가로무늬근은 결 방향대로 수축하고 몸을 움직일 때 주도적인 역할을 하고, 대부분 골격근을 이루면서 수축과 이완을 반복합니다. 이렇게 움직일 때 주로 힘을 쓰는 근육이라 해서 '주동근'이라 합니다. 그리고 반대에서 조절을 도와주는 근육을 '길항근'이라 부릅니다.

민무늬근의 경우, 속이 비어 있는 장기의 벽 부분에 위치하여 꿀렁꿀렁 연동운동을 하면서 소화, 순환, 배출 등을 돕습니다. 이런 뼈와 근육이 합쳐져서 골격계를 이루게 되는 것이죠.

머리와 얼굴을 이루는 뼈는 크게 두개골(cranial bone)과 안면골(facial bone)로 나닙니다.

엄마 뱃속에서 2개월 정도 지내면 머리뼈의 모양이 갖춰지는데 뇌 전체를 덮지 못하고 구멍이 있습니다. 이곳을 '숨구멍'이라 부르기도 하고, 의학용어로는 '대천문', '소천문'이라고 부릅니다. "아이들은 여기로 숨쉬니까 함부로 건들면 안 돼!" 어른들께서 얘기하시기도 하는데 실제로 숨쉬는 것은 아니고 뇌의 성장과 함께 자라면서 맞춰지기 위한 여유공간이라 보면 됩니다. 대체로 16개월 정도 지나면 메꿔지며, 이 흔적을 우리는 봉합이라 부릅니다.

> 관상봉합, 인상봉합, 시옷봉합 등 해부학을 공부할 때는 용어와 함께 외우는 것이 좋습니다. Coronal suture, Squamous suture, Lambdoid suture 이렇게요.
> 용어가 한글화되면서 오히려 다시 공부해야 하는 일이 벌어지는데, 임상에 나와있는 분들은 다 예전 버전을 알고 있으니 익숙해지는 게 편할 수 있습니다.

척주, 척수 그리고 척추는 각기 다른 존재들입니다.

척주는 신경다발인 척수가 지나가는 통로이며, 척추들이 길게 연결되어 구성됩니다. 가슴부위의 척추와 갈비뼈(늑골)는 각기 12쌍으로 이루어져 있습니다. 갈비뼈는 흉골(복장뼈)을 중심으로 흉곽을 이루고 있으며, 심장과 폐, 간, 위, 비장 등의 주요 장기를 보호하는 역할을 합니다. 하지만 우리가 심폐소생술을 할 때 가슴

압박 위치로 배우는 흉골(가슴뼈)과 늑골(갈비뼈)은 직접 닿지 않고 연결되어 있는데 연골 재질로 되어 있어서 가슴압박 도중에 이 부위가 빠져 분리되기도 합니다. 이 연골 부위는 우리가 먹는 돼지고기의 오돌뼈 부위 정도라 생각하면 이해하기 쉽습니다.

3) 호흡계

호흡계는 콧구멍으로부터 시작됩니다. 콧속에는 코털과 끈적거리는 점액, 콧물이 있기 때문에 몸 속으로 들어오는 공기의 먼지를 걸러줍니다. 공기청정기의 필터역할을 하고 있다고 보면 됩니다. 갈아줄 필요도 없고 가끔씩 빠져 나오는 녀석들만 하나씩 뽑아주면 됩니다.

콧구멍 속에 들어온 공기는 얼굴뼈 사이의 부비동을 통과하면서 따뜻하고 촉촉해집니다. 공기와 같이 들어온 바이러스나 세균 등은 콧물과 함께 목구멍으로 내려가서 위장 속에 위액에 의해서 제거됩니다.

목에는 앞뒤로 두 개의 길이 있습니다. 앞 쪽에는 기도가 있고 뒤에는 식도가 있는데 음식이나 침을 삼킬 때에는 이물질 등이 기도에 들어가는 것을 막기 위해 후두덮개라는 뚜껑이 기도를 덮어줍니다. 후두를 통과한 공기는 기관과 기관지를 지나서 폐 속으로 들어갑니다. 한편, 공기와 같은 바이러스나 세균 등은 콧물과 함께 목구멍을 통해 식도로 내려가서 위장 속 위액 또는 기도 내강에 있는 섬모에 의해 제거됩니다.

4) 소화기계

위는 공복 시에 50 mL였던 용적을 최대 약 4 L까지 늘릴 수 있습니다. 치아를 통해 잘게 부서진 음식물은 식도를 거쳐 위 속으로 들어가게 되며, 이후 위액으로 산화되어 죽처럼 되고 단백질 분해가 시작됩니다. 췌장의 이자섬은 다른 말로 랑게르한스섬이라고도 불리는데, 이곳에서는 글루카곤과 인슐린, 이자액 등이 분비

됩니다.

  인슐린은 혈당을 낮추고, 글루카곤은 혈당을 올려주며, 이자액은 탄수화물과
단백질, 지방을 분해하는 역할을 합니다. 이들 효소는 간 아래에 붙어 있는 쓸개
의 담즙과 함께 음식물을 섭취할 경우 분비되어 소화를 도와주게 됩니다.

🖐 5) 신경계

  신경계는 중추신경계와 말초신경계로 분류됩니다. 중추신경계는 다시 뇌와 척
수로 구분되고, 이중 상위 뇌에 속하는 대뇌 겉질은 운동이나 감각조절을 담당합
니다. 말초신경계는 체신경과 자율신경계로 나뉩니다. 감각신경의 경우 통증을 전
달하며, 운동신경은 운동에 관여하고 자율신경은 호흡과 순환에 관여합니다.

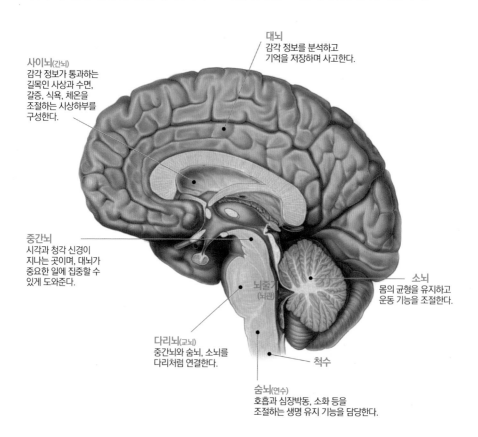

사이뇌(간뇌)
감각 정보가 통과하는
길목인 시상과 수면,
갈증, 식욕, 체온을
조절하는 시상하부를
구성한다.

대뇌
감각 정보를 분석하고
기억을 저장하며 사고한다.

중간뇌
시각과 청각 신경이
지나는 곳이며, 대뇌가
중요한 일에 집중할 수
있게 도와준다.

소뇌
몸의 균형을 유지하고
운동 기능을 조절한다.

뇌줄기
(뇌관)

다리뇌(교뇌)
중간뇌와 숨뇌, 소뇌를
다리처럼 연결한다.

척수

숨뇌(연수)
호흡과 심장박동, 소화 등을
조절하는 생명 유지 기능을 담당한다.

척수의 신경다발은 척추뼈 사이 공간으로 나와 말초신경계를 구성하게 되는데, 이러한 말초신경계는 뇌로부터 나오는 12쌍의 뇌신경과 31쌍의 척수신경으로 이루어져 있습니다.

중추신경계의 뇌는 크게 대뇌, 간뇌, 뇌간, 소뇌로 나뉩니다. 간뇌에는 시상(감각정보가 통과하는 길목에 해당)과 시상하부(수면, 갈증, 식욕, 체온 등을 조절)가 있으며 뇌간은 중뇌(시각과 청각), 교뇌(중뇌와 소뇌를 연결), 연수(호흡, 심장박동, 소화 조절)로 구성됩니다.

대뇌는 감각정보분석과 기억을 저장, 사고하는 기능이 있고, 소뇌는 몸의 균형을 유지하고 운동기능을 조절하는 역할을 합니다. 한편, 대뇌피질은 4가지의 엽(lobe)으로 분류됩니다.

---

(1) 전두엽 (frontal lobe)은 운동, 판단, 상상 등을 담당합니다.
(2) 두정엽 (parietal lobe)은 인지와 해석, 미각을 담당합니다.
(3) 측두엽 (temporal lobe)은 기억을 저장하고 후각과 청각을 담당합니다.
(4) 후두엽 (occipital lobe)은 시각 중추를 담당합니다.

---

04. 우리 몸에 대한
이해의 기본은 '생리학'이다!

해부학은 뼈와 근육 등 외우기만 하면 어느 정도 공부할 수 있을 것 같은데요, 저는 사실 생리학이 너무 어려워요. 외워서만 되는 것은 아닌 것 같아요!

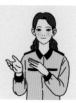

저도 학교 다닐 때 생리학이 너무 어려웠어요! 정말 쉽게 잘 알려주시는 교수님이 계시면 좋을 것 같아요. 우선 제가 아는 부분들 짧게 설명해 드릴게요.

1) 생리학이란?

생리학이란? 우리 몸이 어떻게 작동하는지 상세하게 연구하는 학문입니다.

몸을 이루는 가장 작은 단위는 세포이며, 우리 몸에는 60조 이상의 세포가 존재합니다. 유사한 구조와 기능을 갖은 세포들끼리 모여서 조직을 형성하며 이러한 조직이 모여 기관을 이룹니다. 그리고 생존에 필요한 위치에서 각자의 역할을 하게 됩니다.

2) 세포와 항상성

각 세포의 생존에는 산소와 영양분을 필요로 하며, 이 역할은 세포 주변에 분포한 액체인 세포간질액이 담당합니다. 세포 안에는 세포의 활성에 중추적인 역할을 하는 핵이 있으며, 동물 세포는 성숙한 적혈구나 혈소판을 제외하면 모두 핵을 가지고 있습니다. 핵 내에는 DNA 또는 RNA 같은 핵산이 존재합니다. 세포 안에서 핵은 세포질로 둘러싸여 있는데 세포질은 리보솜, 미토콘드리아, 리소좀, 골지체 등의 세포질내 소기관과 세포를 둘러싸고 있는 원형질 막으로 구성됩니다.

산소와 영양분을 통해 삶에 필요한 에너지를 만들고 노폐물을 운반하고 배출하고 몸 속에서 수많은 기전들에 의해 환경이 일정하게 유지하려는 것을 '항상성'이라 합니다.

응급구조사는 항상성이 깨질 만한 문제들을 빨리 파악하여 현장에서 처치하는 것이 중요하기에 생리학도 잘 알아야 하는 것이죠. 중심체온이나 혈당수치, 산소와 이산화탄소의 농도, 혈압, pH 농도, 전해질 이상 증상 등이 예입니다.

원자(atom)는 원소의 가장 작은 단위이며, 원소(element)는 순수한 화학물질입니다.

갑자기 화학시간이 생각나죠? 자연계에는 약 92개의 원소가 존재한다고 합니다. 여기서 나머지는 화학전공이 아니니 다 잊어버리고, 4가지는 기억해야 합니다. 바로 탄소, 수소, 산소, 질소 등 인체는 이 4가지 원소로 구성되어 있습니다. 나머지는 무기질로 통칠 수 있습니다.

3) 전해질과 염기평형

우리 몸 속에서는 화학반응이 잘 일어나는데, 어차피 모든 장기가 물 속에 잠겨 있다고 보아도 과하지 않습니다. 모든 세포마다 물을 갖고 있기 때문이죠. 원자가 물에 녹으면 이온이라 하는데, 이때 플러스 전하를 가지면 양이온, 마이너스를 가지면 음이온이라 부릅니다.

이러한 이온화합물은 물에 분해돼 전기가 통하는 성질을 가지게 되어 전해질(electrolyte)이라 부르게 됩니다.

체액을 유지하는 삼투압이나 산-염기 평형이나 근육을 움직일 때나 신경에 전달물질을 이루는 시냅스나 심장의 근육이나 전해질이 관여합니다. 그리고 우리 몸은 pH도 중요한데 물이 7에 해당합니다. 수소 이온이 많은 pH7 이하는 산성, 7 이상은 염기성이라 합니다.

과학시간에 배운 리트머스 용지를 기억해보면 염기성은 파란색, 산성은 붉은색이죠! 호흡에서 폐가 이산화탄소를 배출하지 못하고 몸속에 쌓이게 되면 우리 몸은 산증이 됩니다. 당뇨성케톤산증과 같이 신체 내에서 산이 과도하게 분비되더라도 산증이 될 수 있습니다.

반대로 알칼리증은 우리 몸에서 전해질이 빠져나가게 되는 구토, 설사, 이뇨제 치료 등 산성 물질이 많이 빠져나갔을 때 발생할 수 있습니다.

즉, 이러한 물질들이 평형을 이뤄야 살아가는 데 지장이 없습니다.

🔍 4) 에너지 대사

우리는 살기 위해 먹습니다. 물론, 먹기 위해 사는 분들도 있겠죠? 먹을 것의 성분 중 대표적으로 탄수화물, 지방, 단백질이 있습니다.

탄수화물은 '당'입니다. 세포 활동을 위해 가장 먼저 사용되는 에너지원으로 남게 되면 에너지를 글리코겐(glycogen) 형태로 저장, DNA나 RNA 등의 구성재료, 수용체의 역할을 하기도 합니다.

원소는 탄소, 산소, 수소로 구성되는데 당은 곧 설탕입니다.
포도당은 1개의 단위로 존재하기에 단당류.
설탕은 두 개의 단당류가 결합되어 이당류.

점점 어려워집니다. 깊게 들어갈수록 사실은 더 많습니다.

포도당의 대사에는 인슐린이 매우 중요한 역할을 합니다. 인슐린은 포도당을 세포내로 운반하고 간과 골격근에서 글리코겐을 생산하고, 포도당을 트리글리세이드로 전환시키고, 단백질의 합성에도 관여하여 종합적으로 혈당의 조절에 관여합니다. 이러한 과정을 다시 살펴보면, 포도당은 소장의 융모, 모세혈관 등으로 흡수되어 문맥을 통해 간으로 이동되며 남을 경우 글리코겐으로 전환됩니다. 근육에 필요한 포도당을 제공하고 혈당량을 유지하기 위해 글루카곤, 아드레날린 (에피네프린), 티록신 등 포도당을 분해하여 조직속에 지방으로 전환되어 보관됩니다.

포도당을 글리코겐으로 만들 때 인슐린이 필요하고, 반대로 글리코겐을 포도당으로 만들 때는 글루카곤이 필요합니다. 최종적으로 대사되면서 젖산과 이산화탄소, 대사수를 남깁니다.

> 우리 몸을 이루는 대부분은 단백질인데, 아미노산이 결합되어 형성된 분자입니다. 종류가 20가지나 되고 뼈나 힘줄, 인대, 머리카락 등을 구성하며, DNA 유전자, 호르몬도 단백질이고 어떤 배열로 줄 서느냐에 따라 모양이 달라집니다.

지질의 경우 세포막을 형성하며, 지방과 호르몬, 스테로이드와 지용성 비타민 등이 해당하며, 기름과 물이 섞이지 않듯이 물을 싫어합니다. 신체를 보호하고 에너지를 저장하는 역할을 합니다.

요즘 너무 많은 에너지가 저장되어 큰일입니다만, 필요 없을 땐 소진하는 게 좋겠습니다. 인격은 뱃살과 비례하지 않으니까요.

5) 물질의 이동

피가 물보다 진하듯, 물질은 농도가 짙은 곳에서 낮은 곳으로 이동하고, 이를 확산(diffusion)이라 표현합니다. 입자들이 끊임없이 운동하려 하기 때문에 자연스럽게 일어나는 현상입니다.

그런데 각 세포와 기관 사이사이에는 막이 있어서 들락날락 하는 것이 분자의 크기와 관련 있는 경우가 많습니다.

한편 두 용액의 농도가 다른 경우, 농도가 낮은 쪽에서 높은 쪽으로 이동할 때 물을 이동시키는 압력을 삼투압(osmolarity)이라 합니다. 두 가지 용액 중에 물은 통과하지만 작은 입자는 막을 통과하지 못하는 성질의 막을 반투과성 막이라고 부릅니다.

따라서 농도가 높은 곳은 물이 이동해서 희석되고 농도가 낮은 쪽은 농도가 짙게 됩니다. 삼투는 둘 사이에 평형이 될 때까지 계속되는데 이를 등장성(isotonic)이라 합니다.

삼투에 의해 농도가 세포와 같으면 세포는 원래 모양 그대로 유지되지만, 삼투 농도가 달라서 물이 세포 안으로 들어가면 세포가 팽창되어 커지고 (저장성) 세포 내 물이 밖으로 빠져나오면 고장성에 해당되는 것이죠.

우리 몸의 혈관에서 이런 성질을 갖는 반투과성 막이 있어 등장성을 이루려고 하는 성질이 있습니다. 항상성을 유지하기 위한 기전이죠. 혈관내에 적혈구와 전해질, 무기질 등이 많아 혈장의 농도가 올라가면(고장성 상태) 물이 혈관 밖의 간질액으로부터 혈관 안으로 들어와 저장성 상태를 유도하여 궁극적으로 등장성 상태가 이루어지게 됩니다.

반면, 혈장 수분량이 혈액내 물질에 비해 크게 증가한 저장성 상태가 되면, 혈액내 물이 혈관 밖으로 이동하여 고장성을 유도하고 최종적으로는 등장성 상태를 유지하고자 하게 됩니다. 삼투압이 혈장과 같은 것이 등장성 용액인 0.9% N/S(생리식염수)입니다.

출혈이 심할 경우, 혈장량 손실을 대비해서 투여하는 것이죠.

고장성 용액이 필요한 경우, 칼로리와 전해질 공급을 위해 5% DS(포도당 50 g, 염화타트륨 9 g) 용액이나 알부민과 덱스트란(또는 볼루벤) 같은 교질용 수액을 사용하기도 합니다.

산증을 교정하고 전해질을 높여주며 혈압상승을 높이기 위해 등장성 용액인 하트만솔루션(H/S) 수액을 주기도 합니다. 체액 손실을 의심할 수 있는 화상환자에게 도움이 될 수 있습니다.

♬ 6) 나트륨 - 칼륨 펌프

물질이 이동할 때, 농도가 높은 곳에 낮은 곳으로 이동하는 확산과 삼투는 수동적인 물질이동이라 할 수 있습니다. 그러나 반대로 농도가 낮은 곳에서 높은 곳으로 가기 위해서는 힘이 필요한데 이때 필요한 힘을 ATP(아데노신 3인산)에서 공급하며 화학적 에너지를 만들게 됩니다.

세포에는 세포막이 존재하는데 나트륨과 칼륨 펌프에 의해 세포의 안과 밖의 온도 농도를 조절합니다. 세포 밖으로 나트륨 이온(Na^+)을 내보내고, 세포 안으로 칼륨 이온(K^+)이 이동됩니다. 세포는 이 두가지 이온 농도를 지속적으로 유지하면서 전해질의 균형을 이룹니다.

능동적 물질 이동을 위해 필요한 ATP는 adenosine triphosphate로 살아있는 세포에서 에너지 저장 역할을 하는 아데노신 삼인산을 말합니다. ATP가 나트륨 칼륨 펌프에 붙어서 나트륨 이온 3개를 끌어당기면, P만 펌프에 붙고 나머지는 나트륨을 세포 밖으로 데리고 나갑니다. 이때 세포 밖에 나트륨 이온 3개가 떨어져 나가고 칼륨이온 2개가 펌프에 붙어서 데려오면 P가 떨어져 나가고 칼륨이온이 세포 안에 위치하게 됩니다.

♬ 7) 내분비계

호르몬은 뇌하수체와 내분비샘에서 만들어지고 분비세포에서 혈액으로 혈관을 타고 이동합니다.

이런 분비샘은 여러 장기에 분포하고 있는데 대표적으로는 뇌하수체, 갑상샘, 부갑상샘, 콩팥위샘(신장), 이자섬(췌장), 난소와 고환, 가슴샘(흉선) 등이 있습니다.

분비의 경우, 내분비와 외분비로 나뉩니다. 내분비계통은 호르몬이란 액성 전달물질을 통해 체내의 항상성을 유지하고 에너지를 대사하며 성장을 하고, 생명을 유지하는데 필요한 기능을 조절합니다. 호르몬이 작용하는 기관을 표적기관이라 부르며 표적기관 세포는 호르몬에 특이적인 수용체라는 분자를 갖고 결합합니다. 호르몬은 내분비와 외분비로 나뉘며 혈액의 흐름에 따라 기관으로 이동하여 작용하는 것을 내분비, 땀이나 눈물, 소화액처럼 관을 통해 분비기관 밖으로 나가는 것을 외분비라 합니다.

대표적으로 여러종류의 호르몬을 분비하는 뇌하수체는 시상하부 아래 접형골(나비뼈, sphenoid bone)에 위치하며 크기는 0.5 g 정도로 타원형으로 생겼으며 전엽과 후엽으로 나뉩니다. 뇌하수체에선 다른 내분비샘의 호르몬 분비를 조절하는 역할을 하는 호르몬들을 분비합니다.

성장호르몬(growth hormone, GH): 신체의 성장을 촉진하며 뼈의 성장을 촉진합니다. 과잉분비 시 거인증, 부족할 경우 뇌하수체 난쟁이 질환을 일으킵니다.

갑상선 자극호르몬(thyrotrophin releasing hormone, TSH): 생성과 분비를 촉진합니다.

부신겉질자극 호르몬(corticotrophin, ACTH): 생산과 분비를 촉진합니다.

프로락틴(PRL, prolactin): 젖샘의 증식과 젖 분비를 촉진합니다.

난포자극호르몬(follicle stimulating hormone, FSH): 성호르몬을 조절, 생식세포를 성숙시킵니다.

황체형성 호르몬(luteinizing hormone, LH): 프로게스테론이라 불리며, 생리주기와 자궁내막 유지에 관여합니다.

이 세포들의 분비 기능은 시상하부로부터의 자극 및 억제뿐만 아니라 말초로부터의 되먹임(Feedback) 기전에 의해 조절됩니다.

반면, 뇌하수체 후엽에서는 호르몬을 직접 합성하지 않고 시상하부의 뉴런에서 합성된 호르몬을 저장하였다가 분비하게 되는데, 다음과 같은 호르몬이 있습니다.

항이뇨호르몬(antidiuretic hormone, ADH): 신장에서 물을 재흡수하거나 혈관을 수축시킵니다. **바소프레신(vasopressin)**이란 용어로 많이 알려져 있습니다.

우리 몸의 대표적인 호르몬 기관으로는 다음과 같은 것들이 있습니다.

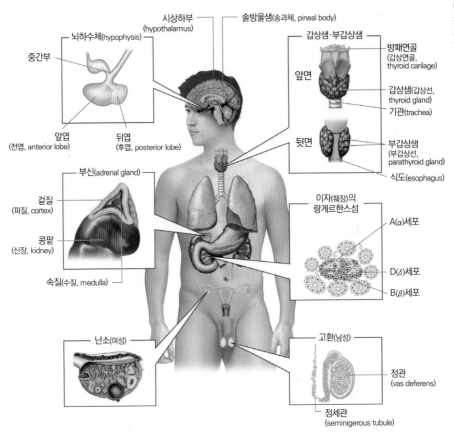

(1) 갑상샘

  인체에서 가장 큰 내분비샘으로 조직의 대사수준을 유지하고 최적상태로 유지하도록 돕는데 갑상샘호르몬과 칼시토닌 분비에 이상이 생기면 비대해지기 시작합니다.

  갑상샘 기능이 항진되면 신경이 예민해지고 피로감이 증가하며 다한 등의 증상도 나타납니다. 그레이브스병이 유명하며 안구가 돌출되는 특징을 가집니다.

  갑상샘 기능이 저하되면 점액부종을 일으키고, 신체발육 저하 등을 일으킵니다. 보통 크레틴병으로 알려져 있습니다.

(2) 부갑상샘

갑상샘 좌우 뒤쪽에 위치하는 쌀알 크기의 작은 기관으로 보통 위아래 쌍으로 존재합니다.

부갑상샘호르몬이란 호르몬을 분비하는데 혈액과 조직의 칼슘 농도를 유지하는 아주 중요한 역할을 합니다. 기능항진 시 뼈에서 칼슘이 나와 농도가 높아져서 뼈를 약하게 하는 골다공증을 발생시키며 기능 저하 시에는 칼슘이 대량으로 빠져나와 체외로 빠져나가버리고 강직 증상을 일으킵니다.

(3) 췌장

랑게르한스섬 또는 이자섬이라 불리며 약 100만 개 정도가 췌장에 존재합니다.

췌장을 구성하는 세포는 크게 알파세포, 베타세포와 델타세포로 구성되어 있는데, 이중 베타세포가 65~70%를 차지하며, 각각의 세포는 글루카곤, 인슐린, 그리고 성장호르몬 억제호르몬인 소마토스타틴을 분비합니다. 인슐린이 부족하면 당뇨에 걸리게 됩니다. 그리고 주기적으로 주사를 통해 인슐린을 맞아야 합니다. 글루카곤은 글리코겐을 분해하고 혈당을 상승시키는 역할을 합니다.

(4) 부신피질

3개의 층으로 세포가 배열되어 있는데 사구대(토리층), 속상대(다발층), 망상대(그물층)라 불리며 이 3곳에서 각기 다른 호르몬이 분비됩니다.

사구대에서는 알도스테론 등의 광물코르티코이드가 분비되며, 신장기능 및 체액과 전해질 조절에 관여합니다. 광물코르티코이드의 분비는 레니-안지오텐신 시스템에 의해 조절됩니다.

속상대에서는 코티졸 등의 글루코코르티코이드가 분비되어 지방, 단백질 및 탄수화물의 대사, 스트레스 및 염증 반응을 조절하는 역할을 합니다. 이 호르몬의 분비는 부신피질자극 호르몬(Adrenocorticotropic hormone) 되먹임 기전에 의해 조절됩니다.

망상대에서는 부신 안드로겐, 디하이드로 에피안드로스테론이 분비되며 남성호르몬인 안드로겐과 비슷한 작용을 하지만 효과가 적은 편입니다.

(5) 부신속질

에피네프린과 노르에피네프린과 같은 카테콜아민이 분비됩니다. 부신속질 호르몬은 과격한 운동과 산소결핍, 심한 추위 등의 환경에서 분비가 증가되며, 심장의 수축력과 심박수를 증가시키고 말초혈관을 수축하여 혈압을 상승시키고, 동공을 확대하며 열생산 기전에 관여합니다.

(6) 생식샘

난소에서는 에스트로겐(estrogen)과 프로게스테론이 분비되는데 에스트로겐은 에스타리디올, 에스트리올, 에스트론 등으로 나뉘며 생식기의 발육을 촉진시키고 이차성징에 관여하며 자궁점막과 근육, 젖샘 발육 등 생식기능을 유지하는 역할을 합니다. 프로게스테론은 착상과 임신을 유지하게 하며 자궁 수축과 배란의 억제작용을 담당합니다.

테스테스테론(testosterone)은 정자를 만들고 이차성징을 촉진하며 뼈대나 근육의 성장을 돕습니다.

(7) 흉선(thymus)

가슴샘이라 불리며 심장 위쪽에 위치하여 사춘기 이후에는 퇴화하면서 지방으로 변성되는 기관으로 림프구의 생산에 영향을 미칩니다.

05. 기도와 호흡관리를 위해 호흡과 폐 정복하기

응급처치를 배울 때 항상 기도 관리나 호흡과 관련된 내용이 우선되는데 호흡에 대해 알려주세요.

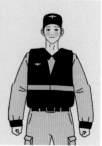

사람이 살기 위해 가장 필요한 것이 '산소'잖아요. 우리는 산소 없이 5분도 살 수 없거든요. 그래서 기도관리와 호흡유지는 응급상황이나 생명의 위협을 받는 환자에게도 최우선 순위라 할 수 있죠. 그러나 기도에 대한 해부학과 호흡에 대한 이해 없이는 환자를 평가할 수 없고, 아프거나 다친 몸을 제대로 처치할 수가 없습니다. 올바른 현장 처치를 위해서는 아는 것과 경험하는 것이 매우 중요합니다.

우리는 호흡을 통해 살아가는 데 필요한 에너지를 얻습니다. 에너지 생성을 위해 산소를 들이마시고 배출하는데, 이 행위가 '호흡'입니다. 숨을 들이마시면 공기는 기도와 기관지를 지나서 폐로 들어가게 됩니다. 폐는 흉강 안에 들어있으며 횡격막을 기준으로 위쪽이 흉강이고, 아래쪽은 복강입니다.

폐는 기도, 기관지, 폐로 이루어져 있으며 기도는 폐포에 공기를 보내는 통로이고 비강, 구강, 인두, 후두, 기관, 기관지로 구성됩니다. 기관지는 양 갈래로 나눠지며 잘 부러지지 않도록 연골로 되어 있으며, 오른쪽이 더 굵고 짧습니다.

오른쪽 폐에는 3개의 엽이 있고, 왼쪽에는 2개의 엽이 있습니다.

폐는 자력으로 팽창하지 못합니다. 숨을 편하게 쉬도록 근육이 분포되어 호흡을 돕는데 이를 '호흡보조근'이라 부릅니다. 그 덕에 숨을 쉴 때 흉각내압의 변화에 의해 폐가 수동적으로 팽창과 수축을 반복하며 흉강 안에는 음압(Negative pressure)을 형성합니다. 호흡근은 바로 횡격막과 늑간근입니다.

안정된 상태에서 흉강의 내압은 약 –10~4 cmH$_2$O 정도 됩니다.
기본적인 폐기량은 1회 환기량, 예비흡기량, 잔기량 등을 말합니다.
안정적인 상태에서 1회 환기량을 'Tidal Volume'이라 부르며 약 0.5 L 정도입니다.

안정적인 상태에서 숨을 들어마신 후 힘을 가하여 더 들여 마실 수 있는 공기의 양을 '예비흡기량'이라 합니다.

안정적인 상태에서 정상 호흡으로 숨을 내신 후 최대한 더 내쉴 수 있는 양을 '예비 호기량'이라고 합니다.

그리고 최대한으로 내쉬고도 폐 속에 남아있는 공기의 양을 가리켜 '잔기량'이라 합니다.

1) 예비흡기량(inspiratory reserve volume)**: 약 3 L**

2) 예비호기량(expiratory reserve volume)**: 약 1.1 L**

3) 잔기량(residual volume)**: 약 1.2 L**

기도가 찌그러지면 숨을 제대로 쉴 수 없습니다. 숨을 내실 때 흉강내압이 높아 기도 자체에 압력을 줄 수 있으므로 더 쉽게 변형될 수 있습니다. 1초 동안 폐 속의 공기를 내쉴 수 있는 정도를 '1초율'이라 부릅니다. 이것으로 폐기량과 폐활량 검사를 측정하게 됩니다.

BREATHING

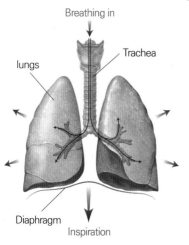

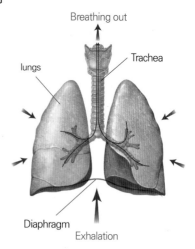

🧑‍🔬 4) 비정상 호흡음(올바른 호흡평가를 위해서 알아야 합니다)

　기관지의 호흡음은 음조가 높고 거친 소리로 흡기와 호기 사이에 공백기가 있습니다.

---

(1) 천명음(Wheezing) : 주로 천식환자에서 대표적이고 좁아진 기도를 공기가 지나가면서 휘파람 부는 듯한 것이 특징적인 소견입니다.

(2) 체인스토크호흡(Cheyne-Stokes) : 중증환자나 임종 시 환자에서 발견됩니다.

(3) 쿠스마울호흡(Kussmaul) : 호흡의 크기가 증가하고 횟수가 감소된 형태입니다.

(4) 기좌호흡(Orthopnea) : 상반신을 일으키는 자세인데, 심장병이 있을 경우 누운 자세보다 낮은 자세에서 호흡하는 것이 편합니다.

(5) 수포음(Crackle) : 닫혀 있던 세 기관지가 흡기 시 열리면서 '빠그락' 거리는 소리가 납니다.

(6) 마찰음(Frictionrub) : 흉막에 염증이 생길 경우, 흉막이 마찰되어 비비는 듯한 소리입니다.

Nomal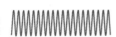

Cheyne-Stokes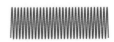

Bradypnea

Kussmaul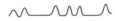

Tachypnea

Biot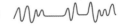

Hyperventilation
(hyperpnea)

Ataxic

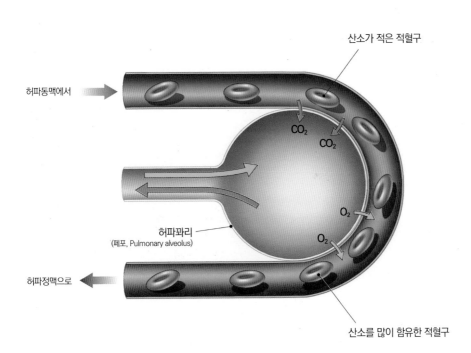

허파동맥에서

산소가 적은 적혈구

CO_2

CO_2

O_2

허파꽈리
(폐포, Pulmonary alveolus)

O_2

허파정맥으로

산소를 많이 함유한 적혈구

06. 심장과 혈액,
순환기계 초석 다지기

응급구조사는 심장과는 무언가 뗄 수 없는 관계인 것 같아요! 심장에 대해서 알려주세요!

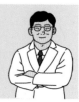

맞아요! 심장과는 뗄 수 없는 사이이죠! 심장과 함께 혈관과 혈액까지 합쳐서 순환기계에 대해 이야기 나눠봐요.

1) 심장

심장은 두 개의 펌프가 합쳐진 형태로 온몸 구석구석까지 혈액을 보내는 중요한 역할을 합니다. 심장과 몸에 분포된 혈관, 그 속에 혈액, 림프계 등이 순환기계를 이루게 됩니다. 심장은 4개의 방과 4개의 판이 존재하는데 좌심방과 좌심실은 좌심계를 이루고, 우심방과 우심실은 우심계를 이루며 심실 사이의 칸막이벽(심실중격) 역할을 하고 각 방 사이에는 판이 있습니다.

안정적인 상태에서 한번에 약 70 mL의 혈액을 박출하는데, 정상적인 심박수는 분당 약 60-80회입니다. 100회까지도 정상범주로 봅니다. 아이의 심박수는 성인

> 좌심계: 폐정맥 > 좌심방 > 승모판 > 좌심실 > 대동맥판 > 대동맥
> 우심계: 대정맥 > 우심방 > 삼천판 > 우심실 > 폐동맥판 > 폐동맥
>
> * 승모판과 삼천판은 '방실판'
> * 대동맥판과 폐동맥판은 '반월판'이라 부릅니다.
> * 심음은 I음과 II음으로 나뉘는데 '방실판'이 닫히는 소리는 'I음', '반월판'이 닫히는 소리를 'II음'이라 합니다.

보다 빠르며 유아는 100회/분, 영아는 120회/분 정도입니다.

심박수가 분당 100회 이상을 '빈맥'이라 하며, 60회 이하를 '서맥'이라 부릅니다. 심박수가 너무 많아지면 혈액의 심실유입량이 이를 따라잡지 못하고 공회전 상태가 되면서 심박출량은 감소하며, 60회 이하로 적어지면 충분한 양의 혈액을 공급할 수 없는데 펌프가 동작하는 페이스메이커 능력이 저하되거나 전도이상이 발생했을 수 있습니다.

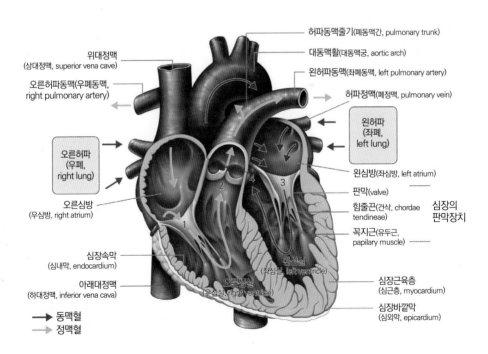

혈액은 단백질을 함유한 액체물질(세포외액 중 혈관내액)로 폐포에서 얻은 산소와 영양분을 세포에 공급하고 세포에서 에너지를 만들고 대사 후 나온 노폐물을 호흡기와 비뇨기에 전달하면서 체온유지 기능과 내분비샘의 호르몬을 운반하는 역할을 합니다. 혈액은 70 kg 성인 남자를 기준으로 약 5 L 정도인데 정맥에 가장 많은 약 64%가 있으며, 심장에 약 7%, 폐혈관 속에 약 9%, 동맥 속에 약 13%, 기타 모세혈관에 약 7%가 있습니다.

혈액은 적혈구, 백혈구, 혈소판, 혈장 등으로 구분되는데 적혈구의 정상수치는 남자 400~550만 개/$\mu\ell$, 여자는 350~500만 개/$\mu\ell$ 입니다.
골수에서 만들어지며 산소를 운반하는 헤모글로빈, 혈색소를 갖고 있습니다. 헤모글로빈(hemoglobin, Hb)은 헴(hem)이란 철분을 함유한 색소와 글로빈(globin) 단백질로 이루어져 있으며 혈중 헤모글로빈 정상수치는 남자 16g/$d\ell$, 여자 14g/$d\ell$ 입니다.

헤모글로빈은 합성할 때 '철분'을 필요로 하며, 위 속에 있는 엽산의 힘으로 흡수됩니다. 흡수된 철분은 대부분 간에 저장됩니다. 따라서, 위 절제수술을 한 경우 철분의 흡수력이 부족해져 철분 결핍성 빈혈 증상을 보일 수 있으며 임신을 한 경우에도 태아에 충분한 혈액을 공급해야 하기에 철분과 엽산을 먹습니다.

적혈구 합성에 철분 외에도 비타민(B12)과 엽산이 필요합니다. 헤모글로빈 중 헴 성분은 합성에 재이용되며 나머지는 빌리루빈이란 물질로 전환되어서 담즙에 버려지게 됩니다.

헤모글로빈의 산소운반기능이 저하되는 것을 '빈혈'이라 부릅니다. 빈혈에도 종류가 다양한데 철분이 부족해 발생하는 철분결핍성 빈혈을 '소구성 저색소성 빈혈(microcytic hypochromicanemia)'이라 부르며, 비타민(B12)이나 엽산이 부족해 적혈구 형체가 커져 발생하는 것을 '대구성빈혈(megaloblastic anemia)'이라 합니다. 적혈구의 수명이 짧아지면서 파괴되어 '용혈성 빈혈'이 생기고, 골수의 기능이 불안정해져서 발생하는 빈혈도 있습니다.

백혈구는 골수에서 간세포(stemcell)에 의해 생성됩니다. 즉, 골수에 있는 조혈모세포가 백혈구로 분화되는 것입니다. 정상수치는 5,000–8,000개/㎕ 입니다. 어릴수록 백혈구 수는 더 많은데 유아는 13,000개/㎕, 신생아는 17,000개/㎕ 정도됩니다.

백혈구는 혼자 원하는 곳으로 이동하는데 이것을 전진 작용 또는 '유주'라 부릅니다. 백혈구는 총 5가지 종류가 있으며 호중구, 호산구, 호염기구, 단구, 림프구로 나뉩니다. 이 중에서 호중구, 호산구, 호염기구를 과립구(granulocyte)라 부릅니다. 호중구가 가장 많고 그 다음 림프구가 많습니다. 이 둘이 주요 구성 성분입니다. 호중구는 세균과 이물질을 잡아먹는데 이를 '탐식'이라 부릅니다.

호염기구는 알레르기를 일으키는 역할, 호산구는 알레르기를 억제하는 역할을 합니다. 단핵구는 대식세포와 같은 세포이며, 림프구는 면역반응에서 중요한 역할을 맡습니다. 몸에 바이러스나 세균이 침투하게 되면 백혈구가 증가하고 발열을 일으키면서 싸웁니다.

혈장은 영양분과 노폐물, 호르몬 등을 운반하는 역할을 합니다. 그 속은 단백질은 알부민과 글로불린으로 구성되며, 알부민이 더 많고 교질삼투압의 중요한 역할을 합니다. 글로불린은 알파, 베타, 감마로 분류되며 감마 글로불린은 '항체'입니다. 알부민이나 알파, 베타, 감마 글로불린의 비율은 질병이 생기면 변화합니다.

3) 혈관

혈관은 동맥, 정맥, 모세혈관으로 나뉘며 동맥은 대동맥에서 중동맥, 소동맥, 모세혈관으로 이어집니다.

동맥은 내막(상피층), 중막(민무늬근), 외막(탄성섬유+민무늬근) 등 3중으로 혈관을 보호합니다.
정맥 역시 3겹으로 되어 있는데 혈액의 흐름이 느리고, 넓게 분포된 혈관 주변 근육이 움직여서 판막이 존재하여 혈액의 역류를 막습니다. 모세혈관은 100억 개나 존재하며 1겹이라 얇습니다.

온몸에 분포된 세포에 산소와 영양분을 공급하고 노폐물과 이산화탄소를 받아오는 역할을 합니다. 동맥벽에 콜레스테롤이 쌓여서 혈액순환을 악화시키는 것을 '동맥경화'라 부릅니다.

심장에 위치한 관상동맥에 콜레스테롤이 쌓이면 협심증과 심근경색증의 주된 원인이 되며, 심정지를 일으키고, 뇌출혈의 원인이 되기도 합니다.

콜레스테롤과 지방의 수치가 높은 고지혈증은 필연적으로 고혈압을 수반하며, 혈관이 막히거나 좁아질 때에는 통증과 손발 저림, 성기능 저하, 어깨 부위가 불편할 수 있습니다.

NTG(나이트로글리세린) 혈관확장제 혀밑(설하) 투여 + 심전도 검사를 고려하고 일시적으로 혈압이 낮아질 수 있으므로 복용 전, 중, 후로 혈압 체크하는 것을 권합니다.

혈관의 구조

[동맥]

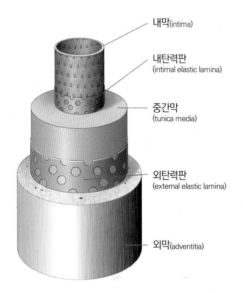

- 내막(intima)
- 내탄력판 (intimal elastic lamina)
- 중간막 (tunica media)
- 외탄력판 (external elastic lamina)
- 외막(adventitia)

[정맥]

내막, 중간막, 외막으로 되어 있지만, 탄력섬유나 민무늬근육은 적고 혈관벽도 얇다.

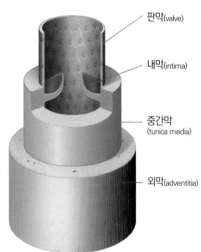

- 판막(valve)
- 내막(intima)
- 중간막 (tunica media)
- 외막(adventitia)

07. 정보 수집의 80%를 담당하는 눈의 구조와 특성

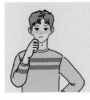

우리 몸에서 눈은 정말 중요한 역할을 하는 것 같아요.

눈에 대해 상세히 정리해봐요. 시력은 세부적인 내용을 시각적으로 식별할 수 있는 능력을 말하며, 주로 망막 위에 초점이 맞추어지도록 수정체의 두께를 조절하는 눈의 조절 능력에 달려 있습니다.

1) 조절능력

눈의 수정체가 망막의 빛의 초점을 맞추는 능력을 말합니다.

만약 정상적인 조절능력을 가지고 있다면, 멀리 있는 물체를 볼 때는 수정체가 얇아지고, 가까이 있는 물체를 볼 때에는 수정체가 두꺼워집니다. 수정체의 이러한 조절능력에는 한계가 있으며 눈이 초점을 맞출 수 없는 가장 가까운 거리를 근점(near point)이라 하고, 가장 먼 거리를 원점(far point)이라 하며, 정상 시각에서는 원점은 거의 무한입니다.

2) 근시와 원시

　사람에 따라서는 눈의 조절 능력이 불충분한 경우 근시(nearsightedness) 또는 원시(farsightedness)가 됩니다. 근시는 수정체가 두꺼워진 상태로 남아 있어 원점이 너무 가깝기 때문에 멀리 있는 물체를 볼 때에는 초점을 정확히 맞출 수 없습니다. 원시인 경우에는 수정체가 얇은 상태로 남아 있어서 근점이 너무 멀기 때문에 가까운 물체를 보기가 힘듭니다.

3) 시력의 척도

(1) 최소 분간시력(minimum separable acuity)
　눈이 식별할 수 있는 과녁의 최소 특징이나 과녁 부분들 간의 최소 공간을 말합니다.

(2) 최소 가분시력
　시각(visual angle)의 역수로 정의하는 가장 보편적인 시력의 척도입니다.

4) 시각과정

　우리는 눈을 통해 정보의 약 80%를 수집합니다.
　물체로부터 나오는 반사광은 동공을 통과하여 수정체에서 굴절되고 망막에 초점이 맞추어집니다. 망막은 광자극을 수용하고, 시신경을 통하여 뇌에 임펄스를 전달합니다.

(1) 눈의 구조
　동공을 통해 들어온 빛은 수정체를 통하여 초점이 맞추어지고 감광 부위인 망막에 상이 맺히게 됩니다.

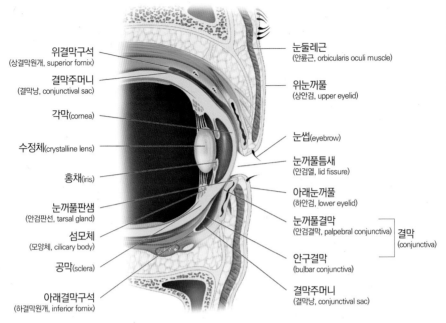

위결막구석
(상결막원개, superior fornix)

결막주머니
(결막낭, conjunctival sac)

각막(cornea)

수정체(crystalline lens)

홍채(iris)

눈꺼풀판샘
(안검판선, tarsal gland)

섬모체
(모양체, ciliary body)

공막(sclera)

아래결막구석
(하결막원개, inferior fornix)

눈둘레근
(안륜근, orbicularis oculi muscle)

위눈꺼풀
(상안검, upper eyelid)

눈썹(eyebrow)

눈꺼풀틈새
(안검열, lid fissure)

아래눈꺼풀
(하안검, lower eyelid)

눈꺼풀결막
(안검결막, palpebral conjunctiva)

안구결막
(bulbar conjunctiva)

결막주머니
(결막낭, conjunctival sac)

결막
(conjunctiva)

① 각막

눈의 가장 바깥쪽에 있는 투명한 무혈관 조직입니다. 각막의 기능은 안구를 보호하는 방어막의 역할과 광선을 굴절시켜 망막으로 도달시키는 창의 역할입니다. 어떤 물체로부터 나오는 반사광은 각막, 각막과 동공 사이의 액, 수정체를 통과하게 됩니다. 각막은 눈의 앞쪽 창문에 해당합니다.

광선은 질서정연한 모양으로 굴절시킴으로써 시각과정의 첫 단계를 담당합니다.

② 동공

홍채의 중앙에 구멍이 나 있는 부위를 말합니다. 동공은 원형이며, 홍채 근육으로 인해 크기가 변합니다. 시야가 어두우면 그 크기가 커지고, 밝으면 작아져서 들어오는 빛의 양을 조절합니다. 동공을 통과한 빛은 수정체에서 굴절되고, 초자체(안구에 차 있는 맑은 젤리형태)를 지납니다.

③ 수정체

수정체의 크기와 모양은 타원형의 알약같이 생겼으며, 그 속에 액체를 담고 있는 주머니 모양을 하고 있습니다. 수정체는 비록 작지만 모양체근으로 둘러싸여 있어서 긴장을 하면 두꺼워져 가까운 물체를 볼 수 있게 되고, 긴장을 풀면 납작해져서 원거리에 있는 물체를 볼 수 있게 됩니다.

④ 홍채

각막과 수정체 사이에 위치하며, 홍채의 색은 인종별, 개인적으로 차이가 있을 수 있습니다. 색소가 많으면 갈색, 적으면 청색으로 보이며, 홍채의 기능은 빛의 양을 조절하는 조리개 역할을 합니다.

⑤ 망막

안구 뒤쪽 2/3를 덮고 있는 투명한 신경조직으로 카메라의 필름에 해당하는 부위로 눈으로 들어온 빛이 최종적으로 도달하는 곳이며, 망막의 시세포들이 시신경을 통해 뇌 신호를 전달하는 기능을 합니다. 관찰자와 물체 사이의 거리에 따라 수정체에 붙어 있는 근육이 수축하거나 이완하여 초점에 맞도록 합니다. 물체가 가까우면 이 근육이 수축하여 수정체가 불룩해지고, 물체가 멀면 이 근육이 이완하여 수정체가 평평해집니다. 망막은 원추체와 간상체로 되어 있습니다.

a. 원추체

낮처럼 조도 수준이 높을 때 기능을 하며 색을 구별합니다. 원추체가 없으면 색깔을 볼 수 없습니다. 600-700만 개의 원추체가 망막의 중심 부근, 즉 황반에 집중되어 있는데, 이 황반은 시력이 가장 예민한 영역입니다. 색을 인식하는 기능 이외에도 물체의 윤곽과 세부내용을 파악하도록 하는 기능을 갖고 있으며 밝은 곳에서만 반응한다는 특징이 있습니다. 물체를 분명하게 보려면 원추체를 활성시키기에 충분한 빛이어야 하고, 물체의 상이 황반 위에 초점을 맞출 수 있는 방향에서 물체를 보아야 합니다.

b. 간상체

밤처럼 조도 수준이 낮을 때 기능을 하며 흑백의 음영만을 구분합니다. 약 1억

3,000만 개의 간상체는 주로 망막 주변에 있는데 황반에는 없습니다. 황반으로부터 10-20도인 부분에서 밀도가 가장 큽니다. 조도가 낮을 때 기능을 하는 간상체는 주로 망막 주변에 있으므로, 희미한 물체를 바로 보기보다는 약간 비스듬히 보아야 잘 볼 수 있습니다.

즉, 어두운 곳에서만 반응하므로 어두운 환경에서 빛을 감지하여 야간에 필수적인 기능을 갖추고 있습니다.

c. 중심와

망막 중 뒤쪽의 빛이 들어와서 초점을 맺는 부위로 황반 혹은 수정체 오목이라고 말합니다.

이 부분은 망막이 얇고 색을 감지하는 세포인 원추체가 많이 모여 있습니다. 중심와의 시세포는 신경 섬유와 연결되어 시신경을 통해 뇌로 영상신호가 전달합니다.

08. 뇌는 발전적일 것이라는 착각

제가 뇌과학과 관련된 책을 봤는데요, 우리 뇌는 뛰어난 줄만 알았는데, 엄청 게으르네요. 생각과는 너무도 다른 것 같아요.

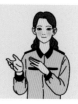

네~ 맞아요. 뇌는 안정적인 것을 원하고 도전을 싫어해요. 안주하려는 뇌를 깨우는 순간, 뇌의 능력은 무궁무진하죠.

1) 도전의 순간 뇌는 안주합니다.

2) 뇌는 불확실하면 불편합니다.

3) 뇌는 보고 싶은 것만 보고, 듣고 싶은 것만 듣습니다.

4) 늘 해오던 방식이 실수를 만들게 됩니다.

5) 불편한 조언에 답이 있습니다.

6) 증거가 되는 데 사실여부는 중요하지 않습니다.

7) 새로운 정보는 때로 뇌에게는 위협입니다.

8) 반성의 순간, 뇌는 핑계를 댑니다.

9) 뇌가 치밀할 것이라는 생각은 오해입니다.

10) 나는 고민하지만 뇌는 무시합니다.

11) 뇌 사전에 내일은 없습니다.

12) 나는 집중하지만 뇌는 딴생각을 합니다.

13) 몰두할수록 뇌는 도망칩니다.

14) 방황하니까 살 수 있습니다.

15) 골몰하다 보면 폭식을 하게 됩니다.

16) 나는 몰입하지만 뇌는 중독됩니다.

17) 나쁜 보상이 뇌를 춤추게 합니다.

18) 리얼이나 판타지나 뇌에게는 똑같습니다.

19) 성실한 나, 게으른 뇌

20) 벼락치기의 결과물이 미리 준비한 것보다 낫다.

21) 나는 할 수 있어. 대신에 너 할 수 있니?

22) 지시하는 나, 무시하는 뇌

23) 우리가 적극적일수록 뇌는 방어합니다.

24) 우리의 자제력은 침팬지보다 약합니다.

25) 뇌는 내가 대신 해주기를 바랍니다.

26) 절제하는 나, 돌진하는 뇌

27) 카드를 긁는 순간 설렘은 사라집니다.

28) 당당해야 할 때, 뇌는 자꾸 눈치를 봅니다.

29) 결정해야 할 때, 뇌는 자꾸 모방합니다.

30) 뇌는 세상이 낯섭니다.

31) 첫인상에 생존이 달려있습니다.

32) 7년마다 친구의 절반이 바뀝니다.

33) 뇌는 '내 집단'을 좋아합니다.

34) 적당한 불쾌감은 당신의 보호 장비입니다.

35) 전문가의 도움이 뇌를 게으르게 합니다.

36) 남과 다른 의견을 갖기가 두렵습니다.

37) 이기고 싶다면 '쉽게' '짧게' '반복' 합니다

38) 스토리는 팩트보다 강합니다.

39) 만족해야 할 때, 뇌는 자꾸 비교합니다.

40) 분석해야 할 때, 뇌는 자꾸 느낍니다.

41) 한 사람이 불안하면 모두가 불안합니다.

42) 소수의 열정, 조직의 의욕을 꺾습니다.

43) 손가락 끝에도 뇌가 있습니다.

44) 모든 기억에는 구멍이 뚫립니다.

45) 뇌가 중요한 정보를 지웁니다.

46) 상상력이 부족한 기억을 채워줍니다.

47) 나의 노력, 뇌에게는 무의미한 반복합니다.

48) 책에 없는 답이 더 많습니다.

49) 답은 우주가 아닌 당신 뇌에 있습니다.

50) 의미를 밖에서 찾지 말고 스스로 만들어야 합니다.

뇌의 본성과 반대로만 하면 성공할 확률이 올라갑니다.
그리고 실행으로 옮기고 만약 습관으로 만든다면 그 가능성은 복리가 됩니다.

09. 소변으로 알 수 있는 정보들

우리는 하루에 평균적으로 7-8번 정도의 소변을 보게 됩니다. 그 양은 대략 1-1.5 L 정도 됩니다. 만약 양이 이보다 많다면 몸에 문제가 생긴 것일 수 있습니다.

소변을 많이 보는 것을 '다뇨'라고 합니다. 의심해볼 수 있는 질환은 신부전, 당뇨, 요붕증 정도가 있겠습니다. 만약 야간에 소변이 증가할 경우, 신부전이나 심부전의 초기 증상이 될 수 있습니다. 그러나 어린아이들처럼 습관적으로 화장실을 자주 가는 경우도 있으니 꼭 병적으로 단정지을 수는 없고 심리적인 영향이 있을 수 있습니다.

아이들을 기르면서 한약도 먹여보고 했지만, 시간이 지나면 해결되는 경우가 많으니 부모입장에서 너무 조급해하지 않는 것이 아이에게 스트레스를 덜 주게 됩니다.

반대로 소변을 너무 안 보는 경우, 보더라도 400 mL 이하가 계속되는 경우 급성심부전의 증상이 될 수 있습니다.

소변을 보면서 통증을 느끼는 '배뇨통'이 있는 경우는 방광이나 요도 질환을 의심해볼 수 있고, 남성분들 중에 소변이 쉽게 나오지 않는 경우는 전립선 질환도 확인해보아야 합니다.

전립선 비대의 경우, 소변이 방울처럼 '뚝' '뚝' '뚝' 떨어지는 현상이 있기도 합니다.

소변을 자주 보는 빈뇨의 경우 방광염이나 전립선염이 원인일 수도 있습니다.

그것보다 문제는 소변에 피가 섞여서 나오는 경우인데 만약에 통증까지 추가 된다면 요로결석일 수 있습니다. 물론, 요로결석의 경우 남성환자에서 옆구리 통 증, 신장부위 동통 등의 증상이 추가되기 때문에 병원 전 현장에서는 해당 증상을 확인하시면 됩니다.

만약 소변을 보는 즉시 나오는 경우에는 요도, 요관, 방광 등의 출혈을 의심해 볼 수 있습니다. 그리고 소변이 끝날 때쯤, 피가 섞여 나오는 경우에는 방광 또는 전립선 질환도 가능합니다.

그 외 간헐적으로 통증이 없는 혈뇨의 경우, 최악의 상황은 신장이나 방광의 암 때문일 수 있습니다.

소변은 대사활동의 결과물이기 때문에 몸의 상태, 특히 신장의 문제를 성분과 색으로 대변하기도 합니다.

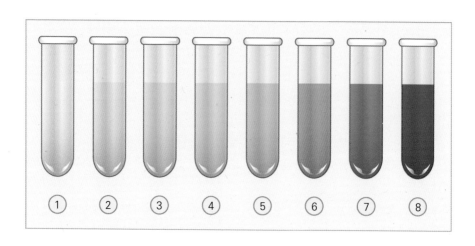

1~3번 등 엷은 색의 소변은 물을 많이 섭취해서 수분이 많이 포함된 경우로 볼 수 있습니다.

4, 6번 등 오렌지 색과 가까운 소변은 수분을 적게 섭취했거나 탈수 증상이라 볼 수 있습니다.

4, 5번처럼 형광색과 가까운 소변의 경우 비타민을 먹은 경우입니다(박카스 색깔).

8번처럼 붉은 색, 검붉은 색, 피가 섞여 보이는 색은 비뇨계에 염증을 의심해 볼 수 있습니다.

7번처럼 갈색, 더 진한 갈색의 경우 간질환이나 횡문근융해증이 원인일 수 있습니다.

5번처럼 연두색이나 더 진한 녹색계열이라면 항우울제를 복용 중(아미트리프틸린 성분 의심)일 수 있습니다.

소변을 직접적으로 현장에서 확인하는 것은 어렵기 때문에 필요한 상황에서 문진 시 물어보면 됩니다. 구급차나 현장에서 물어봤을 때와 병원에 도착해서 간호사나 의사 선생님께서 다시 물어볼 때의 대답이 다를 때가 있으니 상처받을 필요는 없습니다.

처음 물어볼 때, 겹쳐서 반복적으로 개방형 질문 속에 답을 찾는 것이 도움됩니다.

10. 얼굴, 혈액의 변화가 질병을 알려준다

응급실에서 오래 근무를 하다 보면 환자가 문을 열고 들어올 때, 얼굴과 걸음걸이만 봐도 어디가 아픈지 눈에 훤히 보인다고 들은 적이 있습니다. 때로는 얼굴의 피부색만으로도 질환을 파악하는 경우가 있다고 합니다.

얼굴빛이 붉거나 연붉은 색인 경우 열이 많고 건강하다고 생각할 수 있으나 그렇지 못하는 경우도 많습니다. 안색이 붉다는 것은 고혈압이나 초조, 흥분 등으로 혈액과 열이 머리 쪽으로 몰리게 되는 경우입니다. 만약 보랏빛을 띠고 있다면 혈액순환이 좋지 않음을 의미하고 특히, 광대뼈와 코 끝 부위에 있는 모세혈관이 확장되어 있는 것은 술을 많이 마시는 사람이나 간경변증 환자, 어깨 결림, 두통, 어지럼증, 생리통, 치질, 정맥류, 뇌경색이나 심근경색 등에 취약하다 합니다.

얼굴이 하얀 경우는 원래 피부가 하얗거나 빈혈인 경우를 제외하고 호흡 기능이 저하되어 안색이 좋지 않을 때나 폐렴이나 천식 등으로 호흡하는 것이 어려워질 경우 그럴 수 있습니다.

얼굴이 노랗거나 거무스름한 경우에는 간에 이상이 있는 경우가 많습니다. 눈흰자 위와 온몸의 피부가 노랗게 되는 것은 간이나 담낭(쓸개) 문제일 수 있고 소위 말하는 '황달' 증상입니다.

중년을 넘긴 갱년기 여성이 갈색의 얼굴을 띠고 있다면 노폐물이 피부에 침착한 경우가 있으며, 자외선에 의해 생성되는 활성 산소를 제거하는 능력이 감소되어 생깁니다. 그러나 무엇보다 몸 속의 좋지 않은 노폐물들을 원활하게 해독하지 못한 것이 원인이 됩니다.

노폐물들이 몸에 쌓여서 배출이 잘 되지 않는 경우 피부 빛이 점점 어두워지는데 신장질환일 수 있으며, 피부가 얇아 혈액 색이 잘 보이는 눈 주위가 거무스름해지는 것이 특징입니다.

얼굴뿐만 아니라 온몸의 피부가 흑갈색이 되는 경우는 부신피질 기능이 저하된 경우로 피부뿐만 아니라 잇몸과 입술, 심지어 입천장과 혀까지도 어두운 색으로 변합니다.

대표적인 질환이 원발성 만성부신부전증이라 불리는 '에디슨 병'입니다. 이 병은 대부분 자기면역성 부신염과 관련이 있으나 결핵과 전이성 암과의 관련성도 있습니다.

얼굴이 암적색인 경우 선천적으로 심장이 좋지 않거나 심부전, 또는 만성 폐질환인 경우 해당되며, 만약에 코를 중심으로 나비 모양의 붉은 발진이 생긴다면 자기면역성 질환 중 하나인 '전신성 홍반성 낭창'을 의심해볼 수 있습니다.

한의학에서 이야기하는 것들도 포함되어 있으니 참고하되 진단을 내려서는 안된다는 것은 모두가 인지하리라 생각합니다.

"웃음은 마음의 조깅이다"
By 노먼 커즈즈

세계적으로 '웃음 전도사', '웃음의 아버지'라는 수식어가 따라붙었던 미국의 언론인이자 평화운동가 노먼 커즈즈(Norman Cousins)의 말입니다.

통계에 따르면 성인은 하루 평균 6-7번 정도 웃는 것에 반해 아이들은 400번 정도를 웃는다고 합니다.

오늘 여러분은 얼마나 웃으셨나요?

PART 02 응급구조사가 알아야 할 응급의학

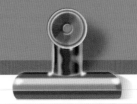

01. 초보를 위한
병력청취 및 통증관리

환자가 어디가 어떻게 아픈지 파악하려면 어떻게 해야 할까요?

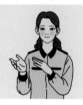

환자의 병력 청취하는 방법 알려 드릴게요!

환자를 마주하기 전에 사람을 상대하는 직업군이기 때문에 첫인상이 중요합니다.

안정감과 신뢰감을 주도록 노력해야만 합니다. 그것은 착용하는 옷뿐만 아니라 헤어스타일, 목소리 톤과 사용하는 언어, 표정도 영향을 미칠 수 있는 요소가 됩니다.

의식이 있는 환자라면 자신이 누구인지 간결하게 소개한 뒤 상황에 대한 설명이나 처치에 대한 동의를 구하고 질문을 할 때에는 상대가 편안하게 길게 답변할 수 있도록 '개방형 질문'을 하고 대답은 경청해야 합니다. 만약 연령대가 노인환자나 어린아이라면 눈높이를 맞춰주는 것도 도움이 될 수 있습니다. 외향적인 성격이 아니라면 처음 마주하는 사람에게 자신의 얘기를 하는 것은 꺼리는 것이 당연합니다. 따라서, 짧은 시간에 신뢰감을 형성하도록 다정하면서 간결한 단어 선택을 하도록 스스로 연구해야 합니다.

자신을 소개하며 증상을 빠르게 파악함과 동시에 배려의 말을 통해 아픔을 공감해야 하는데, 그것이 어렵다면 상대가 말한 부분을 한번 더 따라서 얘기하면 됩니다.

> 환자 - "갑자기 사고가 나서 경황이 너무 없어요!"
> 처치자 - "너무 순식간이라 경황이 없으시죠?"

우선 병력, 신체 검사, 유병률 등을 고려하여 진단을 추론하는 임상 추론 과정을 거치고 주증상과 그 외 증상들을 파악하는 병력청취 과정을 거치게 됩니다.

대부분은 문진을 통한 병력 청취방법으로 약 85% 정도의 진단을 추정할 수 있습니다.

1) 증상파악

증상의 종류는 다음과 같습니다.

(1) 피부: 발열, 오한, 식욕변화, 피로감, 피부발진, 가려움증
(2) 머리, 눈, 코, 목, 귀 등: 통증, 시력이상, 콧물, 코막힘 등
(3) 신경: 실신, 마비, 감각이상, 발작, 발음장애, 편마비 등
(4) 가슴: 통증, 호흡곤란, 쌕쌕거림, 기침 등
(5) 심장: 통증, 두근거림, 호흡곤란 등
(6) 복부: 구토, 복통, 설사, 혈뇨, 토혈, 변비, 메스꺼움 등
(7) 기타: 골절의 여부, 통증, 부종, 염좌 등

통증의 정도를 물을 때, "지금 아프신 곳이 10점 만점에 몇 점 정도 줄 수 있을까요?"라고 물어볼 수 있습니다.

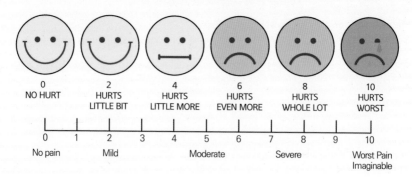

PAIN MEASUREMENT SCALE

2) 소아의 경우

Wong baker faces pain rating scale 사용합니다.

0: no Hurt (아프지 않음)
2: Hurts little bit (조금 아픔)
4: Hurts little more (조금 더 아픔)
6: Hurts Even more (조금 더 많이 아픔)
8: Hurts Whole Lot (아주 많이 아픔)
10: Hurts Worst (가장 많이 아픔)

통증관리는 진통제와 불안함의 제거가 중요합니다. 또한 비외상성 통증의 경우, 통증점수를 체크하는 것이 좋습니다. ex) 두통, 흉통, 복통, 근골격계 등

02. 혈액 가스 분석은
왜 하는 걸까요?

혈액가스 분석은 동맥혈에서 채혈을 해서 환자가 고통스러워하던데, 왜 하는 거예요?

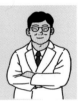

몸 속 산염기 균형과 산소공급상태를 파악하는데, pH(산도), PaCO2(이산화탄소 분압), PaO2(산소분압), 산소포화도, 중탄산염 등을 보게 됩니다. 더 알아볼까요?

우선 혈액가스 검사는 숨이 차거나 빠른 호흡, 숨쉬기 어려운 호흡곤란과 관련된 증상이 있을 시, 산소와 이산화탄소 교환이 원활한지 폐 기능을 판단하기 위해 검사합니다. 머리나 목의 외상에 의해 호흡에 영향을 줄 만한 징후가 있을 때와 수술 때문에 긴 시간 마취했을 때에도 시행할 수 있습니다.

동맥에서 얻은 혈액의 산도와 함께 산소와 이산화탄소의 양을 측정하게 됩니다.

우리 몸의 산도는 pH 7.35-7.45의 범위를 유지하고 산 염기 조절은 폐에서의 산소-이산화탄소 교환과 신장의 산-염기 배설기능에 의해 이루어지게 됩니다. 혈액가스 검사의 비정상적인 결과는 충분한 산소를 흡입하지 못했거나 이산화탄소를 충분히 제거하지 못하거나 신장 기능에 문제가 있음을 의미합니다.

(1) 호흡성 알칼리증 – 과환기

pH 증가와 이산화탄소분압의 감소가 원인이며 산소 교환 장애가 원인입니다. 천식, 폐색전증, 저산소증, 아스피린중독, 불안 증상을 띕니다.

(2) 대사성 알칼리증 – 중탄산염 과다

pH와 중탄산염의 증가, 저칼륨혈증, 지속된 구토에 의한 위산 소실, 중탄산나트륨 과용 등의 상태이며 구토, 칼륨 결핍, 탈수 등이 원인입니다.

(3) 대사성 산증 – 중탄산염 과소

낮은 pH와 중탄산염의 감소된 상태로 지나치게 산성이 된 상태이며, 당뇨병성 케톤산증, 젖산 산증, 신장기능 상실 등이 원인입니다.

(4) 호흡성 산증 – 저환기

낮은 pH와 증가된 산소분압을 보이며, 산소 유입과 이산화탄소 배출이 충분치 못한 상태의 폐렴, 만성폐쇄성폐질환(COPD), 마취제에 의한 진정 과다에 의해 나타날 수 있습니다.

> 폐포 동맥 차이(해수면 높이 산소분압 20%)
> 이산화탄소분압 40 mmHg (5.3kPa)

산소포화도 88%(약 10% 감소) 시, 체내 조직은 정상 산소포화도일 때의 절반에 가까운 산소를 받게 됩니다. 동맥혈가스분압은 50 mmHg (6.6 kPa) 산소포화도의 작은 차이가 조직으로의 산소운반에는 많은 영향을 줍니다. 산소포화도 감시는 환자상태 파악에 유용하며, 문제가 있다면 동맥내산소 분압 확인해야 합니다. 저산소증은 두 가지 상황에서 발생합니다.

첫째, 높은 고도(공기 중 산소부족)나 저환기(신경근육 질환이나 피로), 폐쇄(천식) 등으로 충분한 산소가 혈액에 닿지 못할 때 둘째, 환기/관류 등이 불균형을 이

룰 때 폐색전증과 같이 폐조직은 정상인데 폐로 지나가는 혈액이 부족한 경우, 간질성 폐질환이나 폐부종 등으로 폐포에 이상이 생겨서 가스교환이 비정상적일 때입니다.

> PaO_2가 절반인 수준 6.6 kPa까지 감소되더라도, 산소포화도는 88% 정도 유지됩니다. 산소포화도가 97%가 되지 않으면 산소화에 문제가 있는 경우가 많습니다. 산염기 장애 문제분석을 위해 $PaCO_2$ 확인해야 합니다.

1) 산증은 pH 7.35 이하

(1) 이산화탄소의 감소는 대사성 산증(metabolic)

환자가 산증이 있고, $PaCO_2$가 낮다면 대사성 산증을 보상하기 위해 과호흡을 하면서 이산화탄소를 배출합니다. 쿠스마울 호흡이 보이는 당뇨병성 케톤산증에서 흔합니다.

(2) 이산화탄소의 증가는 호흡성 산증(respiratory acidosis)

충분한 환기가 일어나지 않는 것을 의미합니다. COPD에서 고농도 산소 공급시, 이산화탄소 농도도 높아지고, 체내에 쌓인 이산화탄소 때문에 환자를 졸리게 하고, 호흡노력도 감소시킵니다.

SpO_2 91-92% 정도만 유지합니다!

2) 알칼리증은 pH 7.45 이하

(1) 이산화탄소의 감소는 호흡성 알칼리증, 흔히 불안과 관련된 과호흡일 때 흔합니다.

(2) 이산화탄소 증가는 대사성 알칼리증, 설사나 구토같이 탈수와 동반되어 산

이 배출된 경우입니다.

참고문헌

- Adult Emergency Medicine
- Lab Tests Online > Arterial blood Gas Analysis, ABGA

03. 쇼크(Shock)에 대해 알아보기

임상에서도 외상에서도 여러 수업마다 쇼크에 대한 내용이 나와요! 정리해주세요.

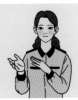

그렇죠? 쇼크는 어디서도 빼놓을 수 없는 Part 입니다. 정리해드릴게요!

쇼크 및 저혈압은 출혈이나 탈수, 심장질환, 감염에 따른 패혈증, 아나필락시스 등 다양한 원인에 의해 발생하며, 신속한 현장 응급처치와 병원 이송 후 치료가 필요합니다. 쇼크는 늘어짐, 의식저하, 안면창백, 급격한 요량의 감소, 빈맥 등 다양하게 나타날 수 있습니다.

차가운 피부, 의식변화, 약한 맥박 등의 징후가 보인 후 혈압 하강은 일반적으로 늦게 나타납니다.

기도유지, 산소투여, 필요시 기도삽관, 하지거상, 출혈부위 압박 등을 통해 혈압을 유지하면서 신속히 이송해야 하며, 정맥로 확보 및 수액처치가 필요합니다. 수액 투여로 증상에 대한 호전이 있을 경우, 재평가를 실시하여 수액을 추가 투여할 것인지 의사지도가 필요합니다.

1) 쇼크의 정의

생명을 유지하는 뇌, 심장 등의 장기가 정상적인 기능을 하는 데 필요로 하는 혈액이 충분히 공급되지 않은 상태, 즉 조직에서의 산소의 공급과 불균형에 의해 발현되는 임상양상을 의미합니다.

쇼크는 이러한 산소의 이용률을 기반으로 한 개념이지, 혈압감소, 의식장애, 맥박수 변화 등의 임상양상으로 판단하여서는 안 됩니다.

2) 쇼크의 5대 징후(5 "P")

(1) 창백(pallor)
(2) 탈진(prostration)
(3) 식은땀(perspiration)
(4) 맥박 없음(pulselessness)
(5) 호흡부전(pulmonary insufficiency)

3) 쇼크 원인

(1) 저혈량성: 순환 혈액량 부족에 의함
(2) 심인성: 심장 펌프 기능의 부족에 의함
(3) 분배성: 혈류의 잘못된 분배에 의함
(4) 폐쇄성: 혈류의 심장 외 폐쇄에 의함

4) 쇼크의 분류

(1) 저혈량성 쇼크(Hypovolemic shock)
① 정상 혈관 크기보다 더 작은 혈관 부피
② 체액과 전해질의 손실
③ 혈액과 체액의 손실

　순환계통으로부터 혈액 손실 시 심장은 수축의 강도와 횟수를 상승시킴으로써 심박출량을 증가시키도록 자극받습니다. 증가한 심박출량은 부신으로부터 에피네프린(Epinephrine)의 분비에 의한 것입니다. 교감신경계는 남아있는 체액량을 균형 있게 운반하기 위해 혈관을 수축시키는 노르에피네프린(Nor-Epinephrine)을 분비합니다.

　이러한 혈관수축은 특히 말초혈관에서 두드러지는데 말초혈관을 수축시킴으로써 혈관저항성(vascular resistance)을 증가시켜 심장, 뇌, 폐 등 주요한 장기로의 혈액 분포를 원활하게 해주는 역할을 하게 됩니다. 하지만 쇼크상태가 교정되지 않고 오래 지속될 경우, 혈관수축은 말초 모세혈관의 폐쇄를 초래하여 영향을 받은 세포로 산소 전달이 감소되고, 세포내 유산소 대사가 무산소대사로 전환됩니다.

(2) 출혈성 쇼크의 단계
① 1단계 출혈: 혈액량 15% (750 mL) 미만 손실, 수액 유지로 가능합니다.
인체보상기전은 혈관 내 용적, 체액 부피 비를 회복하고 혈압유지를 돕습니다.

② 2단계 출혈: 혈액량의 15-30% (750-1,500 mL) 손실
인체의 항상성 유지를 위해 교감신경의 활성화가 발생하여 심박출량을 유지하기 위한 맥박수의 증가를 야기하게 됩니다. 이 외에도 보상작용으로 호흡수 증가, 좁아진 맥박(pulse pressure 감소) 소견을 보이며, 보통 혈압은 정상으로 유지됩니다. 소변 배출량 시간당 20-30 mL 감소하며, 결정질 수액 주입 필요합니다.

③ 3단계 출혈: 혈액량의 30-40% 손실(1,500-2,000 mL)
손실된 혈액은 생리식염수 등의 정질용액으로 보상될 수 없는 상태이며 저혈압이

발생합니다. 심박동수는 보상작용으로 더욱 증가하여 120회/분 이상으로 유지되며, 호흡수 30-40회/분으로 더욱 증가, 소변 배출량 5-15 mL 감소 소견이 동반됩니다. 이 단계에서는 수혈 및 필요시 수술적 중재가 필요합니다.

④ 4단계 출혈: 혈액량 40% 이상 손실(2,000 mL)
의식수준은 혼미 또는 기면 상태이며 전형적으로 60 mmHg 정도로 크게 감소한 수축기 혈압이 관찰됩니다. 즉각적 출혈 조치, 수술이 필요하며 결정질 수액의 투여는 최소화하여야 합니다.

(3) 분배성 쇼크(Distributive shock)
① 정상보다 더 큰 혈관 공간
② 신경성 쇼크(Neurogenic shock)
③ 패혈증 쇼크(Septic shock)
④ 아나필락시스 쇼크(Anaphylactic shock)
⑤ 약물 중독에 의한 대부분의 쇼크

출혈, 구토, 설사를 통해 체액을 잃는 진성 저혈량의 원인이 아닙니다. 문제는 채울 수 있는 체액보다 더 커진 용기의 크기입니다. 저혈량 쇼크와 원인이 다릅니다. 혈류에 대한 저항은 상대적으로 더 확장된 혈관의 크기 때문에 감소하며, 감소한 저항은 이완기 혈압의 감소를 일으킵니다.

이와 더불어 심박출량 혹은 심장 전부하의 감소가 동반되면 최종적으로 수축기와 이완기 혈압 양쪽 모두 감소합니다. 즉, 전신 혈관 저항의 뚜렷한 감소와 혈액을 담는 용기의 증가를 일으키는 말초 혈관의 확장은 상대적인 저혈량을 초래한다고 할 수 있습니다.

상대적인 혈관 확장은 크기를 조절하는 민무늬 평활근에 대한 자율신경계의 통제 상실 또는 말초 혈관 이완을 초래하는 화학물질의 분비 때문에 나타날 수 있습니다. 이 통제의 상실은 척수 손상, 단순 기절, 심한 감염 또는 알레르기 반응에서 생길 수 있습니다. 이러한 자율신경계의 통제 이상에 의한 쇼크의 대표적인 질환으로 혈관미주신경성 쇼크가 있습니다. 부교감신경계의 하나인 미주신경(제10번 뇌신경)의 활성화에 의해 느린 맥이 발생하거나 일시적인 말초혈관의 이

완과 저혈압이 발생하게 됩니다. 주로 의식 소실을 동반한 실신을 일으키게 되며, 환자를 수평 자세로 두면 정상혈압으로 빠르게 회복되며 스스로 회복되는 경우가 많습니다.

한편, 신경성 쇼크는 신경성 저혈압으로 볼 수도 있습니다.

척수 손상이 교감신경계 경로를 교란시킬 때 발생합니다. 대개 등허리 부위와 연관되며, 혈관 벽의 민무늬근을 조절하던 혈관계의 교감신경 통제가 사라지기 때문에, 손상 부위 아래의 말초 혈관은 확장됩니다.

패혈 쇼크는 감염환자에서 혈관 이완되는 형태로, 감염에 대한 반응 때문에 분비되는 사이토카인이 혈관 벽의 손상, 말초 혈관의 이완, 모세혈관으로부터 사이 간질 공간으로 체액의 누수를 일으킵니다.

(4) 아나필락시스 쇼크

아나필락시스는 다양한 인체 장기 계통에 관여하는 심각하고, 생명을 위협하는 알레르기 반응을 말합니다. 항원에 처음 노출될 때 민감해지고, 재노출 시 전신반응이 일어납니다. 주요 증상은 피부의 발적, 두드러기, 가려움과 같은 알레르기 반응, 호흡곤란, 기도폐쇄, 쇼크를 초래하는 혈관이완 증상이 나타납니다. 복통이나 구토, 설사 등과 같은 소화기 증상도 아나필락시스의 중요한 증상임을 알아야 합니다.

대부분 알레르기성 물질에 노출된 후 60분 이내 증상과 징후가 발생하는데 벌에 쏘이거나 음식물처럼 자극물질이 알려져 있는 경우 외에 감별이 필요한 경우가 있습니다. 혈관미주신경 반응(vasovagal reaction), 심근허혈(myocardial ischemia), 부정맥, 천식, 경련, 후두염, 약물 부작용 등이 이에 속합니다.

에피네프린, 항히스타민제, 코르티코스테로이드, 글루카곤, 알부테롤, 아미노필린 등의 투여로 치료합니다.

1:1000 에피네프린 0.3-0.5 mL(소아 0.01 mL/kg 1:10000 투여, 반응에 따라 5-10분마다 반복 투여, 필요시 메칠프레드니솔론(methylprednisolone) 125 mg 정주, 디펜히드라민(diphenhydramine) 25-50 mg 정주

(5) 심장성 쇼크

대사의 요구량을 충족할 수 있는 혈류가 충분하지 못할 정도로 심장의 펌프작용 장애로 인해 발생할 수 있는 쇼크입니다. 심근손상, 부정맥, 판막파열, 심낭압박, 긴장성기흉 등이 원인이 됩니다.

급성심근경색 발생 시 심박출량과 조직의 관류가 유지되도록 보상기전이 일어나는데 교감신경이 활성화되어 심근 수축력이 증가하고, 혈관이 수축됩니다.

심인성 쇼크의 경우 관류가 좋지 않은 환자들에게서 급속히 진행되는 양상을 보이는 경우가 있는데 투약정보, 알레르기 반응여부, 심부전, 당뇨, 가슴통증 등 증상들을 보일 수 있습니다.

심전도 검사를 통해 ST 분절의 상승이나 하강, 3도 방실차단 등이 있는지 파악하고, 부정맥이 소견이 없을 경우에는 심낭압전, 대동맥 박리, 패혈증 등이 원인일 수 있으니 파악해야 합니다.

병원 도착 후 경흉부 심초음파 검사가 도움될 수 있으며, 병원 전 산소처치와 정맥로 확보, 심전도 모니터링, 산소포화도 측정의 등 처치가 이루어져야 합니다.

(6) 폐쇄성 쇼크(Obstructive shock: extra cardiac obstruction to BF)

패혈증은 요로감염, 폐렴, 봉와직염, 농양 등 감염이 혈류를 침범하여 미생물이 다량 증식하면서 발생하며 다량의 독소들을 숙주가 반응하여 사이토카인(cytokines), 혈소판 활성인자(platelet activating factor, PAF), 심근 억제물질(myocardial depressant substances, MDS), 대사 물질 등의 내인성 매개 물질들과 체액성 방어기전이 활성화됩니다. 이때, MDS에 의해 심근 기능 억제와 심실 팽창, 혈관 확장 등이 유발되어 심혈관계 기능 결핍으로 저혈압과 다발성 장기 기능부전이 발생하고 사망으로 이어질 수 있습니다.

① 패혈성 쇼크 초기에는 고체온증 또는 저체온증, 빈맥, 빈호흡, 의식변화 등이 증상이 나타납니다. 이후 무감각, 지남력 장애, 혼수 등의 신경학적 증상을 보일 수 있습니다.
② 동반되는 합병증으로는 성인성 호흡곤란 증후군(ARDS)이 가장 흔하며, 급성 신부전과 간 기능 이상이 나타날 수 있습니다.
③ 이후 피부 및 연부조직에 세균의 직접적 침범(cellulitis), 근막염(fasciitis), 말단청

색증(acrocyanosis) 피부병변이 발생할 수 있습니다.

④ 치료는 산소공급 및 폐환기에 대한 평가가 우선되어야 하고, 필요시 기관내삽관을 즉시 이루어지도록 준비하고, 산소포화도는 90% 이상 유지하도록 권장됩니다. 저혈압과 혈액 관류의 교정을 위해 수액투여하는 것이 필요합니다. 생리식염수 0.5 L(소아는 20 mL/kg) 또는 등장성 정질액 5-10분마다 주입합니다.

(7) 쇼크의 합병증

① 저체온증(hypothermia)
중심체온 또는 심부체온이 35도 이하로 떨어진 상태를 말합니다. 환경적인 이유나 내분비계 질환 또는 시상하부 및 중추신경 기능 이상, 패혈증, 대사성의 원인으로 발생할 수 있습니다. 경증의 경우, 33-35도이며 오한과 함께 닭살이 돋기도 합니다. 중등도의 경우에는 29-32도로 의식변화와 함께 혼수의 위험도 있으며 근육수축과 떨림, 동공 확장 등의 증상이 나타날 수 있습니다. 중증의 경우 28도 이하이며 심실세동 등 부정맥으로 심정지가 발생할 수 있습니다.

② 혈액응고장애(coagulation disorder)
혈우병과 같은 유전적 질환으로 작은 상처에도 과다출혈을 보이거나 간질환에 동반된 혈액응고장애 등 후천적 원인, 기타 자가면역질환이나 패혈증에 의해서도 발생할 수 있습니다. 출혈이 멈추지 않거나 멍이 쉽게 드는 증상, 혈전에 의한 뇌경색이나 심부정맥 혈전증 등 증상이 발생할 수 있습니다.

③ 대사성 산증(metabolic acidosis)
여러 원인에 의해 산성물이 인체 내 수소이온 ph 농도가 7.35 미만인 경우를 말합니다. 설사나 구토로 수분이 손실되거나 신장의 산 배설을 통해 중탄산염을 생성할 수 없을 때, 산을 생성하는 혼합물을 섭취하여 중탄산염이 소진된 경우 등이 있습니다.

중탄산나트륨을 통해 심질환이 동반된 경우 폐수종 등을 유의하고 산증 교정 동안 기도, 호흡, 순환의 유지를 위한 처치가 필요할 수 있습니다.

④ 급성 콩팥 기능 상실

혈액 순환 감소로 유산소 대사를 무산소 대사로 바꿉니다. 결국, 콩팥 세포의 부종을 초래, 관류를 감소시킵니다. 요세관을 구성하는 세포는 허혈에 민감하여, 45-60분 이상 산소전달이 안 되면 사망할 수도 있습니다. 대사성 산과 전해질을 배출하는 능력을 상실하여, 대사성 산증과 고칼륨 혈증을 초래합니다. 급성 요세관 괴사로 진행한 대부분의 환자는 결국 정상 콩팥기능을 회복할 수 있습니다.

⑤ 급성 호흡곤란 증후군

폐포의 손상과 대사를 유지하기 위한 에너지 생산감소가 원인입니다. 쇼크의 치료과정에서 수액의 지나친 주입에 의한 체액 과부하와 동반하여, 사이간질공간과 폐의 폐포 안으로 체액의 누수현상과 연관이 있습니다. 이는 산소가 폐포 벽을 통해 모세혈관 내부로 확산되어 적혈구에 결합하는 것을 더욱 어렵게 합니다.

⑥ 간기능 상실

흔하지는 않지만 간 손상 역시 심각한 손상을 야기시킬 수 있습니다. 쇼크로 인한 간 손상의 증가는 검사 결과에서 간 기능 검사 수치가 상승한 결과가 나올 때까지 일반적으로 수일 동안 나오지 않습니다. 기능상실은 지속되는 저혈당과 산혈증, 황달 등의 증상이 나타나며, 간 자체적으로 지혈을 위해 필수적인 응고인자를 다수 생성하기 때문에, 응고장애가 간 기능상실에 동반될 수 있습니다.

(8) 쇼크의 치료

쇼크치료의 목표는 적절한 순환 혈액량을 유지하는 것입니다.

산소공급 및 폐환기 상태에 대한 평가가 우선되어야 하며, 기도확보가 안전하지 않거나 호흡이 부적절한 경우에는 마스크를 통한 산소공급 및 기관내삽관 고려가 이루어져야 합니다.

환자가 빠르게 호흡할 경우, 호흡근육을 많이 움직이면서 호흡근 피로가 쉽게 와서 호흡마비가 발생하는 경우가 있으며 산소포화도는 90% 이상 유지하도록 권고됩니다. 혈압을 높이기 위해 수액치료가 필요하기 때문에 정맥로를 확보하는 것이 중요합니다.

① 출혈성 쇼크는 외부출혈 부위와 지혈점을 압박, 압박붕대를 통한 드레싱 처치를 하고, 필요시 지혈대를 사용하여 처치합니다. 수액의 경우 0.9% 생리식염수 혹은 젖산링거액(lactated ringer's solution) 등의 정질성 용액(Crystalloid fluid)을 많이 사용하고 수혈이 필요할 수도 있습니다.

혈역학적으로 불안정한 환자의 경우, 20-40 mL/kg을 최대한 빠르게(일반적으로 10-20분에 걸쳐) 주입합니다. 실질적으로 등장성 정질용액의 약 30% 정도가 혈관 내에 머물기 때문에 혈액 용적을 보충하기 위해서는 약 3배의 용적이 필요합니다.

병원에서는 조직관류를 극대화하기 위해 혈관작용성 약물들을 혼합하여 사용할 수 있습니다.

② 심장성 쇼크의 경우, 폐부종이 없을 경우, 혈액량 보충을 위해 생리식염수나 링거액 등 수액처치가 필요하며 심전도 모니터링이 필요합니다. 병원에서는 근수축제(도파민), 혈관이완제(NTG, 모르핀, 칼슘통로 차단제, Sodium nitroprusside) 등과 이뇨제(mannitol, furosemide), 강심제(digitalis), 베타차단제(propranolol) 등 약물치료와 함께 수술이 필요할 수 있습니다.

③ 분배성 쇼크에서 아나필락시스의 경우, 기도확보 및 산소투여가 중요하고 필요시 기도가 부어올라 좁아지기 전에 기관내삽관 여부를 빠르게 결정해야 합니다. 에피네프린 1:1,000 피하주사 0.3-0.5 mL 필요할 수 있으며 구급대원의 경우 에피펜(Epipen)이나 젝스트(젝스트프리필드펜주 300 μg) 등을 투여할 수 있습니다.

신경성 쇼크의 경우 생리식염수 등 수액처치와 함께 쇼크에 대한 체위는 변형 트렌델렌버그 체위(modified Trendelenburg's position)로 하지를 약 30-45도 정도 높이고 무릎을 곧게 뻗은 상태에서 흉부는 수평을 유지하고 머리를 살짝 올려주는 자세를 취하여 복부장기가 횡경막을 압박하지 않고 하지의 정맥귀환을 용이하게 합니다.

패혈성 쇼크의 경우는 기도확보, 산소투여, 수액처치와 함께 빠른 이송을 통해 조기에 광범위항생제 투여가 필요합니다.

④ 패혈성쇼크의 경우, 구조적 압박의 원인이 되는 심장눌림증이나 긴장성 기흉 등을 확인하고 심낭천자나 바늘감압술 등을 통해 원인을 제거하고 산소투여 및 모니터링을 하며 빠르게 병원에 이송하도록 합니다.

04. 신규 응급구조사들을 위한 심전도 강의

12 유도 심전도, 응급구조사들은 얼마나 많은 시간을 들여 심전도를 배웠을까요? 그리고 응급실에서 일하고 계시는 의사 선생님들은 학교에서 얼마나 많은 시간을 들여 심전도를 배웠을까요?

> 내가 아는 한 결코 우리 응급구조사들보다 심전도 판독에 많은 시간이 배정되어 있는 직군은 없다.

응급구조사는 학생 시절 한 학기 동안 1주일에 3-4시간을 공부하며 16주라는 기간 동안 총 48시간의 시간을 통하여 심전도를 학습했습니다. 하지만 심전도 판독을 통해 진단명을 확신 있게 외부에 말할 수 있나요? 그리고 심전도 촬영만 하고 판독의 필요성을 느끼지 못한다면 도대체 우리의 존재 가치는 무엇일까요?

한 가지 예로서, 우리는 초등학교부터 대학교까지 긴 시간 동안 영어를 배워왔음에도 불구하고 아직도 영어를 쉽게 말하거나 쓰지 못합니다. 국내에서는 영어를 사용하지 않는다 해도 소통에 어려움을 느끼지 않기 때문일 것입니다. 그로 인해 배움에 투자한 시간과 실력이 비례하지 않는 게 아닐까 합니다. 하지만 응급구조사들은 판독의 필요성을 느껴야만 합니다. 심전도를 측정만 하고 판독하지 못한다면, 심전도 기계가 아닌 우리가 심전도 기계의 이동 도구로 전락할지도 모릅니다. 심전도를 측정만 하고 판독을 하지 못한다면, 반쪽짜리 의료 행위에 지나지 않습니다.

　이것이 바로 응급구조사들을 위한 심전도 워크숍에서 강의를 하는 이유입니다. 많은 응급구조사들이 함께 공감했으면 합니다. 또한 응급구조사의 업무가 늘어나는 만큼 법적인 책임이 따를 거란 사실을 명심해야 합니다.

　글로써 심전도 판독을 잘하도록 전달할 수 있을지는 모르겠지만, 여기에서는 간단하게 진단하는 부정맥 알고리즘과 심근경색에 관해 간략한 설명을 하겠습니다. 많은 것을 다루지 못하고 생략되는 부분이 다소 있을 수 있습니다. 간략한 팁만을 전하는 글이니 심전도 책 한 권 정도는 꼭 구매하여 반복적으로 보며 학습했으면 합니다. 더불어 많은 심전도 관련하여 심포지엄이 매년 개최되고 있으니 참석하면 많은 도움을 얻을 수 있으리라고 확신합니다.

> **익숙하지만 새롭게 판독에 집중하자.**

　국가고시 실기를 준비하면서 리듬규칙과 불규칙, 맥박수, P파 유무, PR간격, P:QRS 비율, ST분절 상승 유무에 대해서 학습해왔겠죠? 신규 응급구조사 마음으로 심전도를 판독해봅시다. 심전도 판독은 다음과 같은 순서가 가장 좋은 방법으로 소개되고 있으며, 저 또한 같은 생각입니다. 조금 익숙해진다면, 나중에는 한눈에 심전도가 눈에 들어올 겁니다. 다음과 같은 판독 순서로 시작하는 것을 추천합니다.

심전도 판독 순서

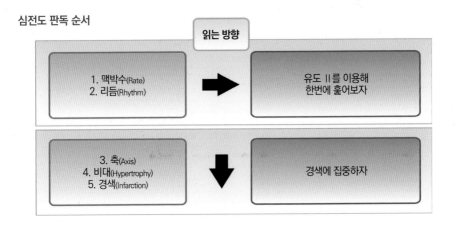

여기서 축(Axis)과 비대(Hypertrophy)가 중요하지 않다고 주장하려는 건 아닙니다. 그럼에도 부정맥(Arrhythmia)과 심근경색(Myocardial Infarction)에 집중하자고 말하는 건 다음과 같은 이유에서입니다. 응급실로 찾아오는 심장질환 환자를 생각해봅시다. 심장에 축 변화로 인해 환자가 증상을 느껴 응급실을 찾는 경우는 없습니다. 또 멀쩡하던 심장이 자고 일어났더니 심장비대가 생겨서 증상을 느껴 생겨 내원하는 경우도 없겠지요? 비대는 지속적으로 혈압에 관리가 이뤄지지 않거나, 다른 질환에 의해 2차적으로 발생했을 가능성이 높고 축 변화가 동반을 보입니다. 그러니 우선은 부정맥과 경색에 집중하고, 추후 능숙하게 판독할 수 있게 되었을 때 더 많은 것들을 공부해 나갔으면 합니다.

1) 부정맥(서맥과 빈맥)

부정맥 판독을 위해 알고리즘을 숙지하고 적용하는 훈련이 필요합니다. 서맥(Bradycardia)과 빈맥(Tachycardia)에 해당하는 부정맥리듬을 머릿속에 넣어두고 있어야합니다.

서맥 알고리즘

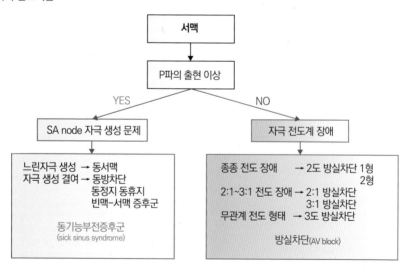

첫 번째 판독 순서를 통해서 맥박수를 확인하여 서맥 또는 빈맥을 확인했다면, 머릿속에 있는 부정맥의 하나하나 특징을 가지고 진단해 나가면 됩니다.

맥박수가 60회 미만이면서 심계항진, 어지러움, 실신, 호흡곤란, 피로감 등 동반증상이 있다면, P파의 출연 이상을 파악하는 것이 진단에 도움이 됩니다.

동기능부전증후군은 SA node의 자극 생성 장애를 나타내는 서맥이다. SA node의 기능 이상으로 P파가 형성되지 못하거나, SA node의 탈분극 속도가 지연되면서 P파가 느리게 형성되는 것을 말한다. 방실차단은 SA node의 자극 생성의 문제가 없이 발생하는 결절 간 통로, 방실결절, 히스, 각, purkinje에 이르는 방실 전도계의 병적인 불응현상 또는 전도지연이나 차단에 의한 자극 전도 장애로 P파 이후 PR간격의 변화, QRS파 생성의 문제가 발생한다. 그로 인해 심방의 탈분극 후 심실로의 전도가 차단되어 P파 형성 후 QRS파가 종종 형성되지 못하거나 완전 방실 해리가 있는 경우 P파와 QRS 상관관계(PR간격이 지속적으로 변함)가 존재하지 않는다.

서맥은 질환이 있거나 건강한 사람에게서 나타날 수 있지만 동방결절과 방실결절의 내부질환이나 외인성 원인으로 인해 발생합니다. 혈압약(베타차단제, 칼슘채널차단제), 디곡신, 고칼륨혈증이 원인이 될 수 있으며, 심근경색에 의해 SA node나 AV node 허혈 등으로 인해서도 서맥이 발생할 수 있습니다. 서맥이 관찰되는 환자라면 혈압과, 신부전 관련하여 병력청취를 해봅시다. 아마도 심전도 판독에서 어려움을 겪는 부분이 빈맥을 판독하는 것이 아닐까 합니다. 환자의 빈맥 심전도를 보다보면 꼭 내 가슴도 답답하고 심장이 빨리 뛰는 것 같다는 기분이 들지도 모릅니다. 여기에서는 서맥을 판독할 때보다 더 많은 것을 생각해야 합니다. 하지만 여러분은 할 수 있다고 믿습니다.

빈맥을 좁은 QRS 빈맥(QRS 간격<120 ms)과 넓은 QRS 빈맥(QRS 간격>120 ms) 그리고 리듬의 규칙성을 가지고 리듬을 분류하여 생각하면 리듬 판독에 용이할 것이라고 생각합니다. 빈맥 판독에 도움이 될 수 있는 알고리즘을 다음과 같이 요약했습니다. 먼저 이 분류방법을 기억하고 각 리듬을 머릿속에 저장한 뒤 실제 환자리듬을 이와 같이 분류해보는 겁니다. 그리고 각 리듬의 특징을 찾아보면 됩니다.

좁은 QRS 빈맥 알고리즘

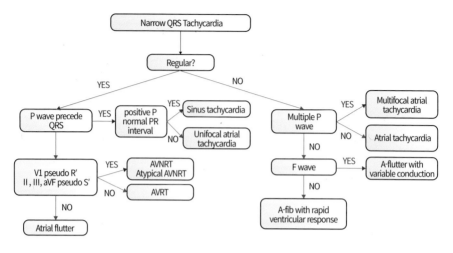

넓은 QRS 빈맥 알고리즘

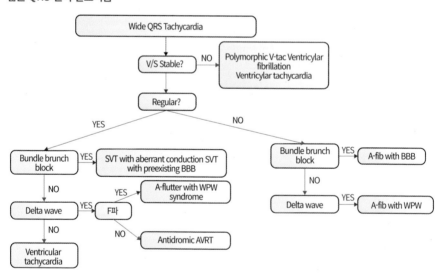

난생처음 **응급구조**

좁은 QRS 빈맥을 심실상빈맥(supraventricular tachycardia, SVT)으로 일컬으며, 의미상 심방세동을 제외한 심방과 방실접합부에서 기인하는 빈맥을 말합니다. 심방과 방실접합부 형성된 전기 자극은 방실결절을 거쳐 히스-purkinje, 심실세포까지 정상적인 전도체계를 통해 실심의 탈분극이 이뤄지기 때문에 심실세포는 동시에 수축이 이뤄질 수 있어 QRS는 좁게 그려집니다. 빈맥에서 QRS가 좁고 불규칙하다면, P파의 형태가 다양하게 나타나는 다소성심방빈맥(multifocal atrial tachycardia), 기저선에 F파(세동파)가 관찰되는 심방세동, 다양한 형태로 전도가 되는 심방조동(atrial flutter with variable conduction), 차단이 동반된 심방빈맥 등을 생각해볼 수 있습니다. 빈맥에서 QRS 좁고 리듬이 규칙적이라면 동빈맥, 심방조동(2:1 or 3:1 전도), 심방빈맥, 발작성심실상성빈맥(방실결절회귀빈맥, 방실회귀빈맥)이 해당됩니다.

넓은 QRS 빈맥에서 환자가 급성관상동맥증후군 또는 심장 구조적인 문제가 존재하거나, 혈역학적으로 불안정하다면 심실빈맥을 우선 고려합니다. 넓은 QRS 빈맥이 규칙적인 형태를 보인다면 심실빈맥 외에도 심실상빈맥(SVT)과 함께 방실결절 이하에서 전도장애(각차단), 맥박이 빨라지며 비정상적인 전도가 발생하는 편위전도(aberrant conduction), Delta 파가 관찰되는 심실조기흥분(pre-excitation) 또는 방실회귀빈맥의 역방향(antidromic) 전도 등에서 QRS 넓은 빈맥 리듬이 발생할 수 있음을 염두해두면 좋습니다. 넓은 QRS 빈맥이 불규칙한 형태를 보인다면 다형심실빈맥과 심실세동을 의심하는 것이 가장 중요하지만 두 리듬은 쇼크이거나 심정지상황으로 12유도 심전도를 측정할 겨를이 없다는 것을 감안하면 심방세동과 전도장애(각차단)과 심실조기흥분증후군이 동반된 리듬일 가능성이 높습니다.

🔍 2) 심근경색

ST분절 상승이 있다고 다 심근경색이 있다고 할 수 있을까요? 그렇지 않습니다. ST분절 상승을 동반하는 이유는 다양합니다. 그래서 심전도의 ST분절 상승과 심초음파에서 심근의 국소벽운동장애(Regional Wall Motion Abnormality, RWMA)를 함께 매칭하여 정확한 심근경색을 진단할 수 있습니다. 현장에서 우리 응급구조사들이 초음파를 사용하기란 법적다툼을 비롯해 많은 어려움이 따릅니다. 그렇다면 여기에서는 흉통환자에서 측정하는 심전도가 어떤 의미가 있는지를 먼저 생각해보는 것이 중요하겠습니다.

ST분절 변화를 동반하는 질환
- 급성 심근경색(STEMI)
- 이형협심증(Variant angina)
- 심막염(Pericarditis)
- 심실류(Ventricular aneurysm)
- 조기 재분극(Early repolarization)
- 좌심실비대(LVH)
- 좌각차단(LBBB)
- 고칼륨혈증(Hypwrkalemia)
- 브루가다 증후군(Brugada syndrome)
- 조기흥분 증후군(WPW syndrome)
- 급서유폐색전증(Acute pulmonary embolism)

Ischemic cascade

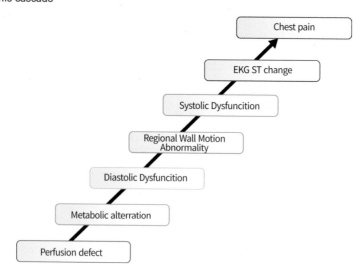

Ischemic cascade(허혈의 연쇄반응)의 내용입니다. 관류저하가 전층으로 확산되면, 심장근육의 이완장애 및 수축기 장애가 발생하고 이후 심전도의 ST분절 변화가 발생합니다.

마지막으로 협심증 증상(흉통)이 발생합니다. 즉 흉통이 있을 때 찍은 심전도가 의미가 있다는 것을 알게 됩니다. 우리가 흉통 환자를 만나 NTG를 주고 통증이 사라진 후 심전도를 측정한다면, ST분절의 변화를 담아내지 못할 수 있기 때문에 심전도를 측정하고 NTG를 주어야 합니다. 심전도에서 변화가 나타나지 않았다고 하여도 환자가 지속적으로 전형적인 허혈성 흉통을 호소한다면, 반복적으로 심전도를 측정해 봐야 합니다. 요약하면 환자의 허혈성 흉통의 증상이 중요하며, 통증이 존재할 때 심전도를 촬영하는 것이 의미가 있고, ST분절 상승의 다른 이유들과 감별해야 합니다.

심근경색을 판단하는 데 연관된 두 개 이상의 유도에서 1 mm 이상의 ST분절이 상승을 보일 때라는 진단기준을 엄격하게 적용하지 않기를 바랍니다. Time is Gold라는 말처럼 심근경색에서는 Time is Muscle입니다. 엄격한 것보다는 완화해서 ST분절을 보는 것이 중요합니다. 만약 내원 30분 전에 흉통을 호소하고 내원한 환자의 심전도에서 연관된 두 개 유도에서 ST분절이 0.5 mm 상승을 보였다면 심근경색이 아니게 될까요? 진단기준에 맞지 않아 급성심근경색 진단을 늦춘다면 환자의 심장근육은 더 많은 괴사를 일으키게 됩니다.

그리고 역변화! 역변화! 역변화! reciprocal change라는 말을 귀에 못이 박히게 들었을 것입니다. 당연합니다. 그만큼 중요하니까요. 모든 ST분절 상승 심근경색에는 역변화가 존재합니다. 다만 우리가 측정하는 12 유도뿐이라 담을 수 없을 뿐입니다. 하지만 역변화를 염두해 두어야 합니다.

유도 III와 aVL 유도의 역변화 관계는 너무도 잘 알고 있는 것처럼, 이 역변화도 잘 알아두었으면 합니다. 좌회선지 폐쇄로 인해 발생하는 단독후벽경색에서 V1과 V2에서 ST분절 하강을 보고 역변화를 떠올린다면 후벽경색을 놓치지 않기 때문입니다.

머릿속에도 내용이 생생히 남아있으면 좋겠으나, 망각의 동물이라 그런지 어려운 것 같습니다. 그래서 나이 들어도 공부를 계속해야 하나봅니다. 국가고시 준비, 학업의 연장, 취업 전선에서도 필연적으로 응급구조사는 공부해야 한다는 사실을 잊지 마시기 바랍니다.

드라마 '미생'에서 오차장이 장그래에게 한 말이 생각난다.
"장그래, 더할 나위 없었다. YES"

부족하고 아쉬운 점 있지만 부끄럽진 않았기에
그래도 우리 자신에게 수고했다, 말해주었으면 한다.

"취하라"
"항상 취해 있어야 한다"
모든 게 거기에 있다.
그것이 유일한 문제다.

당신의 어깨를 무너지게 하여,
당신을 땅 쪽으로 꼬부라지게 하는
가증스러운 시간의 무게를 느끼지 않기 위해서
당신은 쉴 새 없이 취해 있어야 한다.

그러나 무엇에 취한다?

05. 연부조직 감염 질환

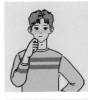

피부 질환은 눈으로 보아도 잘 모르겠어요!
의외로 피부질환을 겪는 사람들이 많은 것 같아요.

그렇죠. 피부질환은 종류도 다양합니다. 우선, 감염성 질환 먼저 알아봅시다.

피부 연부조직의 응급(Emergencies in the Skin & Soft Tissue)

1) 대상포진

편측의 두통을 호소하는 환자에서 머리카락에 가려진 발진을 발견하지 못할 수 있습니다.

환자가 찜질하다가 생긴 흉터라 할 수도 있고, 측흉부 통증만 호소해서 등쪽에 있는 발진을 놓칠 수 있습니다. 대상포진 환자들 중 약 7–20% 정도는 눈부위의 침범을 나타낸다고 알려져 있는데 눈꺼풀 부종, 결막염, 각막염, 후포진성 다발신경병증 등의 눈대상포진의 증상이 동반되는 것을 허친슨 징후(Hutchinson's sign)라고 합니다. 발진 나타나기 전 통증만 있는 시기에 대상포진을 분별하는 것이 중요합니다. 피부분절(dermatome)과 일치한 편측 통증, 몸의 움직임에 영향을 받지 않는 통증과 피부감각 이상을 호소하는 경우 의심해 보아야 합니다.

> 기본적으로도 현장 처치에서 감염방지를 위한 최소한의 보호구 착용이 응급구조사에게 중요하지만, 육안으로 관찰되는 피부질환 종류에도 주의해야 합니다.

대상포진의 치료는 대부분 통원치료로도 가능합니다. 대부분 3일 이내 피부과 치료를 받으면 호전됩니다. 발진이 여러 부위에 영향을 미칠 경우, 병원에서 항바이러스제 주사를 맞을 수도 있습니다.

2) 카포시 수두모양발진

아토피 환자, 가려움증을 수반한 수포의 집적을 접촉성 피부염, 아토피 피부염 악화로 오해할 수도 있습니다. 단순 헤르페스의 감염이나 소아, 젊은 연령 그리고 아토피 피부염의 과거력이 있는 경우, 가려움증을 동반하며 얼굴과 목에 발진이 많은 경우가 해당됩니다.

3) 봉와직염, 단독(erysipelas)

안면의 봉와직염의 경우, 가능한 빨리 의사의 진료가 필요합니다.

단독은 봉와직염의 아형(sybtype)으로 피하조직과 피부의 감염으로 인해 병변 부위 테두리가 커지면서 부풀어 오르는 것이 특징입니다.

족부백선(tinea pedis), 발등, 종아리 등의 봉와직염은 반드시 의사의 진료가 필요합니다. 혹여, 악성 종양 수술 후 하지의 림프부종이 발생한 경우 병원진료 받아야 합니다.

봉와직염과 괴사성근막염은 혼돈될 수 있습니다. 봉와직염은 외관에 통증, 부종이나 발적이 뚜렷합니다. 수포 및 피부괴사가 적으며 몸통에 발생하는 경우는 적습니다. 반면에 괴사성근막염은 보이는 것에 비해 통증을 심하게 호소하며, 부종이나 발적은 처음에는 뚜렷하지 않습니다. 수포 및 피부괴사는 진행될 경우 육안으로 보이고 몸통에 비교적으로 많이 발생합니다.

4) 괴사성 연부조직 감염증

클로스트리듐 페르프린젠스(Clostridium perfringens) 감염은 고전적인 가스 괴저(gas gangrene)의 형태를 보이며, 오염된 상처, 근육괴사, 근육 내 가스, 부패한 냄새가 특징입니다. 푸르니에 괴저(Fournier's gangrene)는 당뇨가 있는 고령자에게서 주로 발병하며, 가스를 생성하는 세균에 의한 괴사, 부패한 냄새를 동반한 회음부 감염을 특징으로 합니다. A군사슬일균(S. Pyogenes, 살을 파먹는 박테리아 종류)에 의한 괴사성근막염도 종종 보고되고 있습니다.

응급상황으로 119로 신고 접수되는 일은 드물지만, 군대, 산업체나 기타 병원 근무 시 위와 같은 환자들은 전염성 질환이 있을 수 있으므로 처치 중 본인이 감염되지 않도록 주의해야 할 필요가 있습니다.

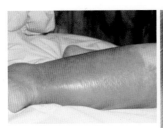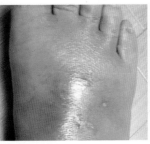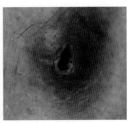

06. 이비인후과 응급 (ENT Emergency)

어지럼증을 호소하는 환자 중 귀에 문제가 있는 경우 어떻게 알 수 있을까요?

이비인후과적 문제로 어지럼증을 호소하는 경우도 많죠! 알아볼까요?

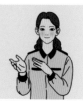

　병원 전 현장이나 응급실에 내원하는 환자 중 개인질환이 원인인 경우에 두통이나 어지럼증을 호소하는 사람도 적지 않습니다. 특히 심한 어지럼증을 호소할 경우 구토를 동반하는 경우도 있고, 구급차까지 이동하는 것도 어려워하는 경우가 많은데 이때는 이석증을 의심해봐야 합니다.

　이석증에 의한 어지러움은 양성 발작성 자세현훈(benign paroxysmal positional vertigo, BPPV), 양성 돌발성 체위성 현훈증, 양성 발작성 위치성 어지럼증이라고도 불리며 내이에서 문제가 발생하는 것으로 보통 남성보다는 여성환자가 두 배 더 많고, 50대 이후에서 더 잘 나타납니다. 이때 우리는 'epley maneuver'를 실시해 볼 수 있는데 현장에서는 이비인후과 진료가 가능한 병원으로 이송하는 경우가 대부분입니다.

'Epley maneuver' 방법은 한번의 시도로 보통 40-50% 정도의 성공률을 갖는데, 증상 호전이 없을 경우 반복적인 시도가 추천됩니다. 어지럼증이 30분 이상 지속되고 움직이기 힘들 정도라면 전정기관염, 필요시 뇌졸중 등의 중추신경계 장애도 의심해봐야 합니다.

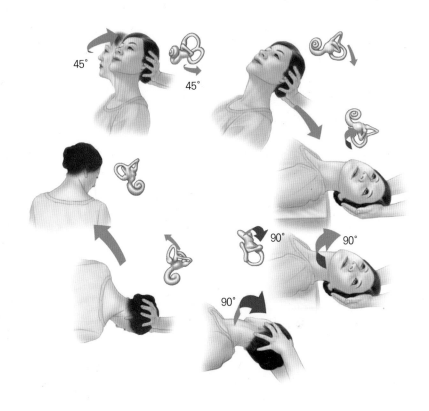

⚕ 1) 어지럼증

마치 빙글빙글 도는 것 같은 느낌인 회전성 어지럼증은 내이로 인한 말초성 어지럼증이 대부분입니다. 지속시간이 상대적으로 길고 중심을 못 잡고 휘청거리는 느낌의 부동성 어지럼증은 뇌가 원인인 중추성 어지럼증이 많은 것으로 알려져 있습니다.

그러나 실제로는 회전성 어지럼증이라면 말초성, 부동성 어지럼증이라면 중추성이라 단정짓는 것은 오류가 될 수 있습니다. 뇌간과 소뇌의 뇌졸중에 수반되는 어지럼증은 대부분의 증상이 갑자기 발생하는데 마치 회전성 어지럼증으로 오해하는 경우가 흔합니다. 또한 앞서 얘기했던 양성돌발체위 현훈으로 의심되는 경우도 마찬가지로 회전성인지 부동성인지 현장에서 가늠하기 어려운 경우도 많습니다.

뇌는 신체 균형유지와 동시에 그 외의 운동과 감각 기능도 제어합니다. 뇌간에는 평형 유지기관과 거의 동일한 부위의 안구운동과 발음, 연하, 사지 운동과 감각신경이 존재합니다. 그래서 뇌 손상에 의한 중추성 어지럼증의 경우 대부분 어지럼증 이외의 증상이 동반되는 경우가 많습니다.

(1) 말초성 어지럼증의 특징
① 어지럼증 외의 신경성 징후를 수반하지 않습니다.
② 앉은 자세에서 머리를 돌려 눕힐 때 회전성 안진, 또는 누운 자세에서 좌우로 머리를 돌리는 자세에서 방향교대성 안진이 나타나거나 체위 변화와 상관없이 방향고정성 수평안진이 나타날 수 있습니다.

(2) 중추성 어지럼증의 특징
① 뇌간 및 소뇌상부 뇌졸중의 경우, 어지럼증 이외의 신경성 징후를 수반합니다.
② 소뇌하부 뇌졸중의 경우, 기립과 보행장애를 수반합니다.

> *신경학적 징후의 종류
> 안구운동장애, 구음장애, 운동장애, 감각장애, 소뇌성 운동실조 등으로 사물이 여러 개로 보이는 것(복시), 발음이 어눌해지는 증상, 손과 발 그리고 안면 등의 움직임이 둔해지거나 저림을 느낄 때가 해당됩니다.

(3) 운동실조 평가방법
소뇌가 손상되면 민첩한 반복운동을 할 수 없게 됩니다. "반짝반짝" 동작처럼 안쪽에서 바깥쪽으로 빠르게 반복적으로 움직이면 소뇌장애가 있는 쪽에서 운동 속도가 느려지고 리듬도 불규칙해집니다(길항운동 반복).

① 손가락 코 검사(Nose finger nose test)
환자에게 검지로 자신의 코와 검진자의 검지를 맞닿게 하여 번갈아 반복합니다.
소뇌손상이 있으면 검지가 정확히 목표에 도달하지 못하고 흔들리게 됩니다.

② 정강이 검사(heel to shin test)
누운자세에서 환자(본인)의 다리를 들고 반대편 다리의 무릎에 발뒤꿈치를 대게
한 다음 정강이 윗면을 따라 다리를 내리게 합니다. 운동실조에서 발꿈치가 갈지
자로 가고, 정강이의 위로부터 떨어집니다.

③ 무릎 두드리기 검사(Knee Pat Test)
앉은 자세에서 본인의 무릎을 손바닥과 손등을 번갈아 반복적으로 빠르게 두드립
니다. 만약 변환 운동장애가 있으면 회전할 때 안쪽과 바깥쪽의 전환이 느려지고
리듬도 흐트러집니다.

④ 발 잇기 보행(Tandem gait)
한쪽 발의 발꿈치를 다른쪽 발끝에 붙이도록 하면서 일직선을 걷도록 합니다. 운
동실조 상태라면 균형이 무너져 자연스럽게 보행할 수가 없습니다.

⑤ 선 긋기 검사(line drawing test)
종이 2개에 세로의 선을 긋고 그 선 사이를 직각으로 연결하는 선을 긋게 합니다.

> ※ 소뇌신경학적 검사
> (1) 앉은 상태: 손 뒤집기(빠른반복 운동검사), 엄지집게 맞추기(빠른반복 운
>   동검사), Finger to Nose test(포인트 대 포인트 운동), 집게 손가락 수평
>   맞추기(포인트 대 포인트 운동)
> (2) 누운자세: Heel to Shin test
> (3) 선 상태: 걸음걸이, Tandem Gait, Romberg test, 엎침경향검사(Prona-
>   tion)

(4) 그 외, 바레징후(Barre's sign, pronator drift)

가벼운 편마비를 검사하는 방법으로 양팔을 손바닥 위로 하여 앞으로 나란히 자세를 시키고 눈을 감게 하면 마비가 있는 쪽 팔이 안쪽으로 돌아가며 천천히 내려갑니다(누운 자세일 경우 양팔을 45도 각도로 들게 합니다).

이외에 여러 가지 이비인후과를 방문해야 할 증상들이 있는데, 보통 3차 병원으로 이송하는 경우가 많지만, 이비인후과 전문의가 있는지 이송 전 확인해야 하는 증상들도 있습니다.

2) 전신마취가 가능한 이비인후과 전문응급병원으로 가야 할 응급상황

(1) 코피(후방출혈)

목뒤로 상당량의 피가 넘어가며 일반적인 전방출혈의 코피환자와는 출혈량이 다릅니다.

(2) 호흡곤란

기도유지가 어려운 환자에 대한 정확한 진단과 치료가 필요합니다.

(3) 안면부 손상 및 안면부 골절

여러 사고로 인한 안면부 손상 시 빨리 병원으로 이송되어야 합니다.

(4) 귀, 코, 목 이물

특히 날카로운 생선가시, 동전, 콩을 삼킨 소아의 경우 신속한 후송이 필요합니다.

(5) 얼굴화상

화상으로 인한 손상은 매우 심각한 후유증을 남기므로 초기에 적절한 치료가 필수적입니다.

(6) 안면마비

7번째 뇌신경인 안면신경의 마비로 인한 현상으로 빠른 후속조치가 필요합니다.

3) 이비인후과 전문의가 있는 병원으로 가야할 응급상황

(1) 코피(전방출혈)

대부분의 비출혈 환자로서 이비인후과 전문의의 치료가 필요합니다.

(2) 부비동질환

안면부 통증이 있는 경우 빠른 치료가 필수적입니다.

(3) 어지러움

귀(내이), 전정신경, 뇌의 다양한 부분에서 발생되는 질환으로 발생되며 전문적 진료가 중요합니다.

(4) 돌발성난청

갑자기 청력이 소실되어 안 들리는 상황이 발생 시 신속하게 병원으로 이송되어야 합니다.

(5) 연하곤란

식사 시 또는 평상시에 삼키는 동작의 장애가 있는 환자의 경우 이비인후과 진료가 중요합니다.

(6) 두경부 임파선 결절

목에 생기는 결절의 원인에 대한 초기 진료가 중요하며, 가능한 한 빠른 시일 내에 이비인후과 진료를 받아야 합니다.

참고문헌
- Massachusetts Eye and Ear Infirmary, Emergency ENT
- (Ear, Nose and Throat) Care. Boston, USA.

07. 아나필락시스
(Anaphylaxis)

벌에 쏘였을 때, 숨도 잘 못쉬고 엄청 힘들어하는 사람을 봤어요~

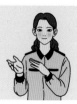

맞아요! 벌침에 의해 과민성 쇼크 반응이 일어나는 사람을 아나필락시스라고 해요!

1) 주요증상

피부: 광범위하게 얼룩덜룩한 가려운 발진
기도: 점막부종, 혀 부종, 천명, 쉰 목소리
호흡: 짧은 호흡, 천명음, 저산소증
순환: 저혈압, 빈맥, 의식변화, 쇼크

(1) 천명(wheezing)

숨 쉴 때 좁아진 기관지를 따라 공기가 통과할 때 쌕쌕거리는 비정상적 호흡음입니다. 아나필락시스는 심각하고 치명적인 전신적 IgE-중재 반응입니다.

> * immunoglobulin E
> 비만세포나 혈중의 호염기구 등에 친화성 가지므로 항체와 항원이 반응하면 염증반응 일으키며 면역 글로불린E로 많이 불리고 항체단백질에 속합니다. 특징인 가려운 피부 발진을 동반하여 기도와 호흡, 순환을 위태롭게 할 수 있으며, 치료가 늦거나 적절한 치료가 되지 않을 경우 사망할 수 있습니다.

환자의 아토피 병력과 벌침, 땅콩, 음식 같은 특별한 계기나 항생제, 마취제, 소염진통제, 안지오텐신변환 효소 억제제, 조영제 같은 약물 복용병력을 조사하도록 합니다.

(2) 경고(Warning)

Don't be afraid of adrenaline/epinephrine

"아드레날린/에피네프린의 사용을 두려워하지 말라." 경고하고 있습니다. 심정지에서도 Epi 사용을 제제하는 현시점이지만, 아나필락시스에서는 망설이지 말고 지도를 받아 사용해야 할 것입니다.

개인적으로는 우리나라도 수동식 근주를 빠르고 쉽게 사용하도록 교육/시행이 가능하도록 아드레날린 자동주사기(Epi-pen) 등의 사용이 권장되면 어떨까 생각합니다.

(3) 기도(Airway)

혀나 목구멍 같은 상부기도 부종을 볼 수 있고, 천명과 쉰 목소리는 매우 심각한 신호입니다. 상부기도 협착에서는 산소포화도가 의미 없습니다. 정상 포화도에서도 협착이 배제되지 않습니다.

즉각 아드레날린 0.3-0.5 cc (mg, 1:1000 에피네프린) 근주 후 reservoir mask로 고농도의 산소를 공급합니다.

(4) 호흡(Breathing)

짧은 호흡과 천명, 빠른 호흡수, 호흡보조근육 사용은 곧 피로에 빠지게 되고, 저산소증 및 청색증, 호흡정지로 진행할 수 있습니다. 에피네프린의 사용은 필수적입니다.

(5) 순환(Circulation)

거대한 혈관 이완현상은 아나필락시스 쇼크와 순환 부전을 이끕니다.

(6) 의식장애(Disability)

쇼크는 의식상태 변화를 일으킬 수 있습니다.

(7) 노출(Exposure)

말벌의 침 같은 가능한 항원을 제거합니다. 대개 광범위한 붉은 발진이 있고, 이것은 가렵고 혈관부종을 유발할 수 있습니다.

2) 처치(Management)

현장에서는 서두에 언급한 아나필락시스의 증상(특징)을 빠르고 정확하게 파악해야 하며, ABCDE에 의한 처치를 하되 의료지도를 받고, 신속한 에피네프린 투여, 특히 기도부종과 쇼크를 대비하여 기관내삽관, 성문외기도기 등을 통한 기도확보가 중요합니다.

아나필락시스성 반응이 있는 환자는 리바운드 현상으로 인한 증상의 재발 위험이 있기 때문에 병원이송 후에도 4-6시간 동안은 관찰해야 합니다.

(1) 왜 아드레날린을 주나요?

아나필락시스는 IgE 중재 자극에 반응하여 히스타민을 분비하는 비만세포에 의해 발생합니다. 아드레날린은 비만세포를 안정시키고, 추가적인 히스타민의 분비를 막습니다. 그 외 다른 장점도 있습니다.

① 폐에서 베타2 효능제(agonist)는 기관지협착을 막는 작용

② 혈관이완에 대한 상충 작용

근육으로 아드레날린을 주사하여, 천천히 분비되어 국소적인 혈관수축이 일어나
도록 하여, 빈맥이나 고혈압을 피할 수 있습니다. 만약 5분 후 증상이 지속될 시,
아드레날린을 반복적으로 투여합니다.

☑ 아나필락시스인지는 어떻게 알 수 있나요?

☐ 피부가 전신적으로 붉어지거나 두드러기가 생김
☐ 숨이 차고 쌕쌕거림
☐ 혀가 부음
☐ 목이 붓고 조이는 것 같음

☐ 말하기 힘들고 목소리가 잠김
☐ 쌕쌕거리거나 기침을 계속 함
☐ 계속 어지럽거나 의식이 없음
☐ 창백하거나 늘어짐

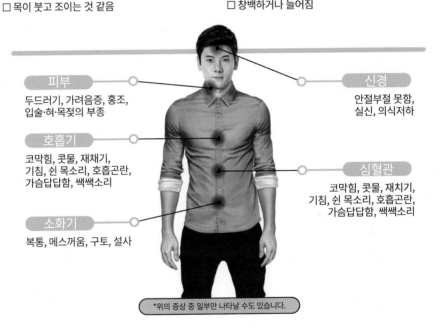

피부
두드러기, 가려움증, 홍조,
입술·혀·목젖의 부종

호흡기
코막힘, 콧물, 재채기,
기침, 쉰 목소리, 호흡곤란,
가슴답답함, 쌕쌕소리

소화기
복통, 메스꺼움, 구토, 설사

신경
안절부절 못함,
실신, 의식저하

심혈관
코막힘, 콧물, 재치기,
기침, 쉰 목소리, 호흡곤란,
가슴답답함, 쌕쌕소리

*위의 증상 중 일부만 나타날 수도 있습니다.

*현장에서 의사의 지도 후 에피네프린의 투여가 허락된다면, 50-100 ㎍
(1:10,000으로 혼합된 소생용 실린지 0.5-1 mL)를 IV 주입 후 생리식염수로
혈관 안으로 주입(flush)합니다. 이때, 빈맥이 발생할 수 있으나 대개 빠르게
회복됩니다.

(2) 아나필락시스 약물 용량

의식상태, 혈액순환, 기도확보, 호흡상태, 피부 등 환자의 상태를 확인합니다.

에피네프린 1:1,000 (1 mg/dL) 0.01 mg/kg으로 허벅지 중간 바깥 부위를 근육주사(IM) 합니다.

성인의 경우 0.3-0.5 mL(mg)
소아의 경우 0.1 mg/kg 또는 0.1-0.3 mL
1회 최대용량 성인 0.5 mg, 소아 0.3 mg

에피네프린은 기도의 부종과 폐쇄를 완화하고 혈압저하와 함께 쇼크를 예방할 수 있는 약물입니다. 만약 약물에 대한 반응이 없을 경우 5−15분 간격으로 반복 투여가 가능합니다. 일반적인 경우 보통 1−2회 투여에 반응합니다.

1차 약제로 에피네프린을 포함한 초기처치 시행 후 필요시 2차 약제로 항히스타민제, 스테로이드, 베타2 항진제 등을 사용할 있습니다.

(3) 2차 약물들

코르티코스테로이드(Corticosteroid) 전신성은 IV 주입 시, 30분 지나야 효과가 나타지만, 재발 방지에 도움이 됩니다. 하이드로코르티손(hydrocortisone) 100 mg IV, 프레드니솔론(prednisolone) 50 mg IO 안티히스타민(Antihistamines), h1 antagonists, 아드레날린 주사 전에 치료목적으로 쓰면 안 됩니다. 그러나 가려운 두드러기성 발진과 알레르기 치료에는 적합할 수 있습니다.

디펜히드라민(diphenhydramine) 25-50 mg IV
클로르페니라민(Chlorpenamine) 10-20 mg IV

🧑‍💼 3) 유사 아나필락시스관련

안지오텐신 변환 효소 억제제(ACE inhibitors)는 명백한 촉진인자 없이 아나필락시스와 같은 얼굴부종을 유발할 수 있지만, 발진이 없다는 점에서 아나필락시스와 감별해야 합니다. 스크롬보톡신(scrombotoxin) 중독은 참치와 같은 물고기를 먹은 사람에게 발생할 수 있습니다. 히스타민과 유사한 효과를 갖고 있어서 붉고 가려운 발진이 발생하지만 전신으로 퍼지지 않고 알레르기 반응도 없습니다.

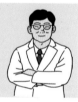

08. 패혈증(Sepsis)

패혈증이란 말을 들어 보긴 했는데, 정확하게 어떤 것인지 잘 모르겠어요.

패혈증은 응급수술 후 입원한 지 얼마 안 지나서 사망하는 원인으로 지목되기도 하고, 이송 중에도 생각보다 흔한 질환이기도 합니다. 누구나 한번쯤 들어봤지만 자세히는 모르는 것 중 하나인 패혈증에 대해서 알아봅시다.

1) 정의

패혈증이란 감염에 대한 조절되지 않은 숙주 반응에 의해 발생되는 생명을 위협하는 장기부전으로 정의되며, SOFA (Sequential Organ Failure Assessment) 점수가 2점 이상 증가한 경우입니다.

과거에는 1991년도 미국흉부학회(ACCP)와 미국중환자의학회(SCCM)의 합의를 통해서 결정된 전신성 염증 반응 증후군(systemic inflammatory response syndrome, SIRS) 미생물에 감염되어 전신에 심각한 염증 반응이 나타나는 상태로 정의되어 왔습니다. 그러나 패혈증이 해년마다 지속적으로 증가했고, 패혈증의 진단과 정의도 바뀌었습니다.

미국중환자의학회(SCCM)과 유럽중환자의학회(ESICM)은 새로운 패혈증의 정의인 SEPSIS-3를 발표하였습니다.

SOFA 점수는 PaO_2와 FiO_2, Glasgow coma Scale (GCS) 점수와 혈압, 혈청 크레아닌, 총 빌리루빈 수치, 혈소판 수 등 6가지 항목으로 구성됩니다.

패혈성 쇼크는 심각한 순환계, 세포 및 대사계의 이상으로 패혈증만 있는 상태보다 더 높은 사망률을 보입니다. 진단기준은 패혈증으로 진단된 후 충분한 수액 투여에도 불구하고 평균 동맥압 60 mmHg 이상을 유지하기 위해 승압제가 필요하고 동시에 락테이트 값(serum lactate leve)이 2 mmol/L 초과하는 경우를 말합니다.

2) 증상

(1) 혼동(confusion)

(2) 경부강직(neck stiffness)

(3) 호흡수 증가(increased respiratory rate)

(4) 심잡음(heart murmur)

(5) 발진(rash)

(6) 외부 징후에 대한 고통 호소(pain out of proportion to external signs)

(7) 근육통증(muscle aches)

초기증상은 빠른 호흡수와 지남력 상실, 정신 착란 등의 신경학적 장애를 보일 수 있고 원인균의 특이적인 피부변화가 나타나며, 소화기 계통 증상으로는 구역, 구토, 설사, 장 마비 증상과 심한 스트레스가 동반되면 소화기 출혈 증상도 보일 수 있습니다.

많은 박테리아성 감염 중 생명을 위협하는 패혈증은 그리 많지 않습니다. 심각한 패혈증을 가진 환자에 있어서 조기 진단과 적극적인 소생술은 중요합니다.

합병증 없는 패혈증의 경우, 전신적 효과 없는 감염에 해당하며, 중증 패혈증(사망률 30%)은 감염과 폐혈증이 저관류 및 기관부전을 발생시킵니다. 패혈성쇼크(사망률 50%)에서 충분한 수액 소생술에도 불구하고 수축기혈압이 90 mmHg 이하인 경우가 많습니다.

SOFA score	0	1	2	3	4
Respirations PaO$_2$/FIO$_2$ (mmHg) SaO$_2$/FIO$_2$	>400	<400 221-301	<300 142-220	<200 67-141	<100 <67
Coagulation Platelets 10^3/㎣	>150	<150	<100	<50	<20
Liver Bilirubin (mg/dℓ)	<1.2	1.2-1.9	2.0-5.9	6.0-11.9	>12.0
Cardiovascular[b] Hypotension	No hypotension	MAP <70	Dopamine <≠5 or dobutamine (any)	Dopamine >5 or norepinephrine <≠0.1	Dopamine >15 or norepinephrine >0.1
CNS Glasgow Coma Score	15	13-14	10-12	6-9	<6
Renal Creatinine (mg/dℓ) or urine output (mℓ/d)	<1.2	1.2-1.9	2.0-3.4	3.5-4.9 or <500	>5.0 or <200

3) 병력(History)

패혈증에서 발열, 구토, 근육통, 통증, 두통, 쇠약과 같은 비 특이성 증상이 가능하며, 국소화되는 증상의 특징은 감염의 원인을 암시합니다. 배뇨곤란(dysuria), 기침(cough), 녹색 객담(green sputum), 38℃ 이상의 고열과 오한은 균혈증에서 흔합니다. 균혈증이란 세균이 혈액 내 돌아다니는 것을 말합니다.

면역억제제 같은 복용 약물을 물어보고, 당뇨, 심장, 간, 신장부전 등의 동반된 질환 등을 물어보며 최근 6개월 동안 여행이나 아픈 사람과의 접촉 여부를 알아봅니다.

∘ 4) 국소화되는 징후들(Localising signs)

(1) 상부 호흡기 감염: 인두염, 편도염, 중이염, 부비동염
(2) 하부 호흡기 감염: 패혈성 쇼크의 가장 흔한 원인
(3) 요로 감염증/신우신염: 그람음성패혈성 쇼크의 가장 흔한 원인
(4) 위장관염: 비브리오 패혈증 균 감염이 흔한 원인
(5) 뇌수막염: 고열, 의식저하, 경부강직, 두통, 구토, 창백, 반응 없는 검은 보라색,
혈관성 발진은 오직 수막염구균성 수막염에서만 발생

∘ 5) 검사(Investigation)

현장에서는 감염되지 않도록 보호구 착용 철저히 하고, 문진 및 주증상 확인,
혈당검사를 진행합니다. 이후 병원에서는 혈액검사, 소변검사, 임신검사, 혈액배
양검사 필요할 수 있습니다.

범발성 혈관 내 응고증이나 급성 신부전 등의 합병증 발생가능 확인성을 확인
하기 위합니다.

그 외 전혈검사나 간기능검사, 혈액응고검사, 소변 배양, 폐렴구균과 레지오넬
라 항원, 요추천자 등의 검사가 이루어질 수 있습니다.

∘ 6) 처치(Management)

현장에서는 산소 처치와 함께 의료지도 후 정맥 라인 확보해야 합니다. 항생제
투여가 필수적이나 구급차에 약물이 없기에 현실적으로는 불가능 합니다.

증상을 빨리 파악하는 것이 중요합니다. 환자처치도 중요하지만 기본적으로 감
염방지는 필수입니다. 현장에서 어떤 감염인자를 가졌는지 모르는 환자를 접하기
에 불편하더라도 기본적으로 마스크와 글로브 착용은 꼭 착용해야 합니다. 특히,
여행객처럼 보이거나, 문진 시 여행한 이력이 최근에 있을 경우, 말라리아, 장티
푸스(typhoid fever), 뎅기열(dengue fever), 간염, 에이즈, 임질 등의 위험이 있습니다.

평소에 응급구조사로서 예방주사를 빠지지 않고 맞는 것도 중요합니다.

발진과 함께 상태가 좋지않다면 수막염 구균성 패혈증을 의심해보고 항생제와 함께 덱사메타손(dexamethasone) 투여가 고려되어야 합니다. 물론 이는 병원단계에 해당됩니다.

참고문헌

- https://youtu.be/6NdLnHbLZMU, Adult emergency medicine, 네이버 지식백과
- The Third International Consensus Definitions for Sepsis and Septic Shock (Sepsis-3).

09. 화상(Burn)

1도 화상은 태양빛에 그을린 정도, 2도 화상은 수포(물집)가 생기고 아프며, 3도 화상은 피부조직이 죽은 거죠? 화상 환자에서는 무엇이 가장 중요한가요?

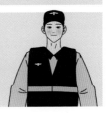

화상환자는 응급처치가 중요하죠! 화상은 흔하게 볼 수 있으나 대부분 비교적 간단하며, 중증 화상의 경우 다른 외상과 같이 초기평가와 소생술을 시행해야 합니다. 자세히 한번 알아볼까요?

1) 화상의 종류

(1) 1도 화상

피부색의 변화만 있는 상태로 일반적인 연고를 바르면 보통 7일 이내 정상적으로 회복됩니다.

(2) 2도 화상

화상 부위에 물집이 생기는 것이 특징이며, 얕은 2도 화상에서는 물집을 제거했을 때 빨간색이 균일하게 지속되고 보통 7-14일 이내에 피부 재생이 이루어지며 흉터는 생기지 않는 편입니다.

상피와 진피, 통증과 홍반, 물집(blister)이 생기고 모낭에서 재생합니다.

(3) 깊은 2도 화상

물집 아래층에도 손상이 있으며 시간이 경과하면서 상아색이나 흰색 가피(딱지)를 형상합니다. 일반적으로 3주 이상의 치료를 요하는데 피부 이식 수술이 필요할 수 있습니다. 피부는 창백하거나 얼룩덜룩할 수 있습니다.

(4) 3도 화상

피부 전층이 손상된 경우로 화상 직후부터 가피가 생기고, 화상 부위에 따라 초기에 가피절제술을 해야 하며 피부이식 수술이 필요합니다. 상피, 진피, 피하지방 모두 무통일 수 있고 가죽 같은 상처가 남게 됩니다.

(5) 4도 화상

피부 밑에 층에 위치하는 힘줄이나 근육, 뼈 등까지 화상을 입은 경우로 부위에 따라 절단술을 시행할 수 있으며, 이는 주로 고압 전기 화상이 원인이 됩니다.

Rule of 9's (Adults)

4.5%

18%

4.5% 4.5%

1%

9% 9%

4.5%

18%

4.5% 4.5%

9% 9%

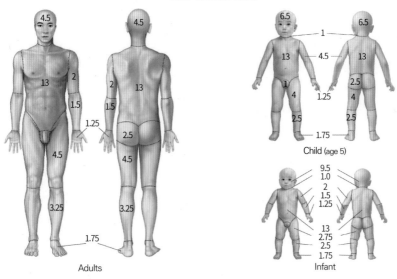

Lund–Browder chart

Adults

Child (age 5)

Infant

> 🧑‍🦰 **2) 화상환자 평가**(A, B, C)

우선, 화재나 화상 사고의 현장을 살펴보고 환자를 보면 어느 정도 손상이 예측할 수 있습니다.

A (Airway): 기도관리 차원에서 그을린 속눈썹, 눈썹, 코털, 객담에 거품 등 안면 손상의 흔적과 기도 자체가 부종으로 인해 빠르게 부어오를 것이 예상될 경우 예방적 기관내삽관 실시할 수 있습니다.

B (Breathing): 폐쇄된 공간(Confined spaces)에서는 일산화탄소나 기타 유해가스 등이 산소 공급을 방해하고 두통과 어지럼증을 유발할 수 있으며, 시안화물은 세포 독성 젖산, 산소증 쇼크 유발합니다.

C (Circulation, 순환): 쇼크에는 저혈당, 외상, 폭발손상에 의해 순환장애 여부를 확인하고, GCS와 사지 기능평가 등을 통해 신경학적 검사(Disability)를 할 수 있습니다.

E (Exposure, 노출): 저체온 조심! 화상은 차갑게, 환자는 따뜻하게 해줍니다.

위에 언급한 기도화상의 증상과 징후를 빠르게 파악하고 부종이 예상되면 바로 기관내삽관 등으로 기도를 유지해주는 것이 1차 목표이며, 이차적으로는 감염 예방이 최우선입니다.

화상으로 SpO_2(혈중산소농도)가 잘못 측정될 수 있습니다. 화상을 당한 장소에서 즉시 소생술의 방법을 순서대로 행한 후 그 외 전기, 화학, 화상을 입은 환자도 즉시 병원 이송합니다.

참고로 가장 위의 표피층의 화상은 빨갛고 고통스러우나 물집이 생기지 않습니다. 진피층의 화상은 옅은 핑크색이며 물집이 생겨 통증을 동반합니다.

깊은 진피층에 입은 화상은 건조하거나 습하며, 얼룩덜룩하거나 빨갛습니다. 통증이 있을 수도 있고 없을 수도 있으며, 피하조직까지 침범한 경우, 건조하고 통증과 물집이 없음, 갈색, 검정색, 딱딱하고 질기며 왁스 같은 양상을 띱니다.

3) 병력(History) 체크

목격자는 즉시 신고하여 구조자를 부르고 건물에서 뛰어내린 사람이나 폭발로 인한 상처를 입은 사람들을 도와줘야 합니다. 제한된 공간에 갇힌 환자들은 흡입손상이나 일산화탄소, 시아나이드 같은 독성가스에 노출될 위험이 있습니다. AMPLE 병력과 파상풍 면역상태가 중요합니다.

높은 곳에서 추락했거나 폭발인 경우, 다른 손상의 징후도 빠르게 평가해야 합니다.

4) 처치

처치는 A, B, C가 원칙!!! 그 전에 할 일은 화상 원인을 먼저 제거하라.

흡입화상의 징후 살피고, 탄소나 그을음이 콧구멍, 입, 그을린 눈썹, 눈꺼풀, 얼굴화상, 구인두 발적 혹은 목소리 변화 등, 흡입화상을 의심합니다. 호흡은 리저브

(reservoir)마스크를 통해 산소를 공급합니다. 그리고 되도록이면 2개의 큰 정맥로를 확보하고 수액 처치합니다.

환자의 옷은 벗기고, 화학물질을 제거한 후 차가운 물로 우선 씻어냅니다.

해외에서는 통증을 조절을 위해 모르핀을 화상 환자에게 대량 사용할 수 있으나 의료지도 후 구급차에 비치된 진통제 투여는 가능합니다. 화상을 입은 환자는 통증의 정도가 심하기 때문에 쿨링겔이나 필름 등으로 싸주는 것도 진통 효과를 낼 수 있습니다.

환자의 손 크기를 사용하여 화상 범위를 잴 수 있습니다. 환자의 손 1% 전체 면적과 동일한 것으로 간주합니다.

초기 차갑게 해주는 것이 환자에게 도움이 될 수 있으나 저체온의 위험성이 있습니다. 환자가 저체온에 빠지지 않도록 화상부위를 건조하고 무균상태를 유지합니다. 온열 담요를 사용하거나, 춥지 않도록 조치합니다. 아스팔트나 화학물질 같은 복합성 비열성 화상이거나 전기화상인 경우, 손상이 심할 수 있으므로 즉각적 치료가 필요합니다.

전기화상의 경우, 전류는 저항이 낮은 경로로 흐르며, 저항이 낮은 순서는 혈관, 근육의 순입니다.

피부화상은 입구와 출구가 있고, 비교적 경미하게 보일 수 있고, 전기화상 전체 범위는 즉시 나타나지 않을 수도 있습니다. 고압의 손상은 조직에 열손상을 일으키고 심장 손상이나 구획증후군이 생길 수 있습니다. 심부로 퍼지기 때문에 보이는 것보다 훨씬 중증일 수 있고, 부정맥과 횡문근융해로 인해 급성심부전과 함께 고칼륨혈증, 혈전 등이 생길 수 있습니다.

신속한 병원 이송을 통해 수액처치가 요구되며 필요시 Mannitol 25G IV 및 중탄산(Bicarbonate) 등의 사용이 고려될 수 있습니다.

경미한 화상의 경우 국소적 처치법은 여러 가지 방법이 있습니다.

건조하고 달라붙지 않는 드레싱 처치를 하되, 2도 화상인 경우 수포는 원칙적으로 터져있지 않는 한 손대지 않습니다. 겔 타입 드레싱(Gel-based hydrocolloid), 접창성 부직포 드레싱, 화상연고(Silver Sulphasalazine cream) 등이 치료에 사용될 수 있습니다.

* 화학 학술지에서 2016년도에 드레싱과 화상연고 효과와 대해서 비교한 논문이 있는데 주된 내용은 연고의 사용이 상처에 크게 효과적이지 않다는 것!
"the role of silver sulphadiazine in the conservative treatment of partial thickness burn wounds."
A systematic review은 silver 자체가 항균작용을 하고, 3도 이상의 심한 환자의 경우 실마진 연고 자체가 막을 형성해서 외부 감염으로부터 보호한다. 그러나 실마진 성분자체가 피부에 자극을 주기도 한다. 따라서, 1도, 2도 화상의 경우에 실마진을 바를 경우, 자극 때문에 피부염을 유발하기도 한다. 따라서, 드레싱과 건조한 멸균 거즈를 잘 활용하는 것을 권장합니다.

4) 이송

손상이 심해 전문적인 처치가 필요한 경우 가까운 화상 병원으로 이송을 고려합니다. 단, 화상 병원이 흔치 않으므로 상처의 정도에 따라 이송 병원을 선정합니다.

10. 정신과적 응급
(Psychiatric Emergency)

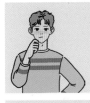

정신과적 응급상황에 대해서도 알려주세요!

네~ 정신과적 응급이란 말이 생소할 수 있는데, 정리해 드릴게요.

1) 정신과적 환자에서 주의해야 할 환자군

(1) 12세 이상, 40세 이하의 환자군

(2) 정신과 과거력이 있는 경우

(3) 갑작스러운 발병인 경우

(4) 활력징후(vital sign)의 이상, 고열 등이 있는 경우

(5) 지남력 장애 유무(disorientation)가 있는 경우

(6) 환시, 환촉, 환각의 증상이 있는 경우

(7) 수개월 이내 입원력이 있는 경우

2) 기질적 뇌질환(Organic Brain Syndrome)

(1) 약제 중독

수면제, 신경안정제, 알코올, 베타차단제, 칼슘채널 차단제, 디지탈리스(Digitalis), 테오필린(Theophylline), 레세르핀(Reserpine), 메틸도파(Methyldopa), 알코올 금단증후군, 일산화탄소 중독 등

(2) 감염증

요로감염증, 기타 패혈증

(3) 전해질, 대사, 내분비 관련

저나트륨혈증, 고칼슘혈증, 요독증, 간성뇌증, 저혈당, 당뇨병케톤산증, 비케톤성고삼투성뇌증, 갑상선기능항진증, 갑상선기능저하증 등

(4) 중추신경

간질, 뇌혈관장애, 뇌종양, 만성 경막하혈종, 정상압수두증, 수막염 등

(5) 호흡, 순환부전(현저한 탈수, 심부전)

(6) 비타민 B12 결핍, 악성빈혈, 엽산결핍 등

3) 급성 이질 반응(Acute dystonic reaction)

페노티아진(Phenothiazine)계 약제로 일어나는 추체외로 증상의 하나입니다. 최근 항정신제를 복용하기 시작한 환자가 입이 벌어지지 않는다거나, 목이 움직일 수 없다는 등의 증상으로 방문할 경우, 병원(ER)에서 항히스타민제 근육주사를 맞으면 금방 회복합니다.

4) 환자평가 시 고려해야 할 사항들

자살을 시도한 환자는 구체적인 자살 수단이나 도구를 주의하고, 경련과 의식장애 주의를 보이는 경우, 정신분열증이나 조증 환자, 알코올 중독 환자, 60세 이상의 고령환자는 통증감각이 둔감해질 수 있음을 고려해야 합니다. 따라서, 현장에서는 돌발적인 상황이 일어나지 않도록 위협을 가할만한 물건은 멀리하고, 자살의 수단이 되었던 물품은 확보해 놓는 것이 좋습니다.

또한 주취자로 보여지더라도 정신과적 질환이 없는지, 복용 중이거나 소지하고 있는 약이 있는지 확인해보는 것도 도움이 됩니다.

특히, 우울증 등으로 극단적인 선택을 하는 방법에는 목매달기나 투신, 자해, 일산화탄소 중독, 농약이나 유기용제 흡입 등이 있으며, 대부분 2주 이상 우울증이 지속되는 경우가 많습니다.

손목을 베거나 수면제를 복용하는 등 충동적으로 행동하는 사람의 경우, 상대적으로 생명의 위험성이 떨어지기 때문에 환자를 안정시키는 것이 중요합니다.

정신증상 환자는 심야의 알코올 환자와 비슷한 점을 참고해서 대처해야 합니다.

5) In SAD CAGES

우울증을 발견하는 힌트들이 있습니다. 이것을 'In SAD CAGES'라 부릅니다.

(1) Interest: 흥미/재미 상실
(2) Sleep: 수면장애, 수면과다
(3) Appetite: 식욕저하/증가, 체중감소/증가
(4) Dysphonic mood: 우울한 기분
(5) Concentration: 집중력 저하
(6) Affect (Agitation/Retardation): 기분의 불안정(흥분, 지연)
(7) Guilty: 죄책감, 무가치감
(8) Energy: 전신권태감이나 의욕 저하

(9) Suicidal ideation: 자살기도

위의 내용 중 5개 이상이 2주 이상 지속될 경우 우울증입니다.

6) 항정신제에 의한 악성증후군(Neuroleptic Malignant Syndrome)

원인이 되는 약물들은 할로페리돌(Haloperidol), 레보메프로마진(Levomepromazine), 클로르프로마진(Chlorpromazine) 등 대개 투여 후 2주 후에 가장 많이 발생합니다.

고열이나 발한, 빈맥, 의식장애, 근육 경직 등의 증상이 발생할 수 있으며, 호흡근육의 경직에 의한 급성 호흡부전, 흡인성 폐렴, 횡문근융해증, 급성 신부전 등의 합병증이 동반될 수도 있습니다.

11. 코피(비출혈) 어떻게 멈출 것인가?

의외로 코피가 나는 상황이 많은데, 그럴 때는 고개를 숙이고 코를 지압하는 게 맞나요?

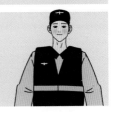

좋은 질문이에요! 코피에 대해 조금 상세히 알아볼까요?

코피의 대부분은 외상이 원인이며, 어린이는 습관적으로 코를 후비는 행동이 흔한 원인입니다. 장시간 머리를 숙이지 않는 것이 코피를 예방하는 방법 중 하나가 될 수 있습니다.

출혈 부위에 따라 전방 코피와 후방 코피로 나뉠 수 있으며, 그 기준은 비중격입니다. 비중격의 전방에서 나면 전방 코피, 비중격의 후방에서 나면 후방 코피입니다. 그런데, 그 대부분(90-95%)은 전방에서 나며, 수지압박법만으로 지혈되는 경우가 많습니다.

🔍 1) 코피의 종류

(1) 전방코피(Anterior nosebleeds)

발생부위는 전방 비중격에 위치하는 혈관총, 용어로는 카셀바흐 플렉서스(Kies-selbach's plexus)입니다.

(2) 후방코피(Posterior nosebleeds)

5-10%를 차지합니다. 발생부위는 첫 번째, 하비도 외측벽과 연구개의 비강면에 위치하는 혈총으로 이름은 비비인강혈관총(naso-naso-pharyngeal plexus)이며 Woodruff 비인강혈관총이라고도 합니다. 두번째는 심혈관성 출혈(cardiovascular epistaxis)로 고혈압, 동맥경화 등과 연관됩니다. 비강의 점막은 내경동맥과 외경동맥 모두에서 혈액을 공급받기 때문에 기본적으로 혈액량이 많은 편입니다. 여러 국소적 인자, 전신적 인자가 있으나 대부분 명확한 원인을 찾기 어렵습니다.

🔍 2) 국소적 인자

⑴ 코 후빔: 소아에서 흔한 경우
⑵ 약물에 의한 점막 외상: 국소 스테로이드, 항히스타민 제제의 17-23%에서 코피가 날 수 있다는 보고가 있습니다.
⑶ 외상: 코뼈나 비중격에 직접적인 손상, 상처
⑷ 겨울철 등 코가 건조해서 마른 경우
⑸ 비중격천공, 바이러스나 세균성 부비동염

🔍 3) 전신적 인자

⑴ 혈액응고장애(coagulopathy), 코피 때문에 입원하는 환자의 45%
⑵ 유전적 인자: 혈우병
⑶ 후천성 인자: 간질환 항응고제 사용

⑷ 고혈압 등

　코피가 목으로 넘어가는 경우 후방 코피일 가능성이 높은데 확실한 출혈 부위를 정확히 알 수 없기에 수지압박법만으로 치료가 안 되는 경우가 많고, 코 패킹도 효과가 없을 경우가 있습니다. 이비인후과 진료가 가능한 병원 이송 후 출혈 혈관을 지져서 지혈하는 경우가 많습니다.

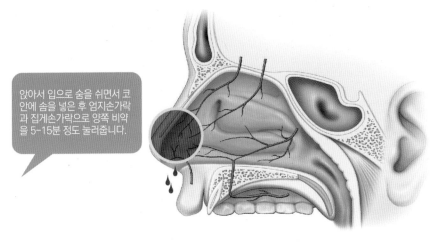

앉아서 입으로 숨을 쉬면서 코 안에 숨을 넣은 후 엄지손가락과 집게손가락으로 양쪽 비익을 5-15분 정도 눌러줍니다.

비출혈의 90%는 비중격 전방의 Kisseibach 혈관층에서 발생

4) 병력청취

⑴ 평소 코피가 한쪽에서 나는지 묻습니다.

　부비동 종양, 얼굴통증, 뇌신경병증 등을 확인하기 위함입니다.

⑵ 코피의 지속시간 빈도를 묻습니다.

⑶ 코피와 관련된 국소적/전신적 인자를 찾습니다.

⑷ 가족력이 있는지도 묻습니다.

*코피를 유발하는 약물
Aspirin, Heparin, Warfarin 등

(1) 수지 압박법을 이용한 지혈법

코피가 간헐적으로 반복되는 경우, 고개는 앞으로 숙여서 목 뒤로 피가 넘어가는 것을 최소화하고, 손가락으로 콧등 뼈 바로 아랫부분을 압박해야 합니다(약 15분). 이때 코뼈를 압박하면 효과가 없으며, 목 뒤로 넘어간 경우 뱉어 내도록 합니다.

*TIP

어느 정도 지혈된 후 항생제를 포함한 안 연고를 사용해 콧속에 발라주면 점막의 재생을 촉진하고, 재출혈을 막는 데 도움이 됩니다.

병원에 가면, 전 비강 패킹을 시도할 수 있습니다.

anterior nasal packing(비중격 막기)

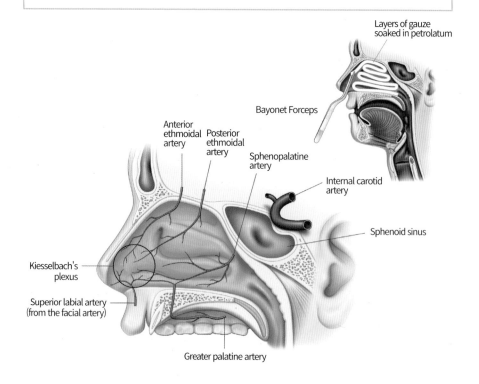

(2) 후방 코피의 치료
① 패킹(가장 많이 사용하나 재발률이 높습니다)
② 동맥결찰술
③ 동맥색전술

(3) 기타 치료법
① Antiseptic creams(항균 크림)
코피의 빈도를 감소시키는 데 효과적이며, 질산은 소작법(Silver nitrate cautery)만큼 효과적입니다.

② Petroleum jelly(페트로리움 젤리)
우리가 아는 바셀린크림을 말합니다. 효능 검증은 아직 되지 않았습니다.

③ Silver nitrate cautery(질산은 소작법)
국소 마취해도 상당한 통증이 있습니다.

④ epinephrine(에피네프린) 또는 lidocaine(리도카인)으로 세척합니다.

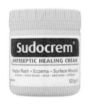 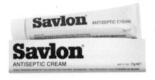

참고자료
- Common Bleeding Sites of Posterior Epistaxis: Nasal Endoscopic Study.
- Evaluating and Managing the Patient with Nosebleeds.
- Nosebleeds in children

03 | 응급구조사가 알아야 할
임상정보 [내과]

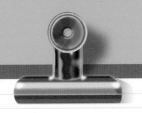

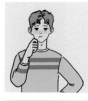

가슴통증은 협심증이나 심근경색증 때문에만 생기는 건가요?

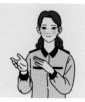

꼭 심근경색증만 가슴통증을 느끼지는 않아요. 정리해 드릴게요!

가슴통증은 병원 전 상황에서 아주 흔하게 접하는 증상들 중 하나입니다.

흉통은 가슴 외에 복부가 원인일 때도 있습니다. 우리는 급성 심근경색증 및 협심증 등의 관상동맥증후군과 대동맥 박리, 폐색전증, 긴장성 기흉 등 응급 상황으로 직결되는 경우와 그 외의 통증 양상에 대해 주의 깊게 조사해야 합니다.

응급구조사는 현장에서 증상, 문진, 검사 등을 통해 환자가 심혈관성인 증상인지 아닌지를 분별하기 위해 팔, 목, 어깨로 방사되는 통증여부, 오심이나 구토, 식은땀 등의 동반 증상을 확인하고 보통 심전도 검사를 하여 'S−T절 상승여부'를 확인합니다. 의료지도 후 혈관확장제인 나이트로 글리세린(Nitroglycerin, NTG)을 혀 밑에 투여할 수도 있습니다.

이때, 병력청취를 하기 위한 방법으로 '소크라테스 방법'을 사용할 수 있습니다.

1) 소크라테스(SOCRATES)

(1) 부위(Site)

(2) 발현시기(Onset)

(3) 특성(Character)

(4) 방사(Radiation)

(5) 관련요소(Associations)

(6) 시간(Timing)

(7) 악화요소(Exacerbating)

(8) 감도(Severity)

흉통 생기는 위치별 의심 질환

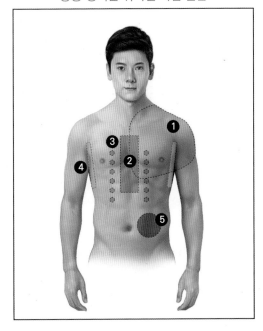

① 심장
가슴 중앙을 꽉 조이는 듯한 압박감, 뻐근함.
움직일 때 심해짐.
협심증·심근경색 의심

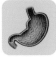
② 위·식도
가슴 중앙이 타는 듯한 통증. 누우면 심해짐.
위식도역류질환 의심

③ 근육·연골
양쪽 혹은 한쪽 가슴이 콕콕 쑤심. 유독 아픈 지점이 두세군데 있음. 가슴뼈 주변 연골·근육 염증 의심

④ 폐
가슴 옆부분을 칼로 찌르는 듯한 통증.
기침할 때 심해짐.
기흉·흉수 의심

⑤ 피부
한쪽 가슴에 지속적인 통증과 피부발진

심혈관성이 아닌 흉통의 원인들에는 흉막(pleuritic) 통증으로 '날카로운 또는 찌르는 듯한 통증'으로 '호흡에 의해 악화와 반복을 한다'고 묘사되며, 대개 연부조직의 염증이 원인입니다.

폐색전증(Pulmonary embolism)의 경우, 쇼크, 실신, 갑작스러운 호흡곤란, 심부정맥혈전증이나 폐색전증, 악성종양, 객혈 등의 증상이 동반될 수 있으며, 기흉(Pneumothorax)이나 천식, 만성폐쇄성 폐질환(COPD), 호흡곤란 등의 호흡문제로 가슴이 불편할 수도 있습니다.

기침이나 가래 등 감염(Chest Infections)이 있거나 특히, 심낭염(Pericarditis)처럼 가슴 중심부에 날카로운 통증, 바이러스 감염, 일어설 때 심해지는 통증과 앉을 때 또는 앞으로 굽힐 때 통증 경감되는 경우, 외상에 의해 늑골골절(Cracked rib)된 경우도 크게 숨을 들이마시지 못하고, 크게 웃을 수 없습니다. 외상 등에 의해 식도가 파열된 경우에도 가슴통증이 발생할 수 있습니다.

병원 전 상황에서 환자를 볼 때, 가슴통증을 호소할 경우 심전도 검사를 하게 됩니다. 이때, 급성관상동맥증후군(acute coronary syndrome)의 가능성을 염두해 두어야 하며, 이에 속하는 'ST절 상승심근경색(STEMI)', 'ST분절 비상승심근경색(NSTEMI)'과 불안정성 협심증의 진단 및 감별에 집중해야 합니다.

한편 관상동맥증후군 의심 시 TIMI 위험지수를 따지게 됩니다.

TIMI란 심근경색의 혈전증 위험지수(the thrombolysis in myocardial infarction) risk score를 나타내는데, 다음과 같은 항목이 있습니다.

⑴ 65세 이상 고령
⑵ 관상동맥질환 위험요소 3개 이상(고혈압, 당뇨, 흡연, 가족력, 이상지질혈증 등)
⑶ 협착 50% 이상 알려진 관상동맥질환
⑷ 지난 7일 이내 아스피린 사용
⑸ 심정도상 'ST 별화' 0.5 mm 이상 있는 경우(14일 이내 사망률 5% 증가)
⑹ 24시간 동안 최소 2번 이상 가슴통증 발생

TIMI score는 각 지표(indicator)마다 해당 점수가 있습니다. 또한 STEMI와 UA/NSTEMI의 경우 구성요소가 차이가 있습니다. 실제로는 병원에서 시행하기가 더 용이합니다.

(1) 우관상동맥: 심근경색 하방(Inferior)

(2) 좌관상동맥: 심근경색 전방(Anterior)

(3) 경동맥/쇄골 하동맥(Carotids/subclavians) 잡음, 반신마비, 팔 통증

(4) 폐색전증(Pulmonary emboli)

(5) 대동맥 역류(Aortic regurgitation)

(6) 신동맥(Renal arteries): 옆구리 또는 등 부위 통증

(7) 심부정맥혈전증: 부종 또는 통증

(8) 심낭염(Pericarditis): 심전도상 PR분위 하강, 말 안장 모양의 ST 상승

○ 3) 둔한 통증(Dull pain)

흉골 후방 또는 왼쪽 부위에 통증이 쪼이거나 짓누르는 듯하고 가만히 있는 상태에서도 무겁게 느껴질 수 있습니다. 또한 통증이 왼쪽 팔이나 턱과 어깨로 전이되는 양상은 급성 관상동맥 증후군을 시사합니다. 심장 허혈증은 스트레스나 운동을 통해 악화되지만 휴식이나 질산염, 산소 등에 의해서는 감소될 수 있습니다. 심근 허혈은 오심, 불안, 땀과 같은 자율신경계 증상이 동반되고, 양쪽 팔에 통증이 전이되는 특징을 갖고 있습니다.

○ 4) 날카로운 통증(Sharp pain)

날카롭고 국소화된 통증, 기침이나 호흡하는 것에 의해 악화되는 것은 폐색전증과 다른 원인들에 의해 늑막자극 유발을 시사합니다. 흉통이 갑작스럽게 발병하고 등쪽 견갑골 안쪽 부위에 방사되는 찢어지는 듯한 통증은 대동맥 파열을 고려해야 합니다. 숨이 차는 것은 보통 폐색전증과 급성 관상동맥 증후군의 특징입니다. 노인이나 당뇨병 환자에서 나타나는 증상일 수도 있습니다.

과거력에서 동맥경화, 가족력, 흡연, 고혈압, 당뇨병, 고지혈 등과 같은 이력을

문진하는 것도 좋습니다.

👥 5) 검진(Examination)

흉벽에 압통과 촉진 시, 같은 통증의 재발은 연골염이나 늑골 골절을 암시하지만 흉부 통증의 다른 원인을 배제할 수는 없습니다. 심부정맥 혈전증을 의심하기 위한 증상은 종아리 통증과 부종, 정맥팽창 여부를 확인합니다. 역류성 식도염이나 위염의 경우에도 가슴통증을 유발시킬 수 있으며 간 또는 담낭질환에 의한 상복부 통증과 이와 관련된 방사통으로 인한 가슴통증이 유발될 수 있으므로 복부 촉진 검사도 반드시 시행하도록 합니다.

👥 6) 검사(Investigation)

병원에 도착하면 보통 5분 이내 심전도 검사와 판독이 이루어지며, 혈당체크도 중요합니다. Lab검사와 함께 Chest PA, CT 촬영 등이 이루어질 수도 있습니다.

👥 7) 치료(Treatment)

교과서에서 배우는 MONA(모르핀, 산소, 니트로글리세린, 아스피린)은 유용한 초기치료제 입니다. 급성관상동맥증후군이 의심되는 환자에게 공기 중에서 94% 정도의 산소포화도를 보이면 적극적인 산소투여를 권고하지 않습니다. 산소와 질산염은 연관통을 경감시킬 수 있습니다. 만약 통증이 지속되면, 모르핀(Morphine)을 투여해야 합니다.

참고문헌

- Adult Emergency medicine
- Myung Ho Jeong M.D Diagnostic approach for chest pain 2010

02. 당뇨의 원인과 증상 그리고 현장 처치 Tip

당뇨 환자가 계속 많아지는 것 같아요. 자세히 배우고 싶어요.

네, 맞아요! 당뇨환자에 대해 알아봅시다.

호르몬의 생리에 대해 이해하고, 내분비 및 대사 질환에 대한 병원 전 처치에 필요한 기본적인 정보를 메모하고 정리합시다. 당뇨환자는 식습관과 운동부족으로 엄청 늘어나고 있으며, 개인적으로 봤을 때 당뇨는 합병증으로 의해 환자 본인은 물론, 주변사람들 모두가 힘들어지는 질환 중 하나입니다.

당뇨합병증은 심정지, 뇌졸중, 신부전, 망막증, 신경합병증, 실명 등 무서운 질병입니다.

국내에 적어도 350만 명의 당뇨환자가 있는데 보고되지 않은 건까지 합치면 훨씬 많을 수 있습니다.

1) 임상 증상

기립성 저혈압, 대사장애, 심계항진, 안구돌출증, 갑상선종, 설사 및 변비, 전신 무력감 등이 있습니다.

2) 당뇨(Diabetes)의 정의와 두 가지 형태

인슐린의 분비량이 부족하거나 정상적 기능이 이루어지지 않는 등의 대사질환으로 혈액 중 포도당(혈당)이 높아서 소변으로 포도당이 넘쳐 나오는 데에서 지어진 이름입니다.

탄수화물은 위장에서 소화효소에 의해 포도당으로 변한 다음 혈액으로 흡수, 우리 몸 세포들에서 이용하기 위해 인슐린이 반드시 필요합니다. 인슐린은 췌장(이자)의 랑게르한스섬에서 분비되며, 식사 후 올라간 혈당을 낮추는 기능을 합니다. 인슐린이 모자라면 체내 흡수된 포도당은 사용되지 않고 쌓여서 결국엔 소변으로 나옵니다.

*인슐린은 혈당을 낮추는 기능

3) 당뇨의 종류

(1) 제1형 당뇨 = 선천성 소아 당뇨(인슐린 생산 못함)

(2) 제2형 당뇨 = 저항성(인슐린 부족)

> 인슐린 저항성 (insulin resistance) :
> 세포가 포도당을 효과적으로 연소하지 못함을 의미

제1형 당뇨는 환자의 약 2% 미만에 해당하며, 급성 발병하고 다음, 다뇨, 체중 감소 등 증상을 보입니다. 인슐린 결핍으로 케톤산증 일어납니다.

제2형 당뇨는 비만형(뚱뚱)과 비뚱뚱으로 나뉩니다. 식습관 및 생활패턴의 미국화에서 비롯된 과식, 인트턴트 식품 선호, 운동량 감소, 그리고 과중한 업무로 인한 스트레스 증가 등과 같은 요인으로 인해 인슐린이 나오더라도 기능이 떨어지게 되어 발병할 가능성이 있습니다.

케톤산증이나 급성 합병증을 일으키지 않아 식이요법과 운동 등으로 근육을 키우면 호전 가능성이 높습니다(먹는 것을 끊는 것과 귀찮음을 이기고 운동하는 것은 쉽지 않은 듯합니다).

그 외에는 임신성 당뇨로 임산부의 2-3%에서 발병하는데, 출산 후 대부분 정상으로 돌아오니 미리 걱정하지 않아도 됩니다. 임신 중 혈당조절 정도가 정상범위에서 많이 벗어나면 위험하여 선천성 기형, 태아사망의 원인이 되므로 가족력이나 분만력 등을 고려해야 합니다. 대부분 임신 24-28주 당뇨검사를 실시합니다.

환자의 체격과 얼굴만 봐도 당뇨를 의심할 수 있을 만큼 당뇨는 인격 있는 분들께 의심해볼 수 있습니다.

4) 당뇨의 원인

유전적 요인으로는 부모 모두 당뇨일 경우 자식도 30% 확률이며, 만약 부모 중 한 명이 당뇨이면 자식은 15% 확률이 됩니다.

환경적 요인으로는 비만(과식, 탄수화물 과다섭취, 운동부족, 성인병), 연령(중년 이후가 많음), 식생활(빵, 사탕, 젤리, 흰 쌀밥 이제 그만!), 운동부족(고혈압, 동맥경화, 비만, 근력저하 등), 만병의 근원인 스트레스, 장기간 약물 복용 등이 있으며 남성보다 여성이 더 많습니다.

🧑‍⚕️ 5) 처치

병원 전 처치에서 응급구조사가 할 수 있는 것은 기본적인 문진과 혈당검사 (Blood Sugar Test, BST)입니다.

문진 시, 참고해야 할 대표적인 당뇨의 증상은 다음, 다식, 다뇨입니다.

합병증이나 증상의 특성, 과거력, 약물 복용이나 갖고 있는지 등을 확인합니다. 혈당검사의 경우 수치는 공복일 때 70–100 mg/dL, 식사 후에 90–140 mg/dL 나타날 수 있습니다. 기본적인 활력징후(vital sign)를 체크합니다. 필요시 의료지도 후에 정맥로 확보를 통해 50% 포도당을 IV 합니다. (오랜만에 환자를 보면 1형과 2형을 잊어버릴 수 있는데) 일단, 고체중은 2형 당뇨를 의심할 수 있습니다.

1형 당뇨인데 조절이 잘 되는 환자는 하루 4차례 이상 인슐린 주사를 맞고 HbAlc (당화혈색소)가 낮을 것이며, 환자가 수치를 알고 있는 경우가 있습니다. 저혈당 발생 가능성 높습니다(인슐린 주사). 1형 당뇨인데 당 조절 안 되는 환자는 1–2차례 인슐린 주사를 맞고, 케톤산증(Diabetic ketoacidosis, DKA) 발생 높으며, 심전도 검사도 시행합니다. 심근경색이 올 수도 있습니다.

병원 도착 시, 전혈검사, 소변검사, 혈액가스검사, 혈액응고검사 등이 필요할 수 있습니다.

증상의 특징을 알아야 하는 이유는 오심, 구토, 설사 등의 증상 등으로 급성 위장염 등으로 오해할 수 있으며, 경증으로 보이는 중증환자도 있기 때문입니다. 급성심근경색이나 뇌경색 등 혈관 폐색되는 경우, 폐렴, 요로감염, 담낭염 등 감염질환도 당뇨 합병증일 수 있기 때문에 병원 전에 분별할 증거 취합 수단은 문진, 과거력, 혈당수치 등이 있습니다.

🧑‍⚕️ 6) 저혈당증(Hypoglycemia)

인슐린이 너무 많거나, 너무 과한 운동을 하거나, 너무 적은 탄수화물 섭취를 할 때 발생 가능합니다. 얼굴이 창백해지고, 발한, 빈맥, 심계항진, 공복감, 어지러움, 떨림 등의 증상이 보이므로 문진, 시진을 통해 의심해볼 필요가 있으며 전신피로, 짜증 섞인 행동이나 말투, 두통, 졸림, 일시적인 감각 이상 증상이 발생합니다. 경련이나 실신으로 이어지면 위험(뇌 손상 가능)합니다.

7) 고혈당 혼수

다뇨가 심해지면 구토, 설사, 복통 등 위장장애 동반 후 탈수에 의한 혼수가 일어날 가능성이 있습니다.

8) 케톤산 혈증

인슐린 결핍으로 인해 당을 에너지원으로 사용하지 못하면, 저장되어 있던 지방을 분해하는 방식으로 에너지를 얻습니다. 그런데 이 과정에서 케톤체라는 부산물이 혈중에 많아지게 되어 케톤산 혈증이 발생합니다. 체내 액성이 pH 산성으로 바뀌면서, 호흡과 심박동이 빨라지고 의식소실, 심하면 사망할 수 있습니다.

빠르고 깊은 쿠스마울(Kussmaul) 호흡은 체내 이산화탄소를 제거하기 위한 보상 기전입니다.

치료는 인슐린 주사, 혈당강하제, 인슐린 분비 촉진제, 인슐린 감수성 개선제, 글루카곤펩시드(호르몬 제제)

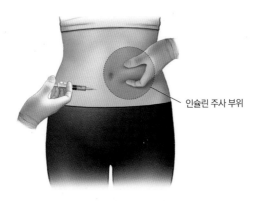

인슐린 주사 부위

(1) 고삼투성 고혈당 증후군(Hyperosmolar Hyperglycemic State, HHS)

2형 당뇨에서 발생하는데 인슐린에 대한 저항성은 적은 양의 당분만 세포 내로 들어가며, 지방분해가 되지 않아 고혈당증 유발하지만 산증은 발생하지 않습니다. 고혈당증은 이뇨를 유발하고, 고삼투성 상태는 당뇨성 케톤산증보다 더 천천히 며칠에 걸쳐 발병하여 혼수에 이르게 합니다. 항응고 치료가 높은 혈액점도 상태로 혈액이 응고되는 것을 방지하고 상부 요로감염 및 폐렴 같은 원인이 있는지 파악해야 합니다. 당뇨성 케톤산증은 조기에 인슐린이 필요할 수 있습니다.

그러나 HHS는 인슐린보다 수액처치가 우선시 됩니다. 이유는 수액이 불충분한 상태에서 인슐린으로 Glucose만 정상화시키면 탈수현상으로 쇼크 위험이 생기기 때문입니다. Glucose 250-300 mg/dL되면 5% 포도당 IV 따라서, 수액로는 두 군데를 확보해야 합니다.

생리식염수(N/S) 1-2 L 투여, 이후 칼륨 수치를 보면서 인슐린을 사용합니다. 혈청 칼륨은 4-5 mEq/L 유지해야 합니다. 현장에서 이런 상황까지 가늠하기 어렵습니다.

그러므로 해당 증상이 ① 고령에서 더 많고, ② 인슐린 주사에 대한 이력이 없고(경구약은 가능), ③ glucose 수치가 600 mg/dL 이상에서 나타나고, ④ 탈수 증상으로 인해 정맥로 확보를 주저해선 안 된다는 점 정도만 이해하면 좋을 것 같습니다.

당뇨병 케톤산증의 사망률이 0-5%라면, 고삼투압 혈당증후군의 경우 40-50%에 달합니다. 또한 심전도에 대한 체크는 필수입니다. 칼륨에 기인한 부정맥 발생 가능성이 높다고 합니다.

참고 자료/문헌

- The Korean Association of Internal Medicine
- Korean Diabetes Association
- Adult Emergency Medicine
- Endocrine emergencies
- KenshuiTouchokuGohatto, 5th edition

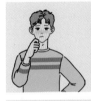

학교에서 전해질 이상증상과 관련된 내용 중에 저칼륨혈증과 고칼륨혈증이 헷갈려요. 그리고 실제로 어떻게 환자처치 해야 하는지 알려주셨으면 좋겠습니다.

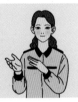

네, 전해질 불균형은 임상에서 흔하게 겪는 합병증이죠. 그 중에 나트륨과 칼륨 등의 불균형이 신체에서 일어나면 환자의 생명과 직접적으로 관련 있어서 잘 알아두어야 해요!

우선 학교에서 배웠듯이 혈액 속 혈장 나트륨의 정상범위는 135-145 mEq/L입니다. 혈장 1 L 고나트륨혈증은 우리 몸에서 ① 수분 소실이 발생하는 경우, ② 수분 소실과 나트륨 손실이 같이 있지만 수분 소실이 더 많은 경우, ③ 나트륨 증가가 수분의 증가보다 많은 경우 발생하고 이는 뇌 삼투압과 말초 삼투압의 차이를 유발해서 뇌부종을 유발하고 비가역적인 뇌손상을 야기해 사망할 수 있으므로 위험합니다.

저나트륨혈증은 혈장 135 mEq/L 미만으로 ① 수분보다 나트륨의 체외손실이 많은 경우, ② 수분의 증가만 있고 나트륨의 변화가 없는 경우, ③ 수분의 증가가 나트륨 증가보다 많은 경우 등이 있습니다. 급성/만성 신부전, 간경화, 심부전, 설사 등의 원인이 있을 수 있네요.

혈중의 칼륨농도는 3.5−5.5 mEq/L입니다. 칼륨은 주로 세포 내에 위치하고 근육 세포 내에 많이 분포합니다. 칼륨이 세포 외로 방출되는 대사성 산증 같은 증상이 생기면 혈중농도가 급격히 상승할 수 있습니다.

저칼륨혈증의 경우, 혈청 칼륨 농도가 3.0 mEq/L 미만인 경우로 심하지 않으면 대개 증상이 없습니다. 다만 2.5 mEq/L 이하로 떨어지게 되면 전신쇠약 및 호흡부전, 마비증상 등이 발생하며 횡문근 융해를 초래할 경우 근육통과 함께 부종 등 증상이 나타날 수 있습니다. 쉬지 않고 근육을 계속 사용할 경우 더욱 심화될 수 있습니다.

원인은 구토나 설사 등으로 인해 수분과 전해질을 소실한 경우와 심부전 등 치료를 위한 이뇨제 투여 시에도 발생할 수 있습니다. 증상을 빠르게 판단하고 심전도 검사를 진행해야 합니다.

QT간격이 길어지고, U wave가 생기는 등 부정맥이 발생할 수 있습니다.

고칼륨혈증은 심한 경우 심장과 근육손상, 근육경련, 전신쇠약, 마비와 감각이상, 소화기 증상이상으로 구역, 구토, 복통, 장의 마비 증상 등이 나타날 수 있습니다.

병원에서는 글루콘산칼슘(Calcium gluconate)의 빠른 투여가 이루어져야 합니다. 혈청 칼륨 농도가 5.5 mEq/L를 넘는 경우를 말합니다.

---

*글루콘산칼슘(Calcium gluconate)
심근과 관상동맥을 포함한 많은 조직세포의 수축작용에 관여합니다. 저칼슘혈증, 급성피부염, 심근의 수축력 강화, 서맥, 무수축, 고칼륨혈증 등에도 사용될 수 있으며 서맥과 저혈압, 홍조 등의 부작용을 보일 수 있습니다.

🔍 1) 치료제

글루콘산 칼슘(Calcium Gluconate) 10 mL를 2회로 나눠서 정맥주사(IV)하면 1-3분 내 효과가 나타날 수 있습니다.

포도당 및 인슐린은 50% D/W 50 mL IV. 10-20분내 효과가 나타나며 혈당검사(blood sugar test, BST)를 진행해야 합니다. 기타 베타자극제 10-20 mg, N/S와 Mix 4 mL, 20분 이상에 걸쳐 IV 진행하며, 허혈성 심질환을 야기시킬 수 있어서 주의해야 합니다.

쇼크에 대한 임상적인 증상과 수축기 혈압이 80 mmHg 이하로 떨어질 경우, 심전도 검사도 필수적으로 행해야 합니다. 심전도 검사에서 P파가 소실되었다면 응급상황으로 빠른 병원 이송이 필요합니다. 서맥, 저혈압과 심전도상 P파가 존재할 경우 생체징후를 모니터링 하면서 이송하는데 현장에서 혈당검사를 진행하는 것이 좋습니다.

환자에게 가장 편안한 체위를 취하게 합니다. 산소는 SpO_2 95% 이상 목표로 해야 합니다.

참고문헌

- Rose BD, post TW. Clinical physiology of acid-base and electrolyte disorders. 5th New York. 2001
- In-Seok Lim, M.D Hypokalemia and hyperkalemia, 2006

04. 뇌내 출혈 평가와 치료

저희 할아버지가 어지럼증을 느끼시면서, 편마비가 생겼어요. 뇌출혈에 대해 알고 싶어요.

뇌출혈의 종류에 대해 알려 드릴게요.

1) 뇌내 출혈(Intracerebral Hemorrhage)

① 고혈압성 출혈(hypertensive hemorrhage)
② 외상성 뇌출혈(traumatic hemorrhage)
③ 동정맥 기형(AVM)에 의한 뇌출혈

임상증상은 출혈 부위와 출혈량에 따라 특징적인 소견을 보이는데 심한 두통과 구토가 일어나며, 발병 초기부터 지속적인 의식장애를 보이기도 합니다. 고혈압성 뇌출혈은 주로 기저 핵의 피각(putamen) 및 시상(thalamus), 뇌교(pons) 등에서 호발하고 심재성 대뇌반구 출혈은 반대쪽 편마비(hemiplegia)와 실어증(aphasia) 등을 나타내며 시상의 출혈은 혼수(coma), 사지마비(paraplegia) 등을 나타냅니다.

(1) CT & MRI 소견

뇌전산화 단층 촬영(CT)의 경우 빠르고 안전하게 급성기 뇌경색과 뇌출혈을 구별하는 방법으로 조기 치료를 결정을 위해 먼저 시행되며 뇌경색은 저음영으로 뇌출혈은 고음영으로 나타납니다. 뇌경색 초기 경위가 잘 나타나지 않을 경우, 며칠 뒤 다시 찍는 경우도 있습니다.

자기공명영상(MRI)의 경우 CT에 비해 영상력이 뛰어나 CT에서 찾기 힘든 작은 병변이나 뇌간 등의 부위에 병소를 비교적 정확히 찾을 수 있습니다. 다만, 검사시간이 약 20분 정도 길고, CT에 비해 비용이 많이 듭니다.

출혈 병소는 발병 직후부터 고밀도 병변으로 관찰되며 그 후 서서히 밀도가 저하하고 발병 후 수 일에서 약 1주 정도는 혈종 주위로 저밀도의 부종이 관찰됩니다.

① 초급성기(24시간 이내)
② 급성기(1-3일)
③ 아급성기(3일-1개월)
④ 만성기(1개월 이후)

MRI에서의 뇌출혈은 시간의 경과에 따라 T1과 T2가 변화하는데 그 기전은 대개 적혈구증의 산화 혈색소에서 탈산화 혈색소를 거쳐 메트 혈색소로 변화하는 과정에 의한 것으로 알려져 있습니다. 출혈 직후의 혈종은 산소가 풍부한 산화혈색소인데, 여기서 O_2 상실하면 탈산화 혈색소가 되고 이후 혈색소가 변성하여 메트 혈색소가 됩니다. 이때 대식세포에 의해 대식작용(phagocytosis)이 일어나 혈철소, 페리틴의 형태로 출혈 병소 내에 침착됩니다.

이러한 변화결과는 MRI에서 뇌출혈 판정의 중요한 인자로 작용하는데 출혈 초기에는 T1 강조영상에서 경도의 고신호 강도나 등신호 강도를 나타내고 T2 강조 영상에서는 경도의 저신호 강도를 나타냅니다. 출혈 후 7-10일 경과하면 수

주간에 걸쳐 T1 강조영상에서 반지형상의 고신호 강도가 나타나며 T2 강조영상에서도 혈종이 고신호 강도로 서서히 옮겨갑니다.

(2) 뇌출혈의 종류

① 뇌내 출혈(Intracerebral hemorrhage)

외부로부터 외상없이 자발적 뇌실질내 출혈이 발생하는 것을 말하며 원인으로는 고혈압이 약 50-70%를 차지합니다. 그 외 동정맥기형, 뇌동맥류, 종양, 혈관염, 혈액응고이상 등이 약 20%를 차지하며, 과량의 음주가 뇌내출혈을 촉진한다는 보고가 있습니다. 일반적으로 갑작스럽고 심한 두통을 호소하며 구토가 동반될 수 있고, 급성신경학적 기능이상이 발생할 수 있습니다.

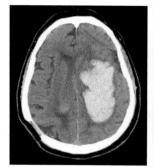 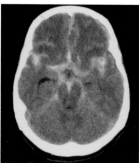 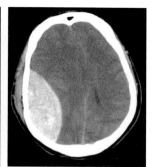

Intracerebral hemorrhage   subarachnoid hemorrhage   epidural hemorrhage

② 지주막하출혈(subarachnoid hemorrhage)

다른 말로 거미막하출혈이라고도 하며, 외상으로 인한 경우를 제외하면 대다수가 뇌동맥류의 파열로 인해 발생합니다. 갑작스럽고 심한 두통과 함께 일부 환자의 경우 의식소실, 눈꺼풀 처짐 등 신경학적 증상이 동반됩니다. 두통만 나타나는 경우도 있기에 1분 이내로 최고조에 이르는 갑작스러운 두통이 발생했을 때는 지주막하 출혈을 의심해봐야 합니다. 환자의 상태와 뇌동맥류의 위치, 크기, 모양에 따라 치료를 결정하게 되며, 치료법에는 클립결찰술과 같은 수술적 치료와 코일색전술과 같은 비수술적 치료가 있습니다.

③ 경막외출혈(epidural hemorrhage), 경막하출혈(subdural hemorrhage)

대부분 외상이 원인입니다. 그러나 고령의 환자에서 뚜렷한 외상의 병력이 없이도 서서히 경막하출혈이 발생하는 경우가 있습니다. 혈종의 크기와 위치, 환자의 상태에 따라 치료를 결정합니다.

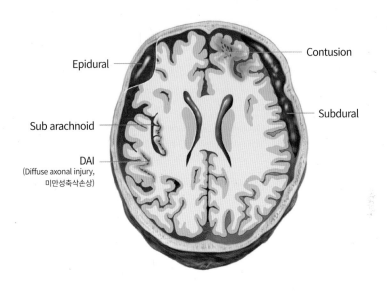

♀ 2) 임상 치료

> 80-90%는 측두엽이나 전두엽에 호발하며 뇌좌상보다는 피질부나 백질부에 발생합니다.
> 56-93%에서는 경막하혈종, 경막외혈종, 뇌좌상과 같은 다른 병소와 동반됩니다.

대부분 뇌실질내 혈종은 심각한 정중 이동을 일으키는 종괴 병소가 있거나 두개강 내압 항진이 문제가 되는 경우가 아니면 수술적으로 혈종 제거는 필요치 않은 경우가 많습니다. 수술은 기본 외상 개두술(standard trauma craniotomy)을 시행하는 것이 보통입니다.

혈종이 뇌 표면 가까이 있고 크기가 1–2 cm 이상이면 흡입하거나 심부에 발생한 경우는 심한 종괴 효과를 동반하고 두개강 내압 항진이 있을 때만 제거합니다.

두부 외상 시 뇌량이나 뇌실질 하층에 국한된 출혈은 두개골의 시상직경에 충격이 가해질 때 변형이 발생하고 두개강 내 압력이 발생하여 용적의 증가와 뇌실질의 확장이 일어나서 뇌실 아래 혈관의 파열로 뇌출혈이 발생할 수 있습니다.

뇌실출혈은 시간이 경과하면 자연 흡수되므로 원칙적으로 수술 적응증은 아니나 혈종의 흡수를 촉진하거나 수두증을 방지하기 위하여 간헐적인 뇌실 내 세척법이나 지속적인 뇌실 내 도관삽입술을 실시하기도 합니다.

3) 정맥로 확보

지도의사의 지도에 따라 정맥로 확보를 먼저 해두면 병원 도착 후 증상발현 3시간 이내 정맥주사(IV), 플라스미노겐 활성화제(Tissue Plasminogen Actiraor, tPA) 치료 진행에 용이합니다.

4) 뇌출혈 환자에 대한 처치

(1) 급성기 뇌출혈 환자
뇌압상승, 혈압조절, 기도삽관 및 기계적 호흡 치료의 필요성 등을 위해 초기 증상에 대한 환자평가가 중요합니다.

(2) 글라우고우 혼수 계수(Glosgow Coma Scale, GCS) 3–8점, 혹은 임상적으로 뇌탈출이 의심되거나 상당한 양의 뇌출혈, 수두증 등의 증상을 보일 경우 병원에서 뇌압측정이 필요합니다(GCS 13점 이하면 신속한 이송).

(3) 상승된 뇌압의 조절
간단한 처치부터 단계적으로 적극적 방법을 고려, 환자의 머리를 30도 정도 위로 올리고, 산소를 투여합니다.

(4) 통증 및 불안정한 상태를 보이는 환자

제한적으로 진통제 및 진정제 등 약물 처치 필요합니다.

(5) 보통 혈압이 높은 경우가 많으므로 주기적인 혈압을 포함한 vital sign 체크

① 환자가 의식이 있을 경우, 문진을 통해 원래 고혈압이 있는지 확인하고 뇌압상승의 원인을 파악하여 뇌출혈에 대한 기전을 평가합니다.

② 200 mmHg 이상인 경우, 매 5분 간격 측정합니다.

병원 도착 후 IV, 혈압강하제 약물치료를 통해 혈압을 적극적으로 떨어뜨려야 합니다.

③ 180 mmHg 이상인 경우, 10-15분 간격으로 혈압 체크해야 합니다.

(6) 필요시 삼투요법

만니톨(mannitol) 또는 고장성 수액(hypertonic saline solution), 신경근육차단(neuromuscular blockade), 저체온 요법(hypothermia)과 호흡 요법(hyperventilation) 등 사용 가능하며, 이는 병원 처치에 해당합니다.

 뇌출혈 이후 발생한 경련 발작은 적절한 항경련제의 치료가 필요합니다.

05. 복합부위 통증 증후군 (Complex Regional Pain Syndrome, CRPS)

오늘 TV 프로그램 중 '인간극장'에서 복합부위 통증 증후군에 걸린 사람을 봤어요! 너무 고통스러울 것 같아요.

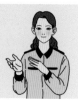

저도 그 방송 봤습니다. 복합부위 통증 증후군은 사람이 느낄 수 있는 통증 중 Top Class라 할 수 있습니다.

반사성 교감신경 위축증(Reflex Sympathetic Dystrophy, RSD) 혹은 작열통*이라 불리던 신경병증성 통증 질환입니다. 가장 큰 특징은 인간이 느낄 수 있는 극심한 통증들의 집합으로 엄청나게 고통스러운 질환이라는 것입니다. 타는 듯한 통증(burning), 깊고(deep), 예리하고(sharp), 예민(sensitive)한 통증으로 마약성 진통제 없이는 견디기 힘들다고 합니다.

1994년 국제통증학회(International Association for the Study of Pain, IASP)에서 RSD를 복합부위 통증 증후군으로 개명했습니다.

*작열통(causalgia)

1864년 미국의 시민전쟁 당시 사일러스 웨어 미첼(Silas Weir Mitchell, 1829.2.15-1914.1.4)에 의해 보고된 신경손상 후 화끈거리는 양상, 심하게 지속되는 사지 통증을 호소하는 군인들 지칭하는 말로 흔히 염산이나 황산 같은 화학물질에 피부가 타 들어갈 때 통증을 말할 때 사용하는 통증 종류입니다. 그는 신경병 치료요법 '웨어미첼법'을 창안했고, 독화살, 뱀독, 모르핀의 생리학적 작용의 연구에 기여했습니다.

1) 정의/분류

(1) 복합부위통증중후군 I형 = 반사성 교감신경위축증

통증을 일으킬 만한 미세한 손상(염좌, 좌상, 연부조직 손상 등), 사지의 골절이나 수술 후 발생 가능하며, 심근경색이나 중추신경계 손상 후에도 발생하기도 합니다. 명백한 신경손상이 없이 증상이 나타나는 것을 의미합니다. 약 10%의 환자들은 통증이 다른 사지 쪽으로 확산되며 얼굴로 가는 경우도 있습니다. 수술, 외상, 발치, 깁스(Cast) 고정이 원인일 수 있습니다.

(2) 복합부위통증증후군 II형

말초신경의 손상을 동반한 손상 이후 발생합니다. 임상증상과 진단은 I형과 같고 통증과 자율신경계 증상이나 영양성 변화발생은 손상신경부위 이외의 부위에서 나타납니다.

2) 증상

(1) 타는 듯한 통증(burning), 깊고(deep), 예리하고(sharp), 예민(sensitive) 통증과 부종, 팽창감 호소할 수 있습니다.
(2) 피부온도의 변화는 손상 초기 온도 상승, 점점 차갑게 되면 반상으로 연붉거나 자색 또는 창백하게 피부색이 변하며 온도변화처럼 느끼게 됩니다.

⑶ 땀이 많이 나거나 건조, 때로는 이환 부위에서만 땀나는 현상 발생합니다.

⑷ 운동기능의 장애는 근력이 약화되고 국소적 근육 긴장합니다.

⑸ 심리학적 이상으로는 만성 통증으로 우울증과 불안, 수면장애 동반 등이 있습니다.

⑹ 모발 성장 감소, 손발톱 부스러짐, 근육 소진 등의 이영양성 변화가 동반되기도 하며, 증상이 없는 경우도 있습니다

✍️ 3) 치료

(1) 경구약물치료

비스테로이드 소염진통제

지속적 염증반응 자체가 말초, 중추 감작*을 유발하여 질환 초기에 통증유발 물질의 생산을 경감시키는 효과를 보입니다. 말초 항염증 작용과 척수 침해 수용성 전달과정을 차단하여 진통 효과를 주기도 합니다.

> *중추 감작의 특성
> 손상된 신경 분포 이외 부위로 통증이 확산되고, 척수 후근의 통증전달 신경세포 타분극에 대한 역치가 감소할 수 있습니다. 기계적 자극 및 온도 자극에 대한 이질통을 느낄 수 있고, 자극이 제거된 이후 지속되는 통증과 몸의 넓은 부위에서 척수 후근으로 통증 전달 세포가 활성화됩니다. 경미한 통증 자극에 대한 통증 반응이 증가합니다.

(2) 당질코르티코이드(Glucocorticoids)

초기 신경블록차단술 시 스테로이드와 함께 사용하면 효과적입니다. 국소적 염증반응이 강한 급성기에 투여 고려하며 장기적 사용은 부작용 우려가 있습니다.

(3) 마약성진통제

신경병증에 효과 없다는 보고도 있으나, 대상포진 후 신경통 등에 효과가 있다

는 연구도 있어서, 의사마다 이견은 있으나 임상에서는 많이 사용합니다.

(4) 항경련제로는 Gabapentin, Pregabalin

뇌전증 발작치료에 쓰이는 가바펜틴(Gabapentin)과 뇌의 과도한 흥분억제 및 신경성 통증 완화에 탁월한 프레가바린(Pregabalin)이 많이 쓰입니다.

(5) 항우울제

삼환계 항우울제(ex: amitriptyline, desipramine, nortriptyline)가 신경병증 통증과 대상포진 후 신경통 등에 효과가 있다는 것을 근거로 사용되기도 합니다.

(6) 나트륨 채널 차단제(Sodium channel blocking agents)

대표적으로 Lidocaine이 있으며 감작된 C군 신경섬유(C-fiber nerves) 흥분성을 감소시켜 신경병증 통증을 줄여주는 역할을 합니다. 물론, 좌심실 기능감소 및 관상동맥 질환은 금기입니다.

ₛₒ 4) 현장 Tip

생소한 질환이지만 알고 있는 것이 중요합니다. 진단을 받고 치료 중인 환자들은 본인이 진통제를 먹어도 효과가 없다면, 응급실 내원을 위해 이송요청을 할 것이기에 더 잘 알 것입니다.

외상평가 시 특별한 외상의 흔적이 보이지 않는 환자에게 위와 같은 증상들(여러 통증소견)을 보인다면 문진을 통해 CRPS와 관련된 원인이 될 만한 증거를 확보합니다. 수술이력, 발치, 깁스(Cast) 착용 이력, 사고 후 국소통증이나 감각변화, 피부 체온의 비대칭, 발한 이상, 피부색 이상, 부종, 자상 열상 등에 의한 신경 손상이 있는지 체크합니다.

만지는 것 자체로 통증을 심하게 유발할 수 있고 촉진하는 것 자체가 도움이 안 될 수 있으므로 주의하며 문진과 시진을 활용합니다. 환자가 심리적으로 불안정할 수 있으므로 안정을 시키는 것이 중요합니다.

증상들이 CRPS와 유사하고, 통증을 견디기 힘들어할 경우, 의료지도를 통해 진통제 또는 리도카인 IV 투여를 고려하여 이송합니다(구급차의 흔들림도 통증을 일으키므로 주의해야 합니다).

SYMPTOMS OTHER THAN PAIN

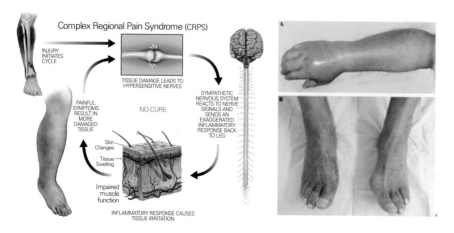

06. 뇌졸중(Stroke)의
위험인자와 병원전처치

뇌졸중하고 뇌경색, 그리고 뇌출혈은 모두 다른 건가요?

뇌혈관장애, 특히 뇌졸중에 대해 알려드릴게요.

누구나 한번쯤은 들어본 뇌졸중! 한의학에서 쓰는 '중풍'이란 말이 익숙할 수도 있습니다.

뇌졸중은 뇌혈관이 막혀서 발생하는 허혈성 뇌졸중인 뇌경색과 뇌혈관이 파열되어 뇌 조직 내로 출혈이 발생하는 출혈성 뇌졸중을 통칭하는 말입니다.

심장에서 출발한 혈액이 뇌 조직에 도달하지 못해 그 부분의 뇌기능이 손상되면 운동장애, 감각장애, 언어장애, 기억상실 등 심각한 장애를 유발하고 심할 경우 사망에 이를 수 있습니다.

또한 이 질환을 경험한 분들에 의하면, 환자 본인뿐만 아니라 가족들도 정상적인 생활을 유지하기 힘들 수 있어서 암보다 잔인하다는 말이 있습니다. 따라서,

증상 발견 시 신속한 검사 및 과학적 근거를 기반으로 일차적인 예방과 적절한 치료가 중요합니다.

유형별 통계로는 허혈성 뇌졸중 76%, 출혈성 뇌졸중 24%이며, 대혈관 동맥경화(36%), 소혈관 폐색(25%), 심장원인뇌졸중(17%) 등의 원인을 갖습니다.

혈액응고는 출혈 시 지혈효과와 혈관들이 회복하는 것을 돕는 유익한 과정이나, 혈관 안에서 혈액응고가 발생하면 혈액의 흐름을 막을 수 있습니다. 혈전생성의 두 가지 원인 중 첫 번째는 심장질환 발생 시 심장 안에서 혈전 형성되어 이것이 혈관을 따라 돌아다니다 뇌동맥을 막아 뇌경색을 발생하는 것이며 "심장성 색전 뇌졸중"라고 합니다. 두 번째는 동맥경화증과 같은 혈관질환을 통해 혈관벽에 발생하는 경우에 혈전이 점점 커져 혈관을 막아버리거나 이동하다가 혈관을 막는 것을 "동맥 경화성 혈전증"이라고 합니다.

뇌졸중을 야기할 수 있는 조절가능한 위험인자는 다음과 같습니다.

1) 위험인자(조절가능)

(1) 고혈압(Hypertension) 140/90 mmHg 미만

(2) 흡연(Smoking)

(3) 당뇨병(Diabetes)

(4) 심방세동(Atrial Fibrillation)

(5) 기타 심장질환(Other Cardiac conditions)

(6) 이상지질혈증(Dyslipidemia)

(7) 무증상 경동맥 협착(Asymptomatic carotid stenosis)

(8) 폐경 후 호르몬 치료(Postmenopausal hormonal therapy)

(9) 식이와 영양(Diet and nutrition)

(10) 신체활동(Physical activity)

(11) 비만(Obesity)

뇌졸중을 야기할 수 있는 잠재적인 위험인자는 다음과 같습니다.

2) 잠재적 위험인자(조절가능)

(1) 대사증후군(Metabolic syndrome)

(2) 음주(Alcohol)

(3) 약물남용(Drug abuse)

(4) 경구용 피임제(Oral contraceptive)

(5) 수면 중 호흡장애(Sleep-disordered breathing)

(6) 편두통(Migraine)

(7) 염증(Inflammation)

(8) 감염증(Infection)

3) 뇌졸중 발병 전 증상

(1) 갑자기 한쪽 몸의 팔, 다리 등이 힘이 빠지는 증상

(2) 한쪽 얼굴이나 몸에 감각이 없어지는 증상

(3) 말을 이해하지 못하거나 어눌해지는 증상

(4) 갑자기 한쪽 눈이 잘 보이지 않는 증상

(5) 의식이 혼미해지는 증상

(6) 머리 아프고 어지럽고 쓰러지려하는 증상

4) 아스피린의 뇌졸중 일차예방 효과

심뇌혈관질환 예방 위해 저용량 아스피린(75-325 mg, 1일 1회)의 사용을 추천합니다. 심뇌혈관질환 위험도 6-10% 이상인 경우 고위험군으로 분류할 수 있습니다. 장기간의 복용은 뇌출혈을 포함한 출혈부작용의 위험을 증가시키므로, 예방

에 대한 이득과 부작용을 검토하고 주의하여 사용하여야 합니다.

5) 뇌졸중 예방 생활지침

(1) 금연
(2) 기름지고 짠 음식 피하기
(3) 과식하지 않기
(4) 과음하지 않기
(5) 자주 걷고, 산행 등 체력관리
(6) 스트레스 해소하기
(7) 고혈압 환자의 경우, 혈압관리에 신경 쓸 것
(8) 당뇨 환자의 경우, 식이요법에 힘쓸 것

6) 급성기 치료

　병원 전 환자관리에서 뇌졸중 환자를 최단시간 내에 적정 진료가 가능한 병원으로 이송되도록 판단/시행해야 합니다.

7) 병원 전 처치

(1) 병력청취, 신체검사, 신경학적 검사, 진단적 검사를 실시하되 기본은 ABC를 체크

*기도, 호흡기, 산소공급(Airway, Ventilator, Oxygen Supply)

① 기도관리

의식저하 또는 호흡기계통의 장애를 보이는 환자는 기관내삽관이나 성문외기도기 등을 통해 적절한 전문기도관리가 시행되어야 하며, 연수마비로 인해 호흡장애가 우려되는 경우도 도움될 수 있습니다.

② 산소공급

저산소증이 없는 뇌경색 환자에서의 추가적인 산소 공급은 권장되지 않는다고 하나, 뇌졸중과 뇌출혈 환자에서의 산소공급은 개인적으로는 중요하다 생각합니다. 실제로 산소공급과 포지션만으로도 신경학적 증상이 이송도중 변화가 보일 정도로 좋아지는 경우도 있었습니다.

③ 급성기 뇌졸중의 초기검사는 신경학적 검사 외 호흡수, 맥박, 혈압, 체온 등 활력징후(vital sign) 체크

④ 초기 뇌졸중 중증도 평가 척도로 NIHSS* 사용을 권장

> *NIHSS (National Institutes of Health Stroke Scale) 미국 국립보건원 뇌졸중 척도
> 뇌졸중 환자의 중증도를 평가하고 환자의 예후를 예측하는 데 의의가 있으며 점수가 높을수록 환자의 중증도가 심하고 안 좋은 예후를 반영합니다. 의식수준, 주시(gaze), 사야(visual field), 안면마비, 상지운동능력, 하지운동능력, 팔다리 운동실조(ataxia), 언어, 감각, 구음장애(dysarthria), 운동소거(extinction)와 주 위력 소실 (inattention) 등 총 11개 항목으로 구성됩니다.
> 각 항목당 정상은 0점, 중증도에 따라 1-4점까지 점수가 부여됩니다.
> 임상상태가 심할수록 점수가 더 높고, 최대점수는 총 42점입니다.

⑤ 심전도 체크

ST분획상승 심근경색 이후 심장원인성 색전증의 발생 위험이 있는 경우(심방세동, 심장벽 혈전 등) 아스피린 등 항혈소판 제제와 항응고제 처치 필요합니다. 심장판막 질환, 협심증, 급성심근경색 등 심장질환이 뇌졸중의 발생률을 높입니다.

관상동맥 우회로 수술 시 고위험군에 해당됩니다(65세 이상고령, 관상동맥질환, 말초혈관질환, 일과성 허혈발작, 뇌졸중 병력, 청진상 경동맥 잡음 등).

(2) 허혈성 뇌졸중의 위험증가 요인
① 좌심방, 좌심실 혈전(Left atrial/ventricular thrombus)
② 심방 세동(Atrial Fibrillation)
③ 심방 조동(Atrial Flutter)
④ 1개월 이내 발생한 심근경색(Recent AMI, within 1 month)
⑤ 울혈성 심부전(Congestive heart failure)
⑥ 심장판막질환, 심근병증, 혈전성 심내막염 등

(3) 혈당검사 실시
혈당검사 중 저혈당이 발생한 경우, 포도당용액 투여를 통해 교정하여야 합니다. 그러나 특별한 이유가 없는 한 급성기 뇌졸중에서 포도당 용액의 투여는 권장되지 않습니다.

07. 쓰러짐(실신) 환자 평가와 처치

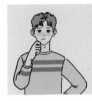

심정지가 아닌 상황에서 의식을 잃고 쓰러지면 어떻게 해야 해요?

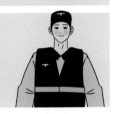

쓰러짐 환자는 아주 흔하게 접하게 됩니다. 하나씩 알아봐요~

　개인질병에 의한 환자 중 현장에서 많이 볼 수 있는 유형이며, 의식이 없는 환자로 보일 수 있습니다. 쓰러짐의 원인을 파악해야 하는 응급구조사로서는 약간의 긴장을 주거나 까다로울 수 있는 실신도 너무 자주 봐서 별 것 아닌 증상으로 간과할 수 있는데, 응급상황으로 이어질 가능성이 있기에 잘 알아 놓아야 합니다.

　실신은 일시적으로 의식이 소실되었다가 자발적으로 완전하게 다시 돌아오는 것을 말합니다. 이는 현기증(vertigo), 발작(seizures), 혼수 및 의식변화(coma and state of altered consciousness)와 구분됩니다. 응급실 방문환자의 1-2% 이상을 차지하며, 병원 입원은 6% 정도를 차지한다는데, 통계적으로 보면 전체 인구의 20-40%가 일생 중 한번쯤은 경험한다고 합니다. 그리고 사람이 실신하는 흔한 이유는 직립

보행 때문이라는 말이 있습니다. 뇌가 심장보다 위에 있다 보니 뇌로 충분한 혈액을 보내려면 심장이 제 역할을 잘해야 하는데, 그렇지 못한 경우 실신을 한다는 것입니다. 이 말을 입증이라도 하듯 네 발로 걷는 동물들은 실신하는 일이 없다고 합니다. 목이 엄청 긴 기린은 피부가 엄청 단단해서 혈액이 주위 정맥으로 새지 않도록 짜주는 역할을 해서 실신을 안 한다니 재미있는 사실입니다.

1) 병력(history)

실신 발생 후 가능한 빠르고 정확한 병력 조사하는 것은 정확한 진단을 위해서 중요합니다. 환자들은 의식이 돌아온 후 당시 사실에 대해 정확하게 기억하지 못할 수 있습니다. 목격자가 주변에 있다면, 의식소실 시 일어난 사건이나 시간, 발작 등 파악하는 데 도움이 됩니다.

*가장 중요한 질문
"쓰러진 것이 기억나세요?"

(1) 실신의 형태, 발작 또는 반복적 발작
뇌 혈류량 변화에 따른 반응성 실신인지 기립성 저혈압에 의한 것인지, 부정맥 등의 심인성 실신인지 발작의 증상이 있는지 확인합니다.

(2) 환경적 요인(Environment)
① 누워 있다가 일어났을 때, 짧은 전구 증상이 있거나 전구 증상이 없는 경우, 심장성(cardiac)
② 2분 이내에 서 있던 경우, 체위성 저혈압(postural hypotension)
③ 통증 또는 정서적 불안의 스트레스로 인한 긴 전구증상과 발한, 메스꺼움이나 구토와 같은 증상이 동반된 경우, 미주신경성(vasovagal), 부정맥(arrhythmia)
④ 머리 회전 또는 움직임(carotid sinus sensitivity)
⑤ 화장실 다녀온 뒤, 배뇨 또는 배변에 의한 실신(micturition or defecation syn-

cope)

⑥ 기침(cough syncope)

*전구증상(premonitory symptoms)
어떤 질환의 증후(symptom)가 나타나기 전에 일어나는 증상을 전구증상이
라 합니다. 쓰러질 것 같은 느낌, 어지러운 느낌, 주변이 나를 돌고 있는 느낌 등
전구증상을 느낄 수 있으며 몇 초간 지속되는 경우에는 부정맥에 의한 실신을
의심할 수 있습니다. 수분 이상 지속되는 경우 <혈관 미주신경성 실신>을 의심
할 수 있습니다.

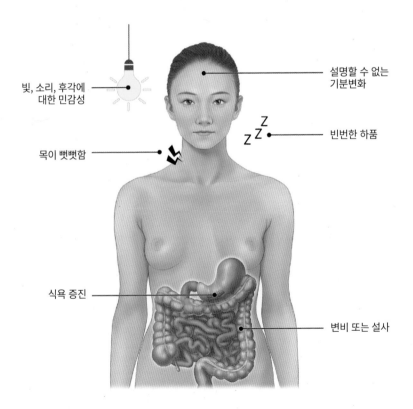

빛, 소리, 후각에
대한 민감성

목이 뻣뻣함

식욕 증진

설명할 수 없는
기분변화

빈번한 하품

변비 또는 설사

(3) 실신하는 동안 무슨 일이 있었나?

쓰러지거나 외상이 발견될 수 있습니다. 무산소성 경련(anoxic jerks)으로 인한 실신은 가벼운 긴장 간대 발작(tonic-clonic activity)이 수초간 지속되어 뇌전증과의 감별이 필요할 수 있습니다.

무발작성 뇌전증(간질)이 실신처럼 보일 수 있습니다.

(4) 실신 후 무슨 일이 있었는가?

전신 발작 후, 오랫동안 정신이 혼미한 상태가 됩니다. 발작 후 편마비처럼 신경학적 장애가 나타날 수 있으며(Todd's palsy), 편마비는 일과성 허혈/뇌졸중(TIA/stroke)을 의미합니다. 응급구조사는 실신 후 증상 중 이를 간과하지 말아야 할 것 같습니다.

(5) 의학적 및 약물복용 병력

노인환자에서 많은 약을 한번에 먹거나 약물의 상호작용을 고려해야 합니다. 협심증, 심부전 치료제로 사용하는 항고혈압제와 혈관확장제는 기립성 저혈압을 유발하며, 향정신성 약물은 QT간격을 연장시킨다고 합니다.

2) 검사(Investigations)

(1) 침상검사(Bedside investigation)
① 모든 환자에서 혈당 및 심전도검사를 해야 하며, 심전도 모니터링은 간헐적(발작성) 부정맥을 확인할 수 있습니다.
② 소변검사(요로감염 확인)
③ 임신 가능 시 임신반응(HCG 검사)
④ 복부 초음파검사(복부 대동맥류 확인)

현장에서는 혈당과 심전도 등을 생략하는 경우가 많은데, 그래도 해볼 수 있는 최소한의 검사라고 생각합니다. 발작이 의심된다면 병원에서의 Brain CT 검사가 필요합니다.

(1) 혈관미주신경(신경-심장성 실신) Vasovagal (neurocardiogenic) syncope

혈관미주신경 실신은 실신의 40% 차지하는 원인입니다.

스트레스, 음식과 음료 등 영양분 섭취 부족 시 발생하며 일반적으로 발한과 메스꺼움, 어지럼증을 호소합니다. 고령환자는 이런 증상이 없거나 짧을 수 있습니다. 미주 부교감신경의 항진은 서맥을 유발하며, 심박출량이 떨어지면서 신체는 보상기전으로 교감신경의 작용을 통해 빈맥을 유발시키고 혈관수축력을 떨어트려 일시적으로 대뇌 관류의 손실을 발생시킵니다. 환자가 쓰러지면 정맥 환류량이 증가되어 심박출량이 복원됩니다.

피를 보거나 사고를 목격하여 놀람, 두려움 등의 감정적 자극에 노출되거나, 탈수 및 공복과 동반된 열 실신(heat syncope), 통증이 심한 병을 앓거나 신체 손상으로 인한 통증과 공포감 등이 원인이 될 수 있으며, 다른 말로 혈관억제성 실신이라고도 합니다.

(2) 체위 저혈압(Postural hypotension)

정상적인 상황에서 누워있거나 앉거나 서 있는 등의 움직임으로 심박동수와 혈압, 대뇌 관류에 영향을 미칠 수 있습니다. 혈관확장제(vasodilators)나 자율신경 기능장애(autonomic dysfunction, 당뇨나 파킨슨병 등)는 정상적 움직임에 따른 보상작용이 잘 이루어지지 않아 실신을 유발합니다.

이는 전체 실신의 원인 중 30% 차지합니다. 원인이 밝혀지지 않는 경우도 30%에 달합니다.

(3) 심경심장성실신(neurocardiogenic syncope)

미주신경선실신의 일종이며 건강한 소아와 청소년에게 발생합니다. 좌심실 자체가 신경계를 통한 실신의 기원이 되는 경우로, 주로 좌심실 아래, 뒤쪽에 위치하는 심장내막기계수용체가 활성화되면 혈관확장과 서맥 유발합니다. 청소년기 몸이 준비되지 않은 상태에서 격렬한 운동을 갑자기 할 경우에 나타납니다.

(4) 운동기인성실신(exercise-induced syncope)

에어로빅이나 뜀뛰기 같은 운동을 할 때 발생합니다. 구역이나 다른 실신성 증상들이 나타납니다. 운동을 중단하거나 스스로 정해 놓은 적절한 수준 이상의 운동을 하지 않으면 실신을 막을 수 있습니다.

(5) 배뇨실신(micturition syncope)

주로 남자에게 나타나고, 고령자뿐 아니라 젊은 사람에서도 밤에 자다가 일어나서 소변을 보다가 배뇨실신이 발생할 수 있습니다. 실신은 배뇨가 끝날 무렵이나 배뇨 후 조금 지나서 나타납니다.

의식소실은 매우 급격히 발생하고 회복도 갑자기, 완전하게 이루어집니다.

방광이 가득 차면 반사적으로 혈관수축이 일어나는데 이 상태에서 갑자기 방광을 비우면 혈관확장이 일어나서 실신을 유발할 수 있습니다. 음주, 배고픔, 피로, 상기도 감염 등이 흔한 선행요인이 됩니다.

응급구조사는 뇌혈류량을 최대한 늘리기 위해 앉아 있는 경우에는 머리를 양무릎 사이에 내리고, 누워 있는 경우 다리를 들어올려야 합니다. 꽉 조이는 옷은 느슨하게 풀어주고 구토를 대비해서 머리도 측면으로 돌리고, 기도도 막히지 않도록 합니다.

4) 주의사항

(1) 빈맥성 부정맥이 발생하기 쉬운 상태: 선척적 또는 후천적 긴 QT증후군(>460 m/sec)

(2) 짧은 PR간격(<120 m/sec)과 불명확한 QRS군(delta파)이 관찰되는 경우(Wolff-Parkinson-White-syndrome, 심방과 심실 사이에 부전도로가 있는 경우)

(3) 우차단각과 V1-3lead에 ST상승이 함께 있는 경우(Brugada syndrome*)와 짧은 QT간격(<300 m/sec)이 있는 경우

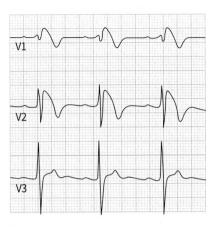

* 부루가다증후군(Brugada syndrome)
돌연성 심장사의 약 5%에서 기질적인 심질환이 동반되지 않으면서 심인성 급사가 나타나는 경우를 말하며 특발성 심실세동(idiopathic ventricular fibrillation)으로 분류되는 질환입니다. 호흡이상이나 경련, 심계항진, 어지럼증, 휴식이나 수면 시 실신, 빠른 심실 빈맥이나 심실세동에 의한 급사 등이 발생할 수 있습니다.

5) 실신을 원인으로 분류

(1) 반사실신: 미주신경성
(2) 신경-심장성: 심장 구조이상 또는 부정맥
(3) 기립성 저혈압: 자율신경계 질환이나 구토, 설사, 탈수, 혈압저하 유발하는 약제 등

위의 원인들이 대뇌 혈류량 감소시켜서 발생하며, 이외의 저혈당은 뇌세포의 에너지원인 포도당 농도가 떨어져 발생합니다. 과호흡은 뇌혈관의 과도한 수축에 의하여, 뇌전증은 뇌세포 자체 이상으로 발생합니다.

🧍 6) Tip

(1) 수분 섭취가 적어 체액이 부족한 경우(특별한 질환이 없어도 발생 가능)
따라서, 물을 많이 먹는 것이 도움될 수 있습니다(하루 약 2 L 수분 섭취).

(2) 자율신경병증에 의한 기립성 저혈압에 의한 실신이 잦을 경우
음식을 짭짤하게 먹거나 아침에 죽염 1티스푼을 충분한 물과 함께 삼키면 도움된다고 합니다.

(3) 고정식 자전거운동과 같은 하지 근육 강화 근력도 예방 효과가 있습니다.

병원 이송하는 동안, 환자가 깨어나거나 이송시간이 지연되어 보호자가 같이 탄 경우, 이런 정보들을 얘기해주면서 안정을 도모해주면 뻘쭘하고 긴장된 구급차 내 분위기를 조금 바꿔주는 데 도움이 될 수 있을 것 같습니다.

참고문헌

- Adult Emergency Medicine
- Understanding Syncope
- 네이버 지식백과
- 현대인의 신경계 질환_실신 by 오지형 교수
- 2017 ACC/AHA/HRS guideline for the evaluation and management of patients with syncope

08. 발작(Seizure)

뇌전증(간질)에 의한 발작 외에도 다른 종류가 있나요? 보통 주변에 물건을 치우고, 기도 확보를 위해 고개를 돌려줘야 한다고 배웠어요.

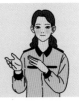
네~ 맞아요! 그런데 뇌전증 외에도 종류가 다양합니다. 그 특성과 처치법에 대해 알고 있으면 도움이 될 것입니다.

　발작 증상은 현장에서 생각보다 흔히 볼 수 있습니다. 그러나 환자에 대한 검진이나 발작의 원인을 찾기 어렵고 많은 사람 앞에서 발작하는 경우, 심리적으로 수치감을 느낄 수 있습니다. 환자 본인이 숨기고 싶어하기에 난감한 상황이 벌어지기도 합니다. 그래서 문진을 하면, 주로 과거력이 없다고 얘기하는 경우가 많습니다.

　발작이란? 통제되지 않는 전기신호로 인해 나타나는 증상을 말하는데, 뇌의 신경세포가 비정상적으로 과다 방전되어 의식과 감각, 자율신경계에서 이상이 발생하며 뇌전증이 있는 환자에서 흔히 발생합니다. 보통은 전형적인 패턴 없이 갑작스럽게 발생하며, 공공장소에서 더 많이 일어납니다.

병원 이송 전에 증상이 대부분 사라지기 때문에 원인파악 자체가 어렵고 난감합니다.

전신발작은 환자가 의식을 잃고, 몸의 긴장도가 증가된 상태이며, 모든 근육들의 율동적인 수축 운동을 반복합니다. 부분발작은 뇌의 부위에 따라 다양한 운동 및 감각장애를 보입니다.

일차발작은 병태생리가 없는 환자에서 발생하고, 이차발작은 병태생리 때문에 발생합니다.

1) 발작의 종류

발작은 크게 간질성 발작과 비간질성 발작으로 나눌 수 있습니다.

(1) 간질성 발작

간질성 발작은 명백한 유발 인자가 없고, 2회 이상 반복적으로 발생합니다.

간질은 다른 말로 뇌전증이라 하며, 발작(seizure)을 유발할 수 있는 신체 이상(전해질 불균형, 산-염기 이상, 요독증, 알코올 금단현상, 심한 수면박탈상태 등) 없이 발작이 2회 이상 반복적으로 발생하는 질환군을 말합니다.

(2) 비간질성 발작

비간질성 발작의 경우, 감염이나 머리 손상, 약물 반응 등의 유발인자에 의해 뇌를 일시적으로 자극하는 상태에서 나타날 수 있으며 다른 말로 '열성 발작'이라 부르기도 합니다.

(3) 부분 발작

① 단순부분발작(simple partial seizure)

대뇌 일부분에서 시작되며 대뇌 전반으로 퍼지지 않으며 의식이 유지되는 것이 특징입니다. 한 쪽 손이나 팔을 까딱까딱하거나 입꼬리가 당기는 형태의 단순운동부분 발작으로 한쪽 얼굴, 팔, 다리 감각이상 등이 있습니다.

② 복합부분발작(complex parital seizure)

의식 장애와 반복적인 행동이 특징입니다. 흔히 초점 없는 눈으로 멍하니 한곳을 쳐다보면서 입맛 다시거나 주변 사물 만지작거리는 모습이 관찰됩니다. 본인은 이러한 행동을 한 것을 기억하지 못합니다.

③ 부분발작에서 기인하는 이차성 전신발작(partial seizure with secondary generalization)

위의 두 발작처럼 보이나, 쓰러지면서 전신이 강직되고 얼굴에 청색증이 초기에 나타나며 시간이 흐른 뒤 팔다리 규칙적으로 떠는 형태로 증상이 진행됩니다. 뇌전증의 발작 형태입니다.

(4) 전신 발작

① 소발작(결신발작, absence seizure, petit mal)

주로 소아에서 발생합니다. 전조증상 없이 멍하게 앞이나 위를 바라보거나 고개 숙이는 행동으로 대개 수십 초를 넘기지 않습니다.

② 전신강직간대발작(대발작, generalized tonic-clonic seizure, grand mal)

전신발작 도중 가장 흔한 형태입니다. 정신 잃고 호흡곤란, 청색증, 고함 등이 나타내면서 전신이 뻣뻣해지고 눈동자와 고개가 한쪽으로 돌아가는 강직현상 나타납니다.

③ 근육간대경련발작(myoclonic seizure)

빠르고 순간적인 근육의 수축이 한쪽 또는 양쪽 팔다리와 몸통에 반복되는 것이 특징입니다. 불규칙적인 근육 수축 일어나며 식사 중 숟가락 떨어뜨리는 형태입니다. 저산소성, 뇌손상으로 뇌전증 발작과 연관이 있습니다.

2) 원인

열성경련의 5% 정도가 향후 뇌전증으로 발생 가능하고, 뇌전증 위험도에서 뇌종량, 뇌성마비, 거미막밑출혈(SAH), 뇌염, 중증외상 뇌손상도 높은 위험도에 속합니다.

실신/허탈(Syncope/collapse), 저산소증, 저나트륨혈증과 저칼슘혈증 등의 대사성 원인(Hypoxia metabolic) 등의 원인과 가성발작은 비-뇌전증성 발작을 말하며 전신발작과의 감별 자체가 어렵습니다.

3) 증상

전조증상(aura)은 환자 자체가 발작이 일어날 것 같다는 느낌을 받습니다.

빛(Light) 공포증, 이상한 냄새나 맛을 느끼거나 안전부절하지 못함, 홍조, 열, 경부 경직 등의 증상을 보입니다. 발작의 시간은 약 1~2분간 지속될 수 있습니다.

발작 후에는 두통, 근육통, 혼란, 극심한 피로나 근육통 등을 호소할 수도 있습니다. 일부 환자에선 발작 후 기억상실로 발작 동안 무슨 일이 있었는지 대부분 기억하지 못합니다.

4) 발작의 조절

ABC를 확인하되 기도확보를 위해 입을 강제로 벌리려고 시도하면 안 됩니다. 의식변화가 생긴 상태에서 입에 무는 악력에 의해 손가락이 절단되는 사례도 있었습니다.

만약 상기도의 폐색이 의심되면 입인두 기도기(OPA)나 코인두 기도기(NPA)를 삽입합니다. OPA를 물림보호대(Bite Block) 대용으로 사용할 수도 있습니다.

기도기의 적용이 손상을 주지 않을 것을 환자에게 확인시켜 줍니다.

Reservoir mask를 이용해 100% 산소를 공급합니다. 혈당을 측정하고 의료지도를 받아서 처치해야 하는데, 4 mmol/L 이하면, 50% 포도당액 50 mL를 IV하거나 글루카곤(glucagon)을 근육주사(IM) 합니다.

병원에서는 미다졸람(Midazolam) 10 mg 구강투여, 디아제팜(Diazepam) 10 mg을 직장투여(rectal) 10분 안에 발작 멈추지 않을 경우, 로라제팜(Lorazepam) 4 mg IV, 디아제팜(Diazepam) 10 mg IV 등의 벤조디아제핀계 약물 추가 용량을 사용하게 됩니다.

5) 검진(Examination)

실신과 같이 발작에서도 발작이 일어난 현장에서 가능한 빠른 병력청취가 중요합니다.

발작으로 발생할 수 있는 두부외상이나 패혈증, 전신질환 및 약물중독의 징후 등을 찾습니다. 발진이나 경부 강직 증상으로 뇌수막염이 의심되면 항생제 처치가 이루어져야 합니다.

젊은층에서의 심장질환(특히 빠른 부정맥)
노인층에서의 심장질환(특히 느린 부정맥)

체위성 저혈압과 판막질환 등도 중요합니다. 전신발작 직후에 족저반사(plantar reflex)나 족간대성 발작(ankle clonus) 발생 가능합니다. 뇌전증 발작의 원인인자에는 전해질 불균형과 산염기 이상, 요독증, 알콜 금단현상, 수면박탈상태 등도 해당되며 Brain MRI 검사에서 뇌전증을 일으킬 병리적 변화가 존재하면 뇌전증으로 분류됩니다.

기관삽관을 시행한 환자의 약 25%는 가성간질발작(pseudo-seizure)입니다.

혀를 깨무는 경우, 양측보다 끝부분을 깨무는 경우가 많고, 주로 전신간질발작에서 일어납니다. 전조증상에서 주요 원인은 항발작제의 용량이 바뀌거나 약 자체의 상호작용 때문입니다.

(1) 혈당검사 및 심전도 검사

(2) 외상이나 두개강 내 출혈, 저산소증, 교상 등 확인

(3) 위의 흔한 질환에 대한 종류와 특징 파악하고 발작 동안은 주변에 있는 구조물에 의해 이차손상 받지 않도록 합니다.

ABC + 혈당검사 + 심전도 + IV 처치

(4) 약물치료 즉시 시작할 것을 권유하는 사항들
① 뇌파검사에서 뚜렷한 뇌전증파 관찰될 때
② 뇌에 구조적인 이상이 있을 때(뇌 MRI에서 병리적 변화가 확인되는 경우)
③ 신경학적 진찰에서 이상 징후가 발견될 때
④ 뇌전증 발작의 가족력이 있을 때
⑤ 과거력 조사상 뇌염 혹은 의식 소실 동반한 외상이 있을 때
⑥ 현재 활동성 뇌감염 앓고 있을 때
⑦ 첫 번째 발작이 뇌전증중첩증으로 나타날 때 항경련제의 투약과 뇌전증 치료가
　동반되어야 합니다.

09. 안과 질환에 대해 알아봐요

저희 할머니가 백내장이 있으세요. 말씀은 안하셔도 엄청 불편해 보이는데, 백내장과 녹내장은 어떤 차이가 있어요?

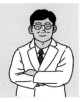

할머니께서 불편하시겠네요. 백내장, 녹내장을 포함해 안과 질환에 대해 정리해 볼게요.

눈의 구조는 카메라와 비슷해서, 렌즈, 필름, 셔터 역할을 하는 부분이 있습니다. 그 렌즈(수정체)가 흐려지는 병이 백내장입니다. 색맹은 망막세포의 이상으로 생기며, 눈 안에 순환해야 할 물이 고이면서 압력이 올라가 시신경에 손상을 주는 것이 녹내장입니다.

1) 백내장

카메라의 렌즈 역할을 하는 수정체가 흐려져서 생기며, 수청체는 빛을 굴절시켜 망막에 초점을 맺히게 하는데 흐려지면 상이 제대로 생기지 않습니다. 염증이나 당뇨가 원인이기도 하지만, 90% 원인은 노화입니다. 시력감소와 함께 낮에는 눈부심이 동반되는 경우가 많고 정도에 따라 어두운 곳이나 밤에 잘 보이기도 합니다. 사물이 두개로 겹쳐보이는 증상인 단안 복시현상이 발생할 수 있으며, 일상생활에 불편을 느낄 정도라면 수술적 치료를 고려해봐야 합니다.

자외선 차단 선글라스 착용과 함께 루테인, 아연, 비타민C, 비타민E를 꾸준히 섭취하면 수정체의 노화방지와 백내장 예방에 도움이 됩니다.

2) 색맹

사람의 눈은 빛의 반사로 물체를 봅니다. 색맹은 망막세포의 이상으로 생기지만 색을 감지하는 시세포에 문제가 있어도 색의 정보가 뇌로 전달되지 않을 수 있습니다.

망막에 있는 시세포는 간상세포와 원추세포로 구분되는데, 간상세포는 어두운 곳, 흑백을 구별합니다. 원추세포는 밝은 곳과 색깔을 느끼며, 빨간색, 파란색, 녹색을 흡수하는 세포를 갖고 있습니다. 망막에 맺힌 상은 시세포를 통해 머리 뒤쪽에 대뇌피질의 시각령으로 전달됩니다.

3) 안구건조증

눈물을 만드는 역할을 하는 눈물샘은 눈꺼풀 안쪽에 있으며, 매일 0.6 g의 눈물을 흘립니다. 안구건조증이란 이 눈물이 말라서 눈이 뻣뻣해지는 것을 말합니다. 눈물은 안구와 눈꺼풀의 움직임을 원활하게 하고 먼지를 씻어내며, 각막은 각막내피와 상피, 고유층 등 3개로 구성되는데, 눈물도 3개 층의 구조를 갖고 있습니다. 유성막과 누액층, 그리고 접착성이 강한 단백질입니다.

이물감, 뻣뻣함, 따끔거림, 안구피로, 안구작열감, 이유 없이 자주 충혈되는 증상 등이 발생합니다.

인공눈물 점안, 마사지 요법, 레이저 치료 등의 치료방법이 있으며 실내에서는 에어컨이나 선풍기를 멀리하고 가습기를 틀어놓는 등 환경을 건조하지 않게 하는 것이 도움됩니다. 또한 오메가3, 베타카로틴, 비타민A를 꾸준히 섭취하면 눈의 피로를 줄일 수 있으며 건조증 개선에도 도움이 됩니다.

4) 녹내장

눈에는 세포에 영양분을 주는 투명한 액체가 있는데, 각막과 수정체 사이 0.25-0.3 cc 정도의 양입니다. 이 물의 흐름이 나빠져서 안구 속에 고이면 눈 안의 압력이 높아지는데 지나치게 높아지면 시세포가 눌려서 시력이 저하됩니다. 회복할 수 없는 가장 치명적인 실명의 원인이기도 합니다.

심해질 경우 시신경이 완전히 파괴되어 실명하게 되는데 이것이 녹내장입니다. 눈에서 뇌로 이어지는 시신경은 120만 개가 넘으며 손상을 입게 되면 늘어날 수 있습니다.

정상적인 안구 내압 값은 10-20 mmHg입니다. 한쪽 눈 또는 양쪽 눈의 안압이 상승하면 일시적으로 시력이 저하되고 두통, 안구통증, 메스꺼움, 구토, 시야좁아짐 등의 증상이 발생합니다. 안압을 떨어뜨리는 방법으로는 약물요법과 레이저 치료와 수술 치료 등이 있습니다. 조기검진을 통해 빠르게 발견하는 것이 예후에 좋고, 안압을 건강하게 유지하는 것이 중요합니다.

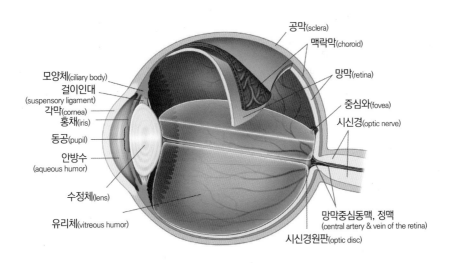

PART 04 | 응급구조사가 알아야 할 임상정보 [외과]

01. 머리(두부) 손상 환자에 대한 응급처치

머리가 다쳤을 때는 어떤 처치를 해야 해요?

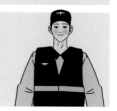

외상파트 중 머리가 다쳤을 때부터 알아봐요!

우리나라에서 가장 흔한 사고인 교통사고, 높은 곳에서 떨어져 다치는 추락(떨어짐) 사고, 둔기에 의한 폭력범죄, 넘어짐에 의한 손상 등 다양한 원인에 의해 머리 외상이 발생합니다.

여성보다 젊은 남성에서 많고, 노인이나 어린이의 경우에도 외상의 위험성이 높습니다.

특히, 우리나라는 음주에 의한 머리 외상이 일상적인 경우보다 약 40%의 가능성이 높다고 합니다. 두피 부위만 찢어지는 열상과 부종이 흔하지만 두개골에 금이 가거나 머리뼈 안쪽으로 함몰되는 골절이 발생하기도 하고, 뇌부종과 뇌출혈 등이 발생하기도 합니다. 뇌좌상은 가장 흔한 뇌손상의 유형으로 전두엽과 측두엽, 후두엽 순으로 많이 발생하고 둔상 부위나 반대편에서 지주막하 출혈을 동반하기도 합니다. 뇌출혈은 수일 후에 발생할 수도 있으니, 두통과 이상증상이 지속될 경우 CT검사를 위해 병원방문을 꼭 권유해야 합니다(보통 24-28시간 이후).

8개의 뼈로 이루어진 두개골은 두껍고 단단하며 겉은 피하조직과 피부로 덮여 있고, 두개골 내부에는 여러 겹의 막이 있어 뇌를 보호하고 있습니다. 뇌의 무게는 약 1,300-1,500 g이며, 연막, 지주막, 경막으로 둘러쌓여 있고 지주막과 연막 사이인 지주막하 공간에는 약 150 mL 정도의 뇌척수액이 순환합니다.

이렇게 보호함에도 불구하고 외상에 의한 손상이 발생한다면, 뇌압의 상승과 함께 두통과 함께 메스꺼움과 구토 증상이 보이기도 합니다. 만약 의식의 변화가 일어날 경우 잠깐 의식을 잃고 쓰러졌다가 다시 되찾으나 기억을 하지 못하는 뇌진탕 증상을 겪기도 하고, 심한 두부 손상인 외상성 뇌손상(traumatic brain injury)을 겪기도 하는데 이를 줄여서 'TBI'라는 용어를 많이 사용합니다. 외상성 뇌손상의 경우, 일차 손상과 이차 손상으로 나눌 수 있는데 일차 손상은 외부의 충격을 받자마자 발생하며 이차 손상의 경우 몇 분에서 수일 후에 발생하는 경우도 있습니다.

이때 뇌출혈이 발생하면서 예후가 안 좋아질 수 있는데 사고의 경위와 의식상태를 평가, 기도 확보 및 경부고정 후 저산소증 여부와 혈압측정을 통해 저혈압의 경우 정맥주사를 통해 신속하게 교정하는 것이 좋습니다.

의식 소실, 기억력 장애, 구토 및 경련, 동공움직임의 변화, 머리뼈 골절 등의 증상이 보일 경우, 고위험군에 속하며 대부분 GCS 13점 아래일 확률이 높습니다. 수술의 가능성을 두고 이송할 병원을 선택해야 합니다.

1) 두부 외상환자 평가

(1) 의식평가: AVPU 또는 GCS 계산

(2) ABC: 저산소증의 경우 심한 손상과 함께 사망률이 증가할 수 있기에 산소 투여 및 환기

필요시 기관내삽관 등을 포함한 기도관리가 필요합니다.

혈압평가 시 수축기 혈압이 90 mmHg 이하라면 예후가 안 좋기 때문에 정맥로 확보를 통해 수액을 투여합니다. 정상혈압을 유지하도록 해야 합니다.

(3) 이차평가 및 AMPLE에 의거한 과거력 조사

AMPLE 문진(Allergy 알레르기 이력, Medication 복용 중인 약제, Past history & Pregnancy 과거병력, 임신여부, Last meal 마지막 식사, Event 부상상황)

(4) 신경학적 재평가

동공에 직접적인 외상이 있는지 살피고, 동공의 크기와 반사를 평가합니다.

양측 모두 움직이지 않고 산대되어 있으면 뇌조직으로의 관류가 원활하지 못하거나 뇌출혈 등으로 뇌압이 상승한 상태로 응급 수술이 필요한 경우도 있습니다.

운동기능의 변화는 뇌와 척수 그리고 말초신경의 손상을 의미합니다. 의식이 없을 경우 통증 자극을 주어 평가하고, 제피질 자세(Decorticate Posturing)는 중뇌의 손상, 제뇌 자세(Decerebrate posturing)는 중뇌 하부의 손상을 의미합니다.

이후 이차평가를 진행합니다.

(5) 약제투여나 조치

만니톨(뇌압증가 시), 항경련제, 중등도와 호흡법

(6) 방사선 진단법

CT scan, 혈관조영술

2) 환자 처치

(1) 두피 열상의 경우 다량의 출혈이 발생할 수 있으므로 상처 소독 후 드레싱 처치를 진행하고 가장 좋은 것은 바로 피부를 봉합하는 것입니다. 상처의 길이와 깊이를 체크하고 붕대나 거즈 등 고정할 때, 머리카락에 의해 떨어지거나 벗겨지지 않도록 주의합니다.

⑵ 두개골 골절이 발생하더라도 50%의 환자에서는 의식소실이나 신경학적으로 이상증상이 발생하지 않을 수 있기 때문에 두피를 관찰하기 전에 꼭 멸균장갑을 착용하고 상처부위를 확인합니다. 개방성 골절이나 함몰 골절의 경우 뇌 속으로 들어가거나 압박하지 않도록 처치합니다.

특히 함몰 골절은 두개내 손상과 함께 감염이나 경련 등 가능성이 높기 때문에 빠른 이송이 필요합니다.

⑶ 두개골 기저부 골절의 경우 3.5−24% 미만에서 발생하는데 귀를 통해 뇌척수액이 나올 수 있으니 거즈나 기름종이를 통해 더블링 징후(Double ring sign)를 확인하거나 당(Glucose) 레벨을 측정하여 뇌척수액의 유출 여부를 평가해볼 수 있습니다. 또한 청력감소나 어지럼증, 두통을 동반할 수 있으며 배틀씨 징후(유양돌기 반상출혈), 너구리 눈(안와주위 반상출혈) 등의 징후가 특징적으로 발생합니다. 외상 발생 1시간 이후에 발생하기 때문에 현장에서 확인하는 경우가 어려울 수도 있지만, 두부 외상환자 발생 시 항상 염두에 두어야 하는 요소들입니다. 환자가 응급실에 도착하기 전에 가능한 조속히 신경외과 의사와 연락을 취합니다.

⑷ 쇼크는 적극적으로 처치해야 하는데, 소생술 시 생리식염수나 락테이드 링거액(Riger's lactate solution)과 같이 포도당이 포함되지 않은 수액제를 사용합니다. 혈액량이 부족하거나 과수화(overhydration)되지 않도록 하며, 정상 혈액량을 유지합니다. 혼수상태인 경우 기관내삽관술로 기도를 확보합니다.

⑸ 환자의 신경학적 상태를 반복, 점검하여 기록합니다.

02. 가슴(흉부) 손상에 대한 응급처치

가슴이 다쳤을 때는 어떻게 처치해야 하죠?

가슴부위 외상환자에서 특징적인 상황을 알아볼까요? 응급상황에서 알아야 할 흉부손상에 대해 정리해봅니다.

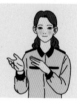

다양한 원인으로 외상에 의해 가슴부위에 손상이 발생할 수 있습니다. 외상에 의한 사망 중 약 25%가 가슴부위 손상입니다. 가슴에는 흉추(가슴뼈)를 중심으로 폐, 심장, 기관, 대동맥 등 장기가 분포되어 있습니다.

흉추는 늑골과 관절로 연결되어 척추보다 약 2.5배 더 견고하지만 척추는 척수강이 좁고 신경다발이 손상될 경우 완전마비와 함께 폐병변이 발생할 수 있기 때문에 예후는 좋지 않습니다.

그 외에도 관통상의 경우, 기흉과 함께 약 75% 이상은 혈흉이 동반되고 특이하게도 약 30%의 환자는 복부의 손상도 동반되는 경우가 있다고 알려져 있습니다. 급성 호흡곤란이 있는지 파악하는 것이 중요합니다. 쇼크와 함께 의식저하, 늑골

골절, 기흉과 혈흉의 가능성을 염두해야 합니다.

경험상 팔, 다리 등의 다른 신체부위에도 다발성 손상을 입은 경우가 있는데 ABC에 집중해야 합니다. 초기 소생에는 기도확보와 환기가 중요합니다. 그런 후 생명을 위협하는 손상부터 빠르게 파악하고 처치해야 합니다. 이에 해당하는 흉부손상은 아래와 같습니다.

1) 긴장성기흉(tension pneumothorax)

폐손상이나 흉벽 천공으로 인하여, 흉강 내로 유입된 공기가 외부로 방출되지 않아 흉강내압이 계속 증가하여 심장을 압박하고 종격동이 반대로 밀리면서 정상적인 폐도 압박하여 호흡 및 순환장애를 일으키는 상태를 말합니다.

이로 인하여 발생하는 임상적인 소견이 호흡곤란, 혈압감소, 경정맥의 확장, 호흡음 감소, 타진 시 공명음, 기관지 편위 등입니다.

긴장성 기흉이 의심된다면, 제2늑간의 쇄골 중앙선(mid clavicle line)으로 14-16 gauge needle을 삽입하여, 공기제거를 통해 흉강내압을 낮춥니다. 단, 주사바늘에 10 cc 주사기를 부착하여 삽입하고, 주사기로 공기가 흡입되면 주사바늘로부터 주사기를 제거합니다. 그러나 주사기로 공기가 흡입되지 않으면, needle과 주사기를 제거하고 다른 손상 여부를 검사합니다. 이는 긴박한 상황에서의 일시적인 응급처치이므로, 응급실 도착 후 시간적 여유를 갖고 흉관삽입술을 시행해야 합니다.

순환상태가 좋아질 때까지 X-ray 검사하느라 시간을 지체하면 안 됩니다.

2) 연가향 흉부(flail chest) = 동요가슴

늑골골절이 여러 개면서 골절이 분절(segmental)골절인 경우 발생하며, 늑골의 늑연골 연결이 격리되면서도 발생할 수 있습니다. 연가양 흉부(동요가슴)는 흉벽 운동이 정상적으로 수행되지 못하며, 심부의 폐조직이 손상되므로 저산소증을 유발하는 경우가 많습니다. 임상적으로는 흡기 시에는 흉벽이 함몰되고 호기 시에 흉벽이 팽만됩니다.

손상측과 정상측의 흉벽을 비교하면, 호흡에 따른 흉벽 운동이 상호 반대로 움직이는 것이 관찰됩니다. 촉진상에서는 골염발음(bony crepitus)이 나타나며, 방사선 검사에서는 다발성 늑골골절을 관찰할 수 있습니다. 흉벽의 기운동만으로는 저산소증을 유발하지 않습니다.

그러나 호흡 시 환자는 심한 통증을 느끼므로 정상적인 호흡을 하지 못하며, 늑골골절에 의한 폐조직의 손상으로 인하여, 호흡부전증의 증상이 나타날 수 있습니다.

치료는 우선 진통제 투여로 통증경감시키면서, 산소를 투여합니다.

적극적인 호흡처치를 시행하지 않아도 되는 경우가 있지만, 저산소증 예방을 위해 인공호흡기를 이용한 단기간의 인공호흡을 시행하는 것이 바람직합니다.

Flail chest

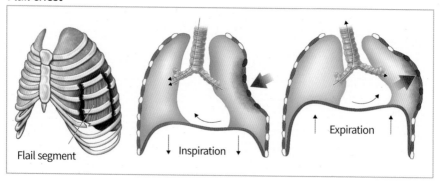

Flail segment — Inspiration — Expiration

👤 3) 심장압전(cardiac tamponade) = 심장눌림증

주로 심장이나 대혈관의 파열로 인하여 심낭으로 혈액이 유입되면서 심장의 수축기능을 감소시켜 심박출량이 감소하는데 주로 둔상이나 관통상 등 외상에 의해 발생됩니다. 심낭은 견고한 막으로 되어 있으며 혈액이 유입되면 심장이 압박됩니다. 그러면 심장으로의 혈액 유입이 감소하여 심박출량이 감소되어 혈압이 저하됩니다. 전흉부의 둔탁한 압박으로 우심방의 파열을 일으킬 수 있습니다.

*특징적인 임상증상으로는 'Beck's triad(경정맥 팽대, 심음 감소, 혈압 저하)'가 있으나 증상이 모두 나타나는 경우는 드뭅니다. 혈압저하, 경정맥 팽만, 청진상 심장음 감소와 함께 pulses paradoxes(흡기 시 수축기 혈압이 10 mmHg 이상 감소)가 나타납니다. 이때에는 긴장성기흉과 감별진단을 요합니다.
저체액성 쇼크가 동반된 경우, 경정맥 팽만이 나타나지 않을 수 있으며, 간혹 기이맥이 관찰되지 않는 경우도 있습니다. 특징적인 소견은 Kussmauls sign. 흡기 시 정맥압이 증가합니다.
급성 심장압전의 경우 심낭에 50 mL 이상의 혈액이 축적되어도 증상이 중증으로 나타날 수 있는 반면, 응급으로 심낭천자를 시행하여 심낭내 혈액을 15-20 mL만 제거해도 환자의 상태가 호전됩니다.

4) 대량 혈흉(massive hemothorax)

혈액(약 1.5 mL 이상)이 흉강 내로 축적되는 현상을 말합니다. 외상에 의하여 대혈관이 손상되어 발생합니다. 대혈관 손상 시 순환장애와 함께 허탈된 폐는 환기가 제대로 되지 못하여 저산소증을 일으키고 혈흉의 압력에 의해 폐실질이 압박되어 폐 혈관의 저항을 증가시키게 됩니다. 경정맥은 수축되어 외견상으로 경정맥이 관찰되지 않는 경우도 있으나, 혈흉에 의하여 심장이 압박되면 경정맥이 팽대될 수도 있습니다. 혈압이 저하된 환자에서 편측으로 호흡음이 청진되지 않으면서 타진상 둔탁하게 들리면 혈흉을 의심할 수 있습니다.

응급처치는 우선 충분한 산소를 투여하면서, 정맥로를 확보하여 수액요법과 수혈을 시행합니다.

흉관 삽입하여 흉강 내 혈액을 제거하고 흉관을 삽입하면 외부로 혈액이 유출되어 혈압이 더욱 감소할 수 있으므로 충분한 수액처치를 하면서 이송해야 합니다. 병원에서는 혈압유지를 위해 삽입된 흉관을 일시적으로 겸좌(clamp)하고 수혈 시작하여 바로 개흉술을 진행해야 합니다.

흉부외상에서는 'TAF 3X'를 기억해야 합니다.

T: Cardiac Tamponade 심장눌림증
A: Airway Obstruction 기도폐쇄
F: Flail Chest 동요가슴
X: tension PTX (Pneumothorax) 긴장성기흉
X: massive HTX (Hemothorax) 대량 혈흉
X: open PTX 개방성 기흉

긴장성기흉에서는 기관의 변형(편위), 호흡음 감소, 공명음 등이 확인될 수 있으며, 이때에는 14G 캐뉼러를 이용하여 두번째 늑간 부위에 흉관 삽입을 시행해야 하는데, 14G가 없다면 16-18G라도 진행해야 합니다.

만약 개방성기흉이라면 호흡곤란이 발생하는 원인은 손상된 부위로 인해 환기가 어렵기 때문이며, 상처를 통해 공기가 이동하여 흡인성 흉부 창상이 발생하기도 합니다. 혈흉이 동반될 가능성이 매우 높으며 3면 폐쇄 드레싱을 통해 공기가 상처로 나가게 하고 들어오지 못하도록 막습니다. 완전히 폐쇄하여 드레싱할 경우, 긴장성기흉으로 전환될 가능성을 염두해 두어야 합니다.

기도의 유지와 확보, 감압 이후에도 환기가 적절히 되지 않을 경우 기관내삽관과 함께 환기보조를 실시해야 합니다. 산소포화도를 통해 감시하고, 이산화탄소 분압 변화를 확인합니다.

맥박산소측정기는 동맥혈가스분석(ABGA) 수치보다 약 2-3% 정도 높기 때문에 산소포화도(SpO$_2$)는 92-93% 되도록 유지해야 합니다. 정상수치는 95% 이상입니다.

03. 배(복부) 외상환자의
환자평가

복부에 외상이 당했을 때는 어떻게 처치해요?

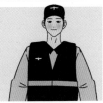

우선, 복부 장기가 손상했는지 파악해야 합니다. 초반에는 이상이 없어 보일 수 있어요! 참고사항 알려드릴게요~

♀️ 1) 복부 외상환자 평가

우리는 사고의 유형과 기전을 보면 손상의 정도를 어느 정도 예측해볼 수 있습니다. 어떻게 다쳤는지 원인이 무엇이었는지 물체의 모양이 어땠는지에 따라 외상의 모양과 내부출혈의 가능성을 파악하는 것입니다. 몸에는 흉부, 복부, 배의 뒷부분인 후복막, 팔 다리 등의 근육막 등이 출혈로 인하여 혈액이나 체액이 고일 수 있습니다. 그 중에서 복부는 가장 크기 때문에 가장 많은 양의 혈액이 실혈될 수 있습니다.

복강 내 장기의 손상 빈도를 보면 비장손상이 40–55%, 간손상 35–45%, 소장

손상 5-10% 정도의 빈도로 나눌 수 있습니다. 내부 출혈에 의해 의식변화, 저혈압, 심계항진, 피부색의 변화, 쇼크의 증상들이 나타날 수 있습니다.

초기에 복부 손상을 빠르게 판단하기 위해서는 병원에서 직접적인 외상 초음파 검사가 이루어져야 합니다(focused assessment sonography in trauma, FAST). 그 외에도 기본적인 X-ray 검사 및 CT 검사가 필요할 수 있습니다.

그러나 병원 전 처치에서는 증상과 기전으로 파악하는 것이 쉽지 않습니다.

따라서 다음과 같은 손상 기전을 참고해야 합니다.

(1) 의식장애가 있다면 호흡여부와 외상을 빠르게 파악하고 신속한 이송이 중요합니다. 교통사고로 인한 환자에게 안전벨트 자국이 있다면 장기손상을 의심해야 합니다.

(2) 출혈이 발생하는지 여부와 출혈의 위치와 양을 파악해야 하고 바로 지혈합니다.

(3) 시진과 촉진으로 갈비뼈(늑골 골절) 여부를 확인하고, 왼쪽 아래 늑골 골절이 의심되면, 비장 손상 및 출혈을 의심할 수 있고, 복강 내 비장 손상 시 내부출혈이 심할 수 있습니다.

(4) 내부 출혈을 확인하기 위해 복압이 차는지 촉진하고, 혈압을 자주 체크합니다.

패혈증이나 복막염 등으로 번지는 것을 예방, 치료하기 위해 현장에 오래 머물지 말고, 빠르게 이송합니다.

2) 증상이 비교적 늦게 나타나는 복부외상

(1) 십이지장이 손상될 경우

초기에 무증상일 수 있으며 보통 복통과 오심, 구토를 일으키는데 그 증상들이 2-3일이 지나서 나타나는 경우도 있습니다. 복통, 발열, 압통을 수반합니다.

(2) 소장 출혈의 경우

2점식 안전벨트에 의한 경우도 많으며 증상 발현이 늦습니다.

췌장의 경우에는 안전벨트를 착용하지 않아서 운전대에 부딪치거나 자전거의 핸들, 높은 곳에서의 추락 등에서도 발생할 수 있으나 증상이 쉽게 나타나지 않습니다.

(3) 복막염
복강을 덮고 있는 얇은 막인 복막에 염증이 생긴 것으로 급성 복통과 통증 부위를 누를 때 심해지는 통증인 압통, 통증 부위를 손으로 눌렀다 뗄 때 느껴지는 반발통 등의 증상이 발생합니다. 복막강 내 세균이 침입하여 염증을 유발하는 감염성 복막염과 혈액이나 담즙, 소변, 췌장액, 수술 후 발생하는 비감염성 복막염으로 나눌 수 있습니다.

*복부출혈로 인해 혈액이 응고될 경우, 병원 초음파 검사 시 흑백 얼룩이 됩니다.

♀ 3) 복부 통증

통증의 위치로 30가지 이상의 질병을 알 수 있습니다.
복통은 소화기의 염증, 천공, 괴사, 허혈로 일어나는 경우가 많습니다.

(1) 복통의 위치에 다른 구분
① 명치(심와부): 위염, 위궤양, 십이지장궤양, 식도염, 췌장염, 심근경색 등
② 우상복부: 담낭염, 담석증, 간염(요로결석 및 신우신염)
③ 좌상복부: 위궤양, 위속 가스로 인한 선통(쑤시는 듯한 통증이 지속되는 것), 췌장 질환, 요로결석, 어깨로 방사통
④ 우하복부: 충수염, 요로결석, 난소 염증 or 종양
⑤ 좌하복부: 대장염, 게실염, 과민성 대장증후군, 요로결석, 난소 염증이나 종양
⑥ 하복부 전체: 요로결석, 방광염. 비뇨기계의 경우 보통 혈뇨
⑦ 서혜부: 서혜부 탈장

⑧ 복부전체: 복막염, 장폐색, 위염, 과민성대장증후군, 만성변비, 복부 통증의 위치가 바뀌는 경우, 변비나 위염에 의한 가스로 인한 통증

담석, 담낭염, 간염, 총담관염, 소화성궤양, 췌장염, 늑막염	소화성궤양, 협심증, 심근경색, 췌장염, 담낭염, 역류성식도염, 식도헤르디아	위궤양, 십이지장궤양, 췌장염, 근육통, 늑막염
신장결석, 요로감염, 디스크, 난소나팔관질환, 맹장염, 게실염, 임파선염	췌장염, 장염, 소화성궤양, 염증성장질환, 소장질환, 복부탈장, 식중독	신장결석, 게실염, 변비, 염증성장질환
맹장염, 변비, 난소나팔관질환, 서혜부탈장, 방광결석	요로감염, 임신, 맹장염, 식중독, 게실염, 자궁질환, 염증성장질환, 궤양성 대장염, 직장암	변비, 장염, 게실염, 방광결석, 난소나팔관질환, 대장암

(2) 급성 복통의 종류
긴급 수술이 필요한 경우

① 염증: 복막염, 췌장염, 담낭염, 충수염, 난관염 등
② 폐색: 장폐색
③ 천공 or 파열: 위십이지장 천공, 자궁외임신, 외상에 의한 장, 간, 신장 손상
④ 혈액순환 장애: 장간막혈전증, 난소 경염전

(3) 질환의 증상별 특징
① 소변 양이 많다: 당뇨
② 소변 양이 적다: 심부전, 급성 신장염, 급성신부전
③ 배뇨에 시간이 걸린다: 전립선 질환
④ 빈뇨: 방광염, 전립선 질환
⑤ 혈뇨: 신장, 요관, 방광, 요도의 출혈
⑥ 통증 위치 변경: 변비나 위장염
⑦ 검은 타르같은 변: 위, 십이지장의 출혈
⑧ 선홍색 묽은 변: 대장이나 직장 출혈

(1) 둔상(blunt injury)

손상 시간, 손상 경위, 차량의 속도, 차량 손상의 정도, 안전벨트나 에어백 사용 여부, 다른 피해자들의 상태 등 사고유형을 살피고, 운행 중인 차에 치인 경우에는 증상이 없더라도 복부 손상을 의심해 두어야 합니다. 노인이나 어린아이의 경우, 더 신중하게 면밀히 관찰해야 합니다.

내부출혈이 있음에도 불구하고 단순타박상으로만 현장에서 단정지을 경우, 매우 곤란한 일이 발생할 수 있습니다.

추락에 의한 둔상은 높이와 바닥의 표면, 추락 중 다른 물체의 파손 여부도 손상 유형에 영향을 주며 장기의 파열이 발생할 수 있습니다. 힘이 골격축을 따라 위로 이동하므로 후복막 손상의 발생 확률이 조금 더 높습니다.

(2) 관통상(penetrating injury)

손상시간, 사용된 흉기의 종류 및 특성, 흉기로 손상을 가한 횟수, 현장에서 출혈된 양, 국내에는 많지 않지만 총상의 경우에는 환자와 총기발사 거리를 생각해야 합니다. 총알은 직선으로 날아가지 않고 회전하면서 날아갑니다. 군인에게 보급된 K2 소총의 유효사거리가 400 m이니, 살상방경내 손상은 굉장한 내부손상을 야기하고 탄환이 뚫고 지나간 뒷면은 더 넓고 손상도가 깊습니다.

총알이 빠져나갔는지 확인하고 복부를 관통했다면 보통 개복술이 필요합니다.

6) 이학적 검사와 처치

손상의 여부를 정확하게 파악하기 위해 반복적인 이학적 검사와 관찰이 필요합니다.

(1) 시진

환자의 의복을 제거하고, 흉부 복부, 배부 등 모두 관찰합니다.

(2) 촉진

복부강직(abdominal rigidity), 압통(tenderness), 반사통(rebound tenderness), 통증부위 및 통증강도 등을 확인합니다.

(3) 청진

정상 장음(bowel sound)이 들리는지 면밀히 관찰합니다. 복강 내 장기손상 시 대부분의 경우 장기능 장애(ileus)가 생겨, 장음이 들리지 않거나 현저히 감소합니다.

(4) 증상별 특이사항

① 좌측 하위 늑골골절이 동반될 경우 비장손상을 의심해 봐야 합니다.

② 측복부의 직접적인 외상, 옆구리 뒤쪽에 늑골골절 등 통을 보일 경우, 신장 손상을 의심해봐야 합니다.

③ 대장 손상이 의심될 경우, 심각한 패혈증으로 이어지는 경우가 많아서 수술이 필요할 수 있기 때문에 최대한 빠르게 병원으로 이송합니다.

④ 안전벨트를 착용했을 때와 하지 않았을 때 나타날 수 있는 증상들을 파악해 둡니다.

7) 빠른 이송이 필요한 경우

(1) 혈압이 지속적으로 저하되는 경우

(2) 복벽 손상으로 복강 내 장기가 밖으로 나온 경우

(3) 복벽 자극(Peritoneal irritation)이 심한 경우

8) 복부자상에 대한 응급원칙

(1) 복부에 삽입된 칼이나 연장 등은 현장에서 제거하지 않습니다.

(2) 창상으로부터 출혈이 심한 경우, 압박하면서 정맥로 확보 및 수액처치 시행합니다.

⑶ 복강 내 장기가 외부로 노출된 경우, 소독된 젖은 거즈로 장기를 덮어주면서 빠른 이송이 필요합니다.

⑷ 병원 여건상 외과수술이 불가한 경우, 신속히 수술이 가능한 타 병원으로 이송해야 합니다.

⑸ 제5늑간 하부 흉부자상 시 복부손상 여부를 검사할 필요가 있습니다.

04. 팔, 다리(사지) 외상환자의 환자평가

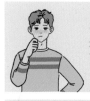

팔, 다리의 외상을 입었을 때 어떻게 처치해야 하는지 알려주세요.

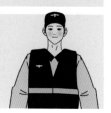

팔과 다리 등 사지 외상에 대해 알아볼까요? 팔, 다리 등에 골절이 의심되는 외상을 입은 경우, 문진할 때 원인을 물어보는 것이 중요합니다.

사지 외상의 경우 직접적인 외상이나 굴곡력, 회전력 등에 의한 물리적 힘이 가해져서 발생하는 골절 외에도 '골다공증'과 같은 병적이거나 작은 외상에 의해 발생하는 '병적 골절', 일정하게 반복되는 외력에 의해 뼈와 주변 조직에 손상을 주어 발생하는 '피로 골절' 등이 있으며 유형에는 개방성 골절, 폐쇄성 골절, 탈구, 염좌 등의 손상이 있습니다.

1) 골절 환자의 환자평가

환자평가를 할 때에는 외상 측의 사지를 정상측과 비교하여 변형, 통증, 압통, 타박상 등이 있는지 체크하면서 동시에 감각기능과 움직임을 평가합니다.

분명한 골절이 판단되거나, 환자 스스로 움직이길 원치 않으면 움직이지 않습니다. 골절 부근에서 열상, 좌상 등이 보이는 경우 개방성 골절로 간주하고 처치합니다. 사지 절단사고, 다발성 개방골절, 몸통부위의 crush injury 등은 생명에 위협이 될 수 있습니다.

슬관절, 고관절 탈구, 팔꿈치나 무릎 등의 관절 골절, 신경/혈관 장애 동반한 골절은 예후가 안 좋을 수 있으므로 주의해야 합니다. 골절은 골절면에 따라 횡상골절, 사상골절, 나선상 골절, 분쇄골절, 분절 골절, 융기골절 등으로 나눌 수 있습니다.

2) 처치 시 염두 해둘 것

골반골 골절 2,000 cc
상완골 골절 500 cc
대퇴골 골절 1,000 cc
하퇴골절 500 cc
늑골 100 cc

골절 시 부위마다 위와 같은 출혈량을 보일 수 있습니다.

개방성 골절의 경우 세척과 드레싱, 고정 후 이송하는데 손상된 시간으로부터 항생제 투약까지의 시간이 길어질수록 감염의 발생률은 높아집니다. 그러나 항생제가 세척과 괴사조직의 제거를 대신할 수 없으므로 외부 물질이 완전히 제거되도록 현장에서 생리식염수로 세척합니다.

부목은 손상받은 부위가 움직이지 않도록 길이가 중요합니다. 부위별 모양 그대로 고정하기 위해 SAM Splint 같은 알루미늄 부목과 패드부목, 공기부목 등을 활용하는데 적절히 조합하여 같이 사용해도 됩니다.

　　탈구의 경우 신경이나 혈관장애가 심하므로 최대한 빨리 정복해야 하며, 현장에서는 움직임을 최소화하고 고정하여 신속하게 이송합니다.

3) 염증과 타박 치료의 기본은 PRICE

Protection 환부를 보호하고
Rest 휴식을 취하고
Ice 얼음찜질하고
Compression 압박하여 부종을 막고
Elevation 다리를 심장보다 높게 들어올리는

(1) 수지 절단

① 절단된 손가락은 실온에서 4-6시간, 냉각에서 18시간 이내라면 재건이 가능합니다.

② 결코 절단된 손가락을 냉동하면 안 됩니다. 드라이아이스는 금기입니다.

③ 직접 물이나 얼음에 넣으면 안 됩니다.

④ 생리식염수로 세정하고 젖은(wet) 거즈로 싸고 비닐봉지에 넣어 밀봉하고 얼음물용기에 넣습니다.

　Tip.

손가락 절단의 원인 파악이 우선되어야 하며, 현장에서 절단된 신체부위를 찾는 것이 중요합니다. 산업현장에서 일어나는 절단사고의 경우, 작업용 장갑 안에 절단 신체부위가 들어있는 경우가 많으므로 입고 있었던 의류, 장갑 등은 함부로 버려선 안 됩니다.

또한 별도의 절단키트가 없다면, 수액을 뜨기 전 멸균된 수액봉투를 활용하여 보관하면 오염예방에 효과적일 수 있습니다.

(1) Ottawa(오타와) ankle rules: 골절이 의심되어 방사선 검사가 필요한 경우

① 외과(lateral malleolus, 비골)와 내과(medial malleolus, 경골) 끝에서 6 cm 이내 범위에서 후방에 압통이 있는 경우

② 환자가 하지에 체중을 실을 수 없는 경우

③ 제5중족골 기부와 주상골(navicula)에 압통이 있는 경우

(2) 발목골절(Ankle Fracture)

① 단일복사 골절(Unimalleolar), 석고 고정 외측으로 거골 변위가 없다면 안정

② 약복사 골절(Bimalleolar), 불안정>내고정 강한 내측 인대 파열로 불안정

③ 삼복사 골절(Trimalleolar), 발목 격자의 안정성으로 수술적 고정 필요 결정

5) 병력(History)

(1) 손상의 기전(Mechanism of injury)

고에너지 손상은 보통 추락, 점프, 자동차 교통사고와 같은 축방향 하중, 직접 타격, 압궤 손상으로부터 발생한다. 경골간 손상은 심하고, 신경혈관 손상 그리고 구획증후군의 위험이 있습니다.

저에너지 손상은 발목 내번 같이 발목 관절에서 비틀림으로 인해 발생할 수 있습니다. 내측 경거골 인대(tibiotalar ligament)와 달리 단단하기 때문에 대부분 발목 염좌는 발의 내번(lateral side)으로 인해 외측에서 발생합니다.

개방성 골절(Open fracture), 발목 탈구(Dislocated ankles), 폐쇄정복술 실패(Failed closed reduction), 불안정 골절(unstable fracture), 거골 또는 종골의 골절(Fractured talus or calcaneus), 족극중족골 탈구(Tarsometatarsal dislocation), 랑스프랑 손상(Lisfranc injury) 등의 손상이 의심될 경우 병원 이송해야 합니다.

(1) 시진(Look)

탈구된 발목은 변형되어 보입니다. 발목 주위 멍과 종창은 골절에 특이적이지 않지만 발뒤꿈치에 멍은 골절 가능성이 높습니다.

(2) 촉진(Feel)

발목 손상에서 넓은 부위에 약한 압통은 흔한 소견으로 특정 뼈 부분의 압통과 감별을 요합니다.

절대 진찰을 소홀히 하면 안 됩니다. 진찰로 질 낮은 정보가 쌓인다면 결과 역시 질 낮은 진단을 만들게 됩니다. 신경혈관 상태를 점검해야 합니다.

(3) 운동성(Move)

발과 발목의 기능은 대체적으로 거골하 관절(subtalar joint)에 의존합니다. 거골하관절은 거골과 종골 사이의 관절이며 발목에서 발바닥을 안쪽과 바깥쪽으로 젖히는 운동에 관여합니다.

7) 처치(Management)

개방성 골절은 신속히 정맥용 항생제를 투여해야 합니다. 손상부위는 수술 전에 Wet dressing하고, 가능하면 손상된 사진을 현장에서 찍어 두는 것도 도움이 될 수 있습니다. 손상부위의 거상은 통증을 줄이고, 조직부종을 줄일 수 있습니다. 조직부종을 줄임으로써 수술이 용이하고 구획증후군의 위험성도 줄일 수 있습니다.

병원 도착 후 수술을 요하지 않을 것 같은 안정 골절, 합병증의 증거나 징후가 없는 환자들은 대체로 집에 갈 수 있습니다. 초기 24시간 이내 부종이 발생할 수 있으므로 석고 붕대를 사용하며, 연조직 길이를 유지하기 위해 다리와 발이 90도를 유지해야 합니다. 하지 거상도 도움이 됩니다.

어느 정도 스킬이 쌓이면 상처의 모양만 보더라도 손상기전을 웬만큼 가늠할 수 있습니다.

방이나 병원에서의 근무환경이나 경험이 많은 도움이 될 것입니다. 차라리 내과적 손상보다 외과적 손상이 더 쉽게 다가올 수도 있습니다. 다만, 처치의 퀄리티를 높이기 위한 노력이 필요한 것 같습니다.

8) 하지손상의 흔한 진단들

(1) 발목염좌(Ankle sprain)

① X-ray 검사 또는 결정 원칙을 사용해 골절을 배제하면, '발목 염좌'란 진단이 가능합니다.

외측 인대 파열, 비-거골 등은 단기간 안정과 얼음찜질이 필요합니다.

② 거상에 추가적인 물리치료 자체가 환자에게 도움을 줄 수 있습니다. 압박 붕대는 효과가 적고, 보다 심한 염좌의 경우 석고부목으로 일주일정도 고정하고 목발을 사용하는 것이 바람직합니다.

현장에선 SAM-splint 등 부목과 압박붕대, 원터치 얼음찜질을 동시에 활용하는 것이 좋을 듯합니다.

(2) 발목골절(Ankle fracture)

발목격자 관절은 한쪽이 온전하면, 골절은 안정 골절로 예측할 수 있고, 부목고정으로 처치 가능합니다. 만약 양쪽 모두 불안정하면 내부고정이 필요합니다.

(3) 종아리근육 열상(Gastrocnemius tear)

장딴지근육, 테니스 같은 운동에 흔히 발생하는데 갑작스런 수축에 의해 찢어질 수도 있습니다.

치료는 무통치료*와 물리치료입니다.

---

*무통(analgesia)치료는 부목고정과 골절 정복술 같은 것을 말합니다.

(4) 아킬레스건 파열(Achilles tendon rupture)

① 농구나 라켓스포츠 등으로 점프할 때 발생할 수 있습니다.

② 정상적으로 장딴지 근육을 쥐어 잡을 경우, 발은 족저방향으로 굴곡합니다.

③ 확진은 병원에서 초음파 검사로 가능합니다.

④ 완전파열은 봉합 수술이 필요하고, 부분적인 파열은 부목으로 고정합니다.

(5) 중족골 골절(Metatarsal fracture)

　두 번째, 세 번째 중족골은 피로골절이 가장 많이 발생하는 뼈입니다. 짧은 종아리 건은 다섯 번째 중족 고기저부에 부착되어 있고, 내번으로 뼈 조각과 건이 손상 입을 수 있습니다.

(6) 견열 골절(Avulsion fracture)

　견열골절은 근육이나 인대가 붙는 뼈에서 갑작스런 힘에 의해 뼈의 파편이 떨어져 나가는 경우를 말합니다. 어른에 비해 어린아이에서 자주발생하고, 큰 뼈에 비해 작은 뼈에서 더 많습니다. 또한 골절이 아니라고 생각해 염좌로 오인할 수 있습니다. 인대에 의해 손상된 뼈 조각을 찾기 위해 주상골과 거골, 복사뼈 아랫면을 특히 주목해 봐야 합니다.

🧎 9) 의심해볼 수 있는 주요 증상들

(1) 거골 골절(Talar fracture)

　발이 내번된 채로 추락하거나 발이 굽어진 채로 거골 골절 유발된 상태입니다. 거골은 발목이 굴곡과 신전 그리고 내번, 외번 기능에 중요한 역할을 합니다. 거골의 골절은 혈액공급의 우회로 무혈성 괴사 비율이 높아서 예후가 안 좋기도 합니다.

(2) 리스프랑 탈구(Lanfranc dislocation)

　복합적인 손상이라 놓치기 쉬우나 드뭅니다. 압궤 손상 형태로 발생되며, 전형적인 증상과 징후는 중간발의 통증과 발을 디딜 수 없습니다. X-ray 검사로도 발견하기 어렵고, 정상적으로 보일 수 있지만, 변형이 없는데도 통증이 심할 경우, 의심해보아야 합니다.

(3) 종골 골절(Calcaneal fracture)

대체로 높은 곳에서 추락으로 인해 발생합니다. 골절은 대개 분쇄골절이고 요추골절과 손목 골절을 동반할 수 있습니다. 추락환자에서 볼 수 있는 골절 소견들이니 응급구조사는 현장 확인할 때, 이를 인지하고 외상평가를 하면 도움이 될 것 같습니다.

10) 오타와 검사법(Ottawa Knee rule)

발목 염좌가 발생했을 때 골절여부를 확인하기 위해 자가진단해 볼 수 있는 방법으로 캐나다의 오타와라는 도시의 시민병원에서 만들어졌습니다.

무릎의 급성 둔상에서 다음 5가지 항목을 기억하세요.

(1) 55세 이상
(2) 비골골두(fibula head) 압통
(3) 단독 슬개골 압통(다른 부위에는 압통이 없는 경우)
(4) 무릎을 90도 구부릴 수 있는 경우
(5) 4걸음 이상 체중을 실어서 걷지 못하는 경우

> 발목 바깥쪽 복숭아뼈 후면 끝에서 위로 6 cm
> 발목 안쪽 복숭아뼈 후면 끝에서 위로 6 cm
> 5번째 중족골 기저부
> 주상골 부분
> 4부위의 압박 시 통증을 느끼며, 체중을 싣고 일어섰을 때 버티기 힘들 경우 골절을 의심해볼 수 있으며 5걸음 이상 걷는다면 인대손상을 유추해볼 수 있습니다.

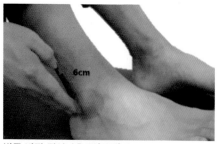

발목 바깥 튀어나온 뼈(외과) 6 cm

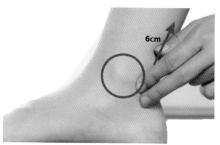

발목 안쪽 튀어나온 뼈(내과) 6 cm

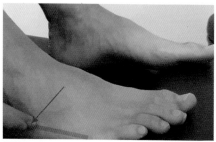

중족골 끝부분

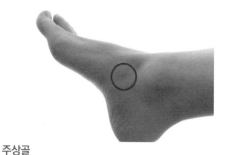

주상골

MALLEOLAR ZONE

MIDFOOT ZONE

A) Posterior edge or tip of lateral malleolus

6 cm

6 cm

B) Posterior edge or tip of medial malleolus

C) Base of 5th Metatarsal

D) Navicular

LATERAL VIEW

MEDIAL VIEW

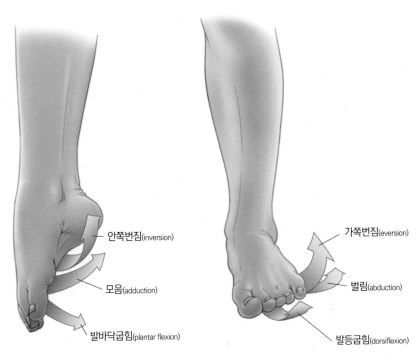

안쪽번짐(inversion)

모음(adduction)

발바닥굽힘(plantar flexion)

가쪽번짐(eversion)

벌림(abduction)

발등굽힘(dorsiflexion)

뒤침(supination)이라는 움직임이 비스듬선축(oblique axis)을 중심으로 일어난다.
이것은 안쪽번짐, 모음, 발바닥굽힘이 혼합되어 일어나는 것이다.

엎침(pronation)이라는 움직임이 비스듬선축(oblique axis)을 중심으로 일어난다.
이것은 가쪽번짐, 벌림, 발등굽힘이 혼합되어 일어나는 것이다.

참고문헌

- Adult emergency medicine
- The accuracy of the Ottawa knee rule out knee fracture 2004
- Accuracy of Ottawa ankle rules to exclude fracture of the ankle and mid-foot 2003

05. 구획증후군
(Compartment Syndrome)

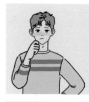

구획증후군에 대해 저는 이해가 잘 안가는데, 설명 좀 해주세요.

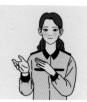

구획증후군에 대해 들어보셨군요. 어떤 내용인지 살펴볼게요.

구획증후군은 팔과 다리에서 흔하게 발생합니다. 대부분 압궤손상이나 다발성 골절, 화상, 타박상, 출혈장애 등 심한 외상 환자에서 보일 수 있으나 실제로 축구 경기를 하다가 근육을 다쳤는데 발생한 경우도 있었습니다.

- 구획증후군에서는 보통 맥박이 잡힙니다.
- 혈행장애는 상당히 말기 신호입니다.
- 주위를 둘러싸는 화상이나 열상이 보이면 구획증후군을 의심합니다.
- 합병하는 횡문근융해에 주의해야 합니다. 내압이 올라가면 근육, 신경, 혈행이 장애를 받습니다.

골절, 깁스, 항쇼크바지(Military Anti-Shock Trouser, MAST), 혈관장애, 화상, 주위를 둘러싸는 3도 화상이나 동상 등에 의하는데 약 58%의 환자에서는 골절이 원인이 됩니다.

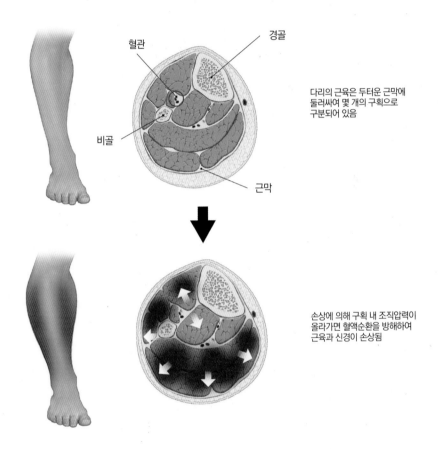

혈관
경골
다리의 근육은 두터운 근막에
둘러싸여 몇 개의 구획으로
구분되어 있음

비골

근막

손상에 의해 구획 내 조직압력이
올라가면 혈액순환을 방해하여
근육과 신경이 손상됨

구획증후군에서 보통 맥박이 잡히며, 창백(pallor)한 증상이 나타나는 경우는 거의 없습니다.

근육 내 조직압의 상승이 특징
조직압>30-40 mmHg (정상수치는 4 + -4 mmHg)

근육은 6시간 이상 혈류가 순환하지 않게 되거나 12시간 정도의 강한 압박 괴사가 되면 영구적인 장애를 남길 수 있습니다.

(1) 통증
① 근육을 신장시켰을 때 아픈 경우에는 진통제는 효과가 없을 수 있습니다.
② 말기의 경우, 신경이 둔해지고 통증이 없을 수 있습니다.

(2) 환측 사지의 저림
① 손상 30분 이전에는 신경이 가장 민감하게 손상을 받습니다.
② 초기신호는 저림 증상과 감각저하가 발생하고 둔감, 마비 증상으로 이어집니다.

(3) 환측 사지의 근력저하, 마비
① 손상 2-4시간 이내에 발생합니다.
② 근력저하는 손상에 의한 것인지, 구획증후군에 의한 것인지 감별이 어렵습니다.
③ 근육 마비는 마지막 증상입니다.

(4) 환측 사지의 급격한 종창
① 손상 3시간 이상이 되면 증상이 나타날 수 있습니다.
② 종창이 유일하게 객관적 소견입니다.
③ 경시적으로 환지 사지의 둘레를 측정해봐야 합니다.

3) 응급

맥이 잡히지 않고 창백하다면 동맥손상(primary lesion)이며, 원래 동맥 폐색성 질환이 존재할 가능성을 생각해야 합니다. 구획내 압력을 측정하여 진단 가능하고, 응급으로 근막절개술을 시행하게 됩니다.

4) 혈행장애를 나타나는 5P는 허혈증상(말기에 나타는 증상)

Pain(통증)
Pallor(창백)
Pulselessness(무맥박)
Paresthesia(이상감각)
Paralysis(마비)

위 증상들은 전통적인 5'Ps 징후이나 현재 크게 의미를 두지 않습니다.
무맥박은 이미 생리적 징후가 없는 후기 증상이며, 구획증후군의 징후에 해당합니다. 현장에서 위 증상이 발견되면, 의료진에게 전달해야 합니다.

5) 현장 처치

압박하는 물체가 있다면 눌려진 시간을 고려하여 현장 제거를 고려해야 합니다. 사지의 거상하고, 미오글로빈뇨증 치료를 위해 현장에서 의료지도 후 수액처치해야 합니다. 조직압을 줄이기 위해 근막절개를 최대한 빨리 시행해야 하므로, 신속하게 이송합니다.

6) 으깸증후군(crush syndrome)

건물 밑에 깔려 장시간 근육이 짓이겨져 발생하며, 체표면의 외상은 한 눈에 알 수 없는 경우가 있습니다. 고칼륨혈증이나 신부전, 횡문근융해이 병발할 가능성이 있고, 또한 부정맥을 야기할 수 있어서 구출 전보다 이후에 급격히 상태가 될 수 있습니다. 사지의 저림, 마비 증상과 함께 생체 징후(vital sign)를 잘 체크해야 합니다.

7) 볼크만구축(Volkmann contracture)

소아의 과상 골절이나 구획증후군 등으로 인해 부종이나 외부 압력으로 전완부 동맥, 특히 전골간동맥(anterior interosseous artery) 등이 손상되면 전완부 근육에 대한 혈액 공급 차단이 생기는 합병증을 갖습니다. 상완골 과상골절, 전완의 골절과 전완의 구획증후군에 주의해야 합니다.

8) 하지 구획증후군

하퇴부는 4개의 구획인 전방, 외측, 표재 후방, 심부 후방 등으로 이루어집니다. 외측과 전방 구획에 심부 비골신경이 지나가는데 이로 인한 증상들이 나타날 수 있습니다. 이 구획들 중 2곳을 절개하여 감압시켜 치료합니다. 근막을 절개해도 창상봉합 48시간 이내 다시 구획압이 증가할 수 있습니다.

신전에서 통증 유발, 근력저하, 발등 바깥족 저림, 발내전 시 통증유발, 발바닥 저림, 엄지발가락신전으로 장딴지 통증유발 등의 증상을 주의해야 합니다.

참고문헌

- Chong-Wug Oh, M.D: Acute Compartment Syndrome after Trauma, 2010.
- Gulli B, Templeman D: Compartment syndrome of the lower extremity. Orthop Clin North Am, 25:677-684, 1994.

06. 열성 질환(Heat illness)

여름철만 되면, 열경련과 열피로, 일사병 등 열과 관련된 질환들이 많이 생기는데요~ 이들의 차이점에 대해 알고 싶습니다.

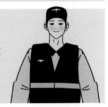

네~ 열성 질환의 종류가 다양하고 이름이 비슷해서 머릿속이 복잡할 수 있습니다. 이해하기 쉽게 설명해 드릴게요.

체온은 대사에 인한 열 생산과 환경으로부터 열 손실 혹은 획득의 균형에 의해 유지되며 대사, 복사, 대류, 증발 등의 기전에 의해 중심 온도를 유지할 수 있습니다. 인체는 열 스트레스에 매우 빠르게 반응합니다. 만약 중심체온이 증가하면 감각수용체가 시상하부의 앞쪽을 자극하여 여러 생리 반응을 일으키고 열 소실을 초래합니다. 열성질환(Heat illness), 열 경련(heat cramp), 열 피로(heat exhaustion), 일사병 또는 열사병(heat stroke) 등으로 나뉩니다.

1) 열 경련(heat cramp)

고온의 환경에서 심한 운동이나 육체적 노동, 활동 이후 다량의 땀을 흘린 뒤 잘 발생합니다.

팔과 다리, 복부 등에 통증을 동반한 근육경련이 일어날 수 있으며, 허벅지에 쥐가 나는 경우가 많습니다. 일반적으로 중심 체온. 즉, 직장 체온은 38℃ 이하입니다. 이때, 생리식염수 수액을 투여하면 회복됩니다. 시원한 환경에서 휴식을 취하도록 하고 경구나 정주로 수액과 전해질을 공급하여 치료합니다. 드물게는 광범위한 근육경련이 지속되어 횡문근 융해증이 발생하기도 합니다.

이온음료는 도움될 수 있으나, 식염 정제는 위에 자극을 주기 때문에 구토나 오심을 유발할 수 있습니다.

2) 열피로(heat exhaustion)

고온 환경에서 장시간 노동 혹은 운동 후 다량의 땀을 흘리면서 이를 통해 염분과 수분 모두 크게 손실된 경우 발생합니다. 세포 외액이 감소하여 오심, 구토, 두통, 현기증, 저혈압 등의 증상이 발생합니다. 직장온도는 약 38-39℃입니다. 의료지도 후 생리식염수 수액처치를 하며, 병원에서는 소변검사와 함께 마이오글로빈(myoglobin check)을 합니다.

3) 열사병(heat stroke)

열사병은 중심체온이 40.5℃가 넘고 중추신경계 이상이 나타날 수 있으며, 땀이 나지 않는 것이 특징입니다. 약 1시간 이내 직장체온을 39℃까지 낮추는 것이 중요합니다. 중추신경계 이상으로 인해 사망으로 이어질 수도 있는 위험한 상황입니다. 과민하고, 공격적인 행동을 보일 수 있으나 환각, 발작, 혼수 등의 증상이 동반될 수 있습니다. 저혈당에 의한 쇼크로 의식이 없는 상황이 동반된 적이 있는데 필요시 혈당체크를 하는 것도 도움될 수 있습니다.

소뇌가 특히 열에 약하여, 이상증상으로 걷는 데 문제가 생길 수도 있습니다. 또한 뇌 부종이 흔하게 나타날 수 있으며 초기에는 땀이 많이 납니다. 이후에는 체액량 부족과 땀샘 기능 이상으로 체온 조절 기능이 망가질 수 있습니다.

이송 중에 산소공급과 함께 지속적인 산소포화도 모니터링, 심전도 감시, 수액 정주 공급 등의 처치를 하고 ABC 확보에 중점을 두어야 합니다. 가장 중요한 것은 중심체온을 내리는 것이니 이를 목적으로 삼읍시다. 만약 아이스팩이 있다면 서혜부와 액와부에 끼워서 겨드랑이와 대퇴혈관을 지나는 혈액의 온도를 낮추는 방법도 있습니다. 환자의 옷을 제거하고 에어컨이나 선풍기 등 바람을 쐬게 하고, 스프레이나 물티슈로 몸을 닦아주는 증발냉각법도 도움이 될 수 있습니다.

단, 구급차 내에서 시트 자체를 적셔 덮게 하는 것은 오히려 증발을 방해하며, 단점으로 오한을 느끼게 만들며 심전도 전극도 잘 안붙을 수 있으니 지양해야 합니다.

열사병의 경우 응급 상황으로, 이송한 환자는 입원치료가 필요하며, 혈역학적으로 불안정하거나 고령의 환자의 경우에는 더욱 신경써야 합니다.

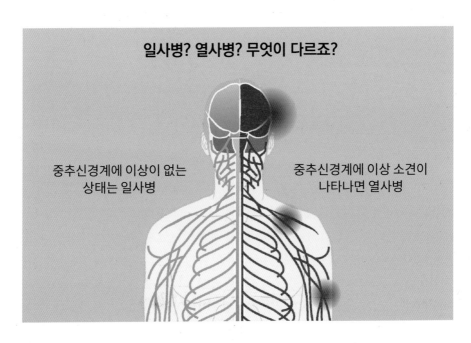

일사병? 열사병? 무엇이 다르죠?

중추신경계에 이상이 없는 상태는 일사병

중추신경계에 이상 소견이 나타나면 열사병

07. 외상 후 스트레스 장애
(Post-traumatic Stress
Disorder, PTSD)

요즘 외상 후 스트레스 장애에 대해 이슈가 다양한데요, 자세히 좀 알려주세요!

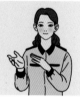

네! 응급구조사 직군도 이슈에서 예외는 아닙니다.

현장에서 다양한 환자를 만나다보면 잊혀지지 못하는 상황과 마주할 때가 많습니다. 특별한 사연이 있다거나 심각한 손상을 입은 환자들을 직접적으로 대응할 경우, 생명을 살리지 못하는 경우에는 더욱 더 기억이 많이 남습니다.

시각적으로 들어온 이미지 정보에 대한 상황이 충격적으로 각인되면 오랜 시간이 지나서도 잊히지 않는 트라우마가 남습니다. 트라우마에 대해 조금 더 알아보자면 트라우마트(Traumat)라는 그리스어에서 유래된 말로, '정신적 상처'를 의미합니다. 이것은 몸에 입은 외상처럼 우리의 마음 속에 남는 외상이라 할 수 있습니다.

정신적, 신체적, 증상들로 나타나기 시작하면 외상 후 스트레스 장애(PTSD)*

로 이어지고 일상생활에 지장을 초래합니다. 당연히 직장에서도 정상적인 활동을 못하는 경우가 많고, 이 때문에 극적인 선택을 하는 응급구조사들도 매년 발생하고 있습니다.

> * PTSD란?
> Post-Traumatic Stress Disorder로 생명을 위협할 정도의 극심한 스트레스 경험 뒤 발생하는 심리적 반응을 말합니다. 직접적인 신체적 상해를 입지 않았더라도 간접적으로 심리적 고통을 받았을 때 역시 발생 가능하며 총 3가지의 증상으로 줄일 수 있습니다.

첫 번째 증상은 스스로가 통제 불가능할 정도로 겪은 사건이나 기억이 반복적으로 생각나는데 이를 '침투 증상'이라고 합니다.

두 번째는 타인에 대하여 과도하게 경계하거나 큰 동작이나 사건도 아닌데 자주 놀라는 반응을 보입니다. 이를 '각성 증상'이라고 말합니다.

마지막은 사고에 대한 생각, 기억을 떠올릴 만한 단어나 대화, 사고 당시의 느낌 자체를 피하려는 '회피 증상'이 있습니다.

위와 같은 증상들은 집중을 어렵게 만들고 수면의 질을 현저하게 떨어뜨립니다. 만약 그 정도가 심하면 기억을 아예 지워버리는 현상으로 이어지기도 하는데, 기억이 지워졌다고 하더라도 일부는 파편적으로 뇌에 남아 악몽을 꾸게 되거나 심장박동이 불규칙하게 뛰는 등의 신체적 반응으로 나타날 수 있습니다.

이렇게 외상 후 스트레스를 만드는 요인들은 주로 외상 사건과 그 전후 요인들이 있을 수 있습니다. 사고 이전 요인의 경우, 비슷한 경험(과거력)이 있는 경우, 우울증이나 불안장애, 성격장애, 애착 결핍 등의 정신과적 이력이 있는 경우가 해당됩니다. 이후 요인으로는 지속적인 스트레스 상태나 주변 상황, 자신이 처한 환경 등에 영향을 받습니다.

외상 후 스트레스 장애(PTSD)는 전쟁의 경험이 대표적이지만 그 외에도 신체적 학대, 교통사고, 자연재해나 재난, 성폭력의 경험 등을 겪은 다음에 누구나 발생할 수 있는 증상입니다. 시각적으로 들어오는 충격적 사건 외에도 누군가 스스로 목숨을 끊었다는 이야기를 다른 사람을 통해 간접적으로 전해 듣는 행위만으로도 나타날 수 있습니다.

주목해야 할 점은 같은 사건을 경험하더라도 받아들이는 개인차가 다르고 증상이 발현하는 시점도 다르다는 점입니다. 어떤 사람은 발생한 지 며칠이나 한 달, 1년이 지난 후 시작하는 경우도 있습니다.

이렇게 개인차가 있기 때문에 개인별 맞춤 치료가 필요하며, 외상 후 스트레스를 겪고 있는 사람을 대할 때 사용하는 언어나 억양에도 신경 써야 합니다. 스트레스 정도에 따라 상담이나 치료를 할지 결정됩니다.

이를 극복하기 위해서는 일명 '마인드 컨트롤'이 중요한데, 셀리그만 교수의 '외상 후 성장 트레이닝 법'에서 실마리를 찾을 수 있습니다. 그는 '긍정심리학', '학습된 낙관주의'란 책의 저자이자 심리학자로 무기력 학습과 낙관섭 학습 분야의 최고 권위자입니다.

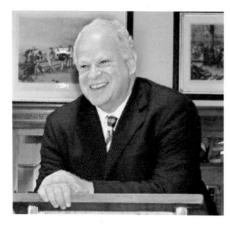

마틴 셀리그만

외상을 겪고 나면 대부분의 사람들은 극심한 우울함과 절망감, 무기력함을 느낍니다. 사람들은 이때 스스로에 대한 믿음을 잃고, 미래에 대한 불안함을 가집니다. 하지만 외상 후 스트레스의 치료로 유명한 셀리그만 교수에 의하면, 이러한 심리 상태가 '충격 후 오는 당연한 반응'이라고 말합니다.

심리적인 외상, 마음에 입은 큰 상처를 '자신의 결함 때문'이라고 생각하지 말

라' 입니다. 충격적인 일이 발생한 이후에는 누구나 심리적 · 정신적 장애가 따라
온다는 것을 인지해야 합니다.

첫 번째 방법은 당당하게 부딪혀 보는 것입니다.

화가 나거나 고민거리도 혼자 마음속에 담고 있는 것보다 누군가에게 얘기했
을 때 위로받고 기분이 풀리듯이 타인에게 당당하게 밝히는 것입니다. 외상 후 스
트레스 역시 감출수록 심리적 상처와 신체적 불안 증세는 증폭됩니다.

충격적인 일을 겪거나 목격해 심리적으로 불안정한 상태라면, 당당히 자신의
상태를 타인에게 알려 도움을 받기를 권합니다. 주변인들은 외상 후 스트레스 장
애의 원인이 나약함이 아님을 이해하고, 적극적으로 격려해야 합니다.

두 번째는 나 스스로 불안요소를 통제하는 연습이 필요합니다.

불쑥불쑥 떠오르는 생각과 이미지를 스스로 통제하는 훈련이 필요합니다. 어
떤 안 좋은 상황에 놓였을 때 사람들은 대부분 끊임없이 부정적인 생각에 고립되
고 최악의 경우를 떠올립니다. 그러나 이러한 상황을 스스로 '최악, 최상, 보통' 등
3가지 단계로 구분해 사고하기 시작하면 불안을 통제하는 데 어느 정도 도움이
됩니다.

세 번째는 사회적 회복탄력성을 믿는 것입니다.

사회적인 관계, 즉 지인을 통해 고통을 줄이는 방법입니다. 외상 후 스트레스
장애를 겪는 대부분의 사람은 인간관계를 회피하는 양상을 띠는데, 이러한 행동
은 스스로를 더욱 어둠 속에 가두는 셈입니다. 가까운 지인에게 적극적으로 도움
을 요청하는 것이 현명합니다.

참고자료: 안전보건공단, 월간안전회보

응급구조사가 알아야 할
특수상황 응급

01. 중독(Poisoning) 환자는
어떻게 대응할까?

응급실에서 농약을 드신 할머니를 봤는데, 위세정을 하지 않고, 수액만 맞는 걸 봤어요.

그럼 오늘은 중독에 대해 알려 드릴게요!

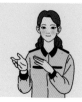

중독이란? 생물체의 기능에 해로운 영향을 주는 화학물질에 생물체가 노출될 경우 발생되는 문제입니다. 독성 물질은 여러 방법으로 인체에 영향을 미치는데 어떤 물질인지 빠르게 파악해야 합니다. 위 세정, 구토유발이 효과 있는 환자는 적으며 금기인 경우도 있습니다.

> *구토유발을 할 경우 예후가 좋아지는 환자는 별로 없습니다.

음독의 치료에서 가장 주의할 점은 활성탄 그라목손* 중독입니다. 처음에는 경증으로 보이니, 속지 말아야 합니다.

> ***그라목손(Gramoxone)**
> 그라목손은 제초제 중 하나입니다. 파라콰트(paraquat)라는 성분명으로
> 1800년대 최초 개발되었으며, 1950년 말 제초제로 변경되어 발전되었습니다.
> 독성이 너무 강해서 매년 수백 명의 희생자가 발생하여 음독사고를 줄이기 위
> 해 푸른색 색소를 첨가하였고, 음독성을 약하게 하려고 발프로에이트라는 구
> 토유발제를 첨가하였습니다.

1) 구토유발이 금기인 경우

필요한 경우 우리 몸은 알아서 내보냅니다.

(1) 강산이나 강알칼리를 흡인한 경우
(2) 등유, 가솔린 등을 흡인한 경우
(3) 의식 없는 경우
(4) 경련이 있는 경우

2) 위세정할 때 주의할 점

(1) 혼수상태일 경우 흡인 방지를 위해 기관내삽관을 하고 커프(cuff)를 부풀려서
    공기주입(ballooning)합니다.
(2) 알약의 조각도 씻겨 나올 수 있도록 굵은 튜브를 사용합니다.
(3) 위 내용물이 십이지장으로 흘러가지 않도록 좌측 와위에서 20도 정도 머리를
    내려야 합니다.
(4) 소아환자는 저나트륨혈증을 방지하기 위해 생리식염수를 활용합니다.
(5) 생리식염수는 되도록 따뜻한 것으로 합니다.

3) 중독환자에서 위 세척의 금기사항

(1) 부식제(caustics)

(2) 심각한 출혈경향

(3) 심각한 구토

(4) 비 독성 음독

(5) 혼수

(6) 경련

(7) 식도 정맥류

(8) 기도확보가 어려운 경우 등

(9) 날카로운 물질

(10) 혈소판 감소증(상대적 금기)

4) 유기인 중독

(1) Salivation, Sputum, Sweating 타액, 가래, 발한

(2) Lacrimation 눈물

(3) Urination 요실금

(4) Defecation 변 실금

(5) Bronchorrhea, Bradycardia 기관내분비항진, 서맥

(6) Abdominal cramp 복통, 구토

(7) Miosis, Muscle fasciculation 축동, 근연축

 다양한 증상과 의식변화를 보일 수 있는데, 저산소증, 저혈당 등으로 오해할 수 있으나 화학물질에 대한 해독제를 현장 또는 물질을 취급하는 회사 내에 보유하고 있는 경우가 많으므로 담당자에게 꼭 확인해야 합니다.

02. 저체온증(Hypothermia)과 익수

병원에 실습 나갔을 때, 20대 초반 건강한 남학생이 익수로 인해 의식을 잃고 응급실에 내원했는데 혼수상태로 깨어나지 못했어요. 물에 빠진 환자의 처치가 궁금합니다.

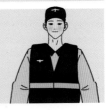

그런 일이 있었군요. 안타깝네요. 익수환자와 저체온증에 대해 알아봐요.

우리가 알고 있는 사람의 정상체온은 36.7℃, 정상 중심체온은 37.6℃입니다.

저체온증은 체온계로 오진할 수 있기에 직접 만져보는 게 중요합니다. 평소에도 현장에서나 생활에서나 체온계 없이 손만의 감각으로 체온을 맞춰보는 연습을 재미 삼아 해보면 좋을 것 같습니다. 3세 미만 아이에서는 차가운 물에 빠진 경우, 저체온 익수에 대한 영구적인 뇌손상에 대해 30-50분간 골든아워가 적용되므로, 쉽게 포기해서는 안 됩니다. 건성 익수, 즉 폐에 물이 들어가지 않은 상태의 심폐정지상황에서는 정확한 압박과 인공호흡이 적용된다면, 90%까지 소생할 수 있습니다.

(1) 35-32℃(경한 단계)

① 징후: 추워 보이는 정도입니다.
② 증상: 덜덜 떨며 이가 딱딱 부딪힙니다.

(2) 32-28℃(중간 단계)

① 징후: 추워 보이지 않습니다.
② 증상: 떨지 않습니다. 너무 덥다 느껴져서 옷을 벗기도 합니다.

(3) 28℃ 이하(중증 단계)

① 징후: 죽은 듯이 보입니다.
② 증상: 혼수상태, 반응 없습니다.

2) 저체온증(Hypothermia)

저체온증은 심부온도가 35℃ 미만인 상태를 말합니다.

여름철에는 물에 빠진 채 오랜 시간 있을 경우, 겨울철에는 특히 바닥에 쓰러진 채 발견된 환자에서 많고, 특히 노인들과 알코올 중독자에서 추락 등으로 인해 위험성이 높습니다. 페노티아진은 시상하부 온도에 대한 민감도를 떨어뜨리고, 알코올은 말초혈관확장을 초래합니다. 열을 빼앗는 가장 빠른 기전은 전도(conduction)이며, 그 뒤로 대류(convection), 방사(radiation) 등이 따릅니다. 정상 상황에서는 시상하부의 지시에 의해 피부나 사지 등으로 향하는 혈액순환을 감소시켜 몸의 중심 체온을 유지하는 방법으로 추위에 대응하며, 근육수축 등을 통해 열을 생산합니다. 코인두 또는 식도를 통해 중심체온을 측정하는 게 가장 정확한 진단을 얻을 수 있습니다.

저체온증에 의한 전신증상으로는 탈수, 저혈압, 부종 등과 함께 과호흡이 보상성으로 나타납니다.

증상이 더 심화되면 호흡이 감소하고 기관지가 수축하고 점차 폐부종으로 진행합니다. 이후 뇌혈류량의 감소와 함께 신진대사가 감소하며 언어실조, 운동실조, 기억상실, 의식의 변화 등이 발생할 수 있습니다.

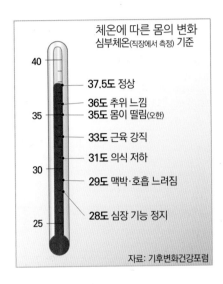

3) 현장에서 익수환자에 대한 Grade 판별법

Q. 소리와 자극에 반응하는가?

✓ Yes

Q. 반응하고 입, 코 등에서 기침/거품이 나오는가?

기침 ✖, 거품 ✖ : None
기침 ✓, 거품 ✖ : Grade 1
거품이 소량 나온다 : Grade 2

Q. 거품이 다량 나온다, 요골 동맥이 만져지는가?

만져진다 ✓ : Grade 3
안 만져진다 ✖ : Grade 4

Q. 소리와 자극에 반응 안하고, 기도확보 후 환기 확인 후 숨을 안 쉬고 있어서 인공호흡 또는 산소공급 후 맥박(경동맥) 확인결과

맥박 ✓ : Grade 5

맥박 ✗, 물에 빠진 지 1시간 이내 또는 사망에 대한 증거가 없다: Grade 6

그 외: 사망

Rescue without respiratory compromise	Grade 1	Grade 2	Grade 3	Grade 4	Grade 5	Grade 6
	Conscious Victim				Unconscious Victim	
Contact Aerolization	Cough	Cough	Discharge (Foam in the mouth)	Discharge (Lots of foam in the mouth)	Respiratory arrest Secretion (Much foaming at the mouth)	Cardio-respiratory arrest Secretion (Much foaming at the mouth)

Drowning Grades adapted from Szpilman et al. (2012)

4) 초기평가(Primary assessment)

(1) 젖은 옷을 제거하고, 따뜻한 환경으로 이동합니다.

(2) ABC에 따라서 평가를 진행합니다.

(3) 중증 저체온증 상태의 환자 이동 시, 심실 세동이 발생할 가능성이 있으므로 주의합니다.

(4) 바닥에 쓰러진 채 발견된 환자는 횡문근융해증*을 고려해야 합니다.

> *횡문근융해증
> 팔이나 다리에 움직이는 부위에 붙어있는 근육으로, 외상이나 근육 압박, 비외상성 운동, 약물 또는 감염질환으로 인해 근육세포가 손상되면서 세포 속 마이오글로빈, 칼륨, 칼슘 등의 물질이 혈액으로 유입되어 근육통, 근무력감, 갈색/적색 소변, 급성 신부전증 등으로 발전할 수 있는 질환입니다.

의식수준 및 ABC 확인은 기본이며, 다음 사항을 시행합니다.

(1) 물에 뛰어든 경우, 경추 손상도 의심!

① 요즘 다이빙 외에도 서핑으로 인한 사고 주의합니다.
② 가능하면 경추보호대를 활용합니다.
③ 기도유지는 하악견인법 등 고개를 젖히지 않는 방법을 추천합니다.
④ 가능한 고농도 산소를 투여(리저브 백)합니다.
⑤ 필요시 흡인기를 활용해야 합니다.
⑥ 기본적으로 현장에서 갖고 다녀야 합니다.

(2) 체온 유지가 무엇보다 중요합니다.

① 젖은 옷은 벗기고 담요로 덮습니다.
② 심부 온도가 최소 30–32℃는 되어야 하나, 급속 가온 아니면 현장에선 힘듭니다.

(3) 물기를 닦아내고 심전도 체크하세요.

(4) 의식 없다면 당연히 심폐소생술!

ROSC 되더라도 첫 30분 이내 심정지가 올 확률이 높으므로 주의 깊게 관찰해야 합니다.

(5) 기도확보 안 되면 기관삽관!

산소 100% 투여하고도 산소분압(PO_2)이 60–70 mmHg 미만, 소아 80 mmHg 미만일 때 시행합니다.

(6) Vital Sign 측정도 중요하지만, 급하지 않으면 청진도 체크해야 합니다.

비정상적인 청진 소견을 체크합니다. 기침을 하지만 청진은 정상이라면, 보통 산소는 저농도나 주지 않아도 됩니다. 산소포화도(SpO_2)를 체크합니다.

(7) 추가적으로 내과적 문제가 없는지 관찰합니다.

수영을 잘하면 모르겠지만, 대부분 수영실력과 상관없이 코와 입에 물이 들어가서 헐떡이면 후두와 기관에까지 소량의 물이 넘어갑니다. 그러면 더 이상 물이 들어오지 못하도록 몸에서는 일시적인 방어현상인 후두 경련을 일으킵니다. 이때, 기도폐쇄가 더욱 심해지고 저산소증에 빠질 수 있습니다.

(8) 저체온증에서 심전도의 변화
① 서맥이 빈번
② 낮은 전압
③ T파 이상을 동반한 느린 심방 세동
④ J파(중간-중증 단계)

대부분의 변화는 몸을 다시 따뜻하게 하면 교정됩니다.

6) 재가온(Rewarming)

재가온 여부를 위해 고려해야 할 사항들

(1) 저체온증의 단계
(2) 저체온으로의 진행속도
(3) 환자의 나이
(4) 심정지 여부
① 침습적 재가온

불안정한 중증 단계의 저체온 환자의 경우, 침습적 방법은 재가온 과정이 필요합니다. 현장에서는 어렵고, 응급실에서 사용할 수 있으며, 40℃ 정도의 수액을 왼쪽 흉강, 복강 등의 공간을 채우고 비우는 방법을 통해 시간당 4℃ 정도의 체온을 높일 수 있습니다.

왼쪽 흉강의 경우 심장과 대동맥 등으로 직접 열을 전달할 수 있기 때문에 선호되며, 방광이나 위장을 따뜻한 수액으로 채우고 비우는 방법은 효과가 없다고 보고됩니다. 가장 빠른 방법으로 심장우회로술이 있으나(5분당 1-2℃ 상승) 항응고제 처치가 사전에 필요하며 어렵습니다.

② 비침습적 재가온
경한 단계 저체온 환자는 자체적인 발열능력이 있어서 특별한 장치 필요 없이, 따뜻한 담요 정도면 충분하며 알루미늄 호일은 비교적 효과적이지 않을 수 있습니다. 중간 단계 저체온증 환자와 중증 단계 저체온증은 비교적 안정적인 환자에서 따뜻하고 가습된 산소공급, 따뜻한 공기담요 등의 방법으로 1-2℃ 정도 재가온 시행하는 것이 효과적입니다. 따뜻한 산소는 폐의 열교환과정에서 정상적으로 일어나는 증발에 의한 열손실 방지하며, 43℃ 정도의 공기를 불어 넣어 줍니다.

7) 정맥 내 수액처치

따뜻한 수액은 추가적인 열 손실을 막을 수 있지만, 재가온에는 효과적이지 못합니다. 28℃, 70 L의 물에 3℃ 물 1 L를 섞어도 온도에는 큰 변화가 없다는 것이 임상실험을 통해 증명되었습니다. 나이가 많을수록 과도한 수액공급에 의해 심장 및 신장기능 저하 또는 부전 등이 초래될 수 있습니다.

8) 심정지(Cardiac arrest)

심장이 차가워져 감에 따라 심전도 상에 특징적인 J파가 나타납니다. 저체온증이 진행되면 심방세동, 서맥, 심실세동 등이 나타날 수 있고, 최종적으로 무수축으로 진행됩니다. 환자의 맥박이 매우 약하고 느리기 때문에 심정지를 진단하는 것도 어려울 수 있어서 현장에서 심전도, 심초음파 등이 필요합니다. 대부분 심전도!
'따뜻한 상태로 죽은 것이 아니라면 아직 죽은 것이 아니다'라는 오래된 격언도 어느 정도 사실입니다. 긴 시간 동안 무수축이었다가 정상적으로 회복된 기록들이 있는데, 저체온증으로 심정지 발생했다가 회복한 환자의 대부분에서 냉각기 동안 저산소증을 보이지 않았습니다.

　일반적인 소생술을 시행하되, 체온이 30℃ 이하인 경우 제세동이 종종 효과가 없으므로 체온상승이 우선된 후 시도하는 게 도움됩니다. 적극적인 재가온이 동반되지 않으면, 소생술 자체가 도움이 되지 않을 수 있습니다.

🩺 9) 익사(drowing)

　액체가 기도에 흡입되면서 발생하는 질식사로 몸이 물속에 빠지는 경우, 소량의 물에 얼굴을 파묻고 죽는 경우도 익사에 속합니다. 이때, 흡입된 액체를 '익수'라고 합니다.

　살아 있는 상태에서 물에 빠진 경우도 있으나 사후에 물 속에 넣어 유기한 경우가 있습니다. 몸 속의 기관들에 침투한 플랑크톤 검출 시험*을 통해 익수를 증명하면 익사로 판정됩니다.

　사망 후 수중에 유기된 경우도 폐나 위장에서 플랑크톤이 쉽게 검출되는데, 익사의 경우에는 간, 신장, 비장, 소장, 대장, 근육 등 광범위하게 플랑크톤이 검출된다고 합니다.

　익사가 일어나기까지 시간은 약 5-8분으로 추정할 수 있고 수중 시체 외부에는 거품이나 물에 부패되거나 피부가 부는 등의 특이적 소견이 존재합니다.

---

*플랑크톤 검사
익사 후 플랑크톤이 함유된 익수가 기도와 폐를 통해 혈액 내로 들어와 혈류를 타고 전신에 퍼지며, 인위적인 노력없이 물속으로 빠질 수 있는 깊이는 355 cm 이하로 물의 표면으로부터 350 cm 이내의 플랑크톤을 대조수로 채취합니다. 수중 사체의 폐, 심장, 간, 신장 등의 장기조직 약 20 g 정도씩 채취하여 플랑크톤의 양을 검사합니다.

03. 낙뢰 손상

로또가 벼락 맞을 확률이라 하는데, 진짜 벼락을 맞게 되면 어떻게 될까요? 그런 사람이 있긴 있나요?

벼락, 즉 낙뢰는 작게는 1천만 볼트, 많게는 20억 볼트나 되고 매년 100건 가까이 발생한다고 합니다. 우선 낙뢰에 관해 알아봅시다!

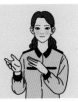

1) 정의

(1) 낙뢰(lightning)
뇌 방전의 일종으로 뇌운 내 전하가 지상으로 떨어져 방전하는 현상입니다.

(2) 번개(lightning, thunderbolt)
뇌 방전 동안 발생하는 매우 밝은 불빛을 말합니다.

(3) 천둥(thunder)

뇌 방전 시 방전통로는 태양표면의 온도보다 약 4배 이상 뜨거운 2만 7,000℃의 열이 발생하는데 이때 방전로의 압력이 상승하여 주변공기가 급격하게 팽창하면서 발생하는 충격 파음입니다.

2) 배경지식

(1) 우리나라의 낙뢰손상은 드물지 않은 편입니다. 연평균 11만 회가 넘게 보고됩니다.

(2) 낙뢰는 하루 중 오후나 초저녁에 많이 발생합니다.

(3) 낙뢰는 적게는 10억 볼트 이상의 전압, 5,000 A(암페어) 이상의 전류가 흐르기 때문에 접촉 즉시 즉사하는 경우가 많습니다(220 V 전압의 50만 배, 10–500 kWh).

(4) 평균 온도가 8,000℃에 달합니다.

(5) 감전 기전과 손상부위에 따라 예후가 결정됩니다.

(6) 생존자들 중 74%에서 영구적 손상이 발생합니다.

(7) 안전한 장소로 대피하는 것이 중요합니다.

(8) 목격자가 없는 손상기전은 불분명할 수 있습니다.

(9) 주변의 흔적을 참고하세요. 사물의 탄 흔적, 녹아버린 금속, 탄 냄새, 타버린 식물, 화상의 흔적, 기후 상황 등을 확인합니다.

(10) 시기적으로는 8월에 가장 많이 발생합니다(7–9월 사이를 주의).

3) 기전

(1) 낙뢰는 빛의 속도 십 분의 일 수준의 빠른 전기방전현상으로 육안으로는 한 줄기 섬광이지만, 실제로 나무뿌리 같은 줄기 모양입니다.

(2) 보통 두꺼운 섬광의 전류는 약 30,000 A 섬광 기둥의 지름은 2 m, 작은 것은 수십–수 백 A입니다. 따라서, 작은 줄기에 맞은 경우는 경미한 부상만 입고 생명에 지장이 없을 수 있습니다. 잠시 정신 잃거나 깨어있어도 혼란스러워 하거나

건망증상을 보일 수 있으며 이상감각 및 근육통을 호소할 수 있습니다.

⑶ 일반적으로 낙뢰를 맞으면 약 80%는 즉사!

20%에서 치료 후 생명을 건질 수 있습니다. 낙뢰전류가 인체를 통과하면서 심장 및 호흡정지 4–5분 이상 지속 시 즉사합니다.

⑷ 중상자의 경우 사지경련이 지속될 수 있습니다. 일반적으로 저혈압, 고막손상, 화상 등을 의심하면서 평가해야 합니다.

🔎 4) 주요증상

⑴ 신경계: 의식저하, 혼수, 일시적 마비, 경련 등

⑵ 심혈관계: 심실세동, 무수축, 부정맥, 심근경색 등

⑶ 호흡계: 호흡정지, 폐부종

⑷ 피부: 리히텐베르크 현상, 섬광화상, 반점화상, 접촉화상, 표재성 및 수포성 화상

⑸ 기타: 시각장애, 고막파손 등

심정지, 신기능 장애, 눈 귀 손상, 신경학적 장애, 호흡정지, 기억장애, 일시적 마비(주로 하지에서 발생), 고혈압, 과도한 혈관수축, 뇌출혈, 편마비 등의 수많은 증상들을 동반할 수 있습니다.

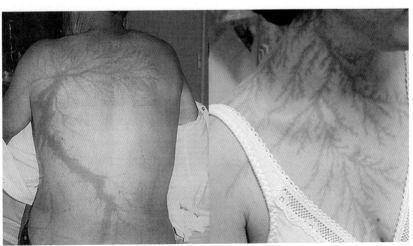

리히텐베르크 현상(Lichtenberg figure)

5) 섬락(flashover)

전기가 신체 표면을 따라 아주 빠른 속도로 지나감으로써 나타나는 현상으로, 넓은 지역에서 발생할 경우 동시에 여러 명의 환자 발생도 가능합니다.

6) 낙뢰가 인체에 미치는 영향

(1) 직격뢰(Direct strike): 사망률 가장 높음
(2) 측면방전(Side flash): 나무, 건물 옆 주의
(3) 접촉전압(Touch voltage): 대지 접촉 전위차
(4) 보폭전압(Step voltage): 대지저항률 클수록 높음
(5) 스트리머 충격(Streamer shock): 10-100 A
(6) 충격파(Shock waves): 방전로 27,000℃의 열

7) 화상의 종류

(1) 표재성 화상
(2) 접촉 화상: 금속이 낙뢰에 가열되어 발생
(3) 반점 화상: 담배에 의한 화상과 유사(3도 화상을 입는 경우가 많음)
(4) 섬광 화상: 아크용접에 의한 화상과 유사
(5) 선형 화상: 겨드랑이나 사타구니 등 부위 확인 필요

8) 처치

신속하게 ABCDE's 평가하되 ACLS와 ATLS 처치술의 원칙을 적용합니다.
(1) 기도확보 및 호흡보조, 산소투여(저산소증 가능)
(2) 심전도 및 제세동준비

(3) 정맥로 확보

(4) 상처부위 처치

(5) 외상평가와 함께 심전도 리듬을 체크

　① QT 간격연장

　② 일시적 T파

　③ 비특이적 ST절 상승

> *호흡정지의 원인이 호흡중추인 연수의 일시적 마비증상일 수 있습니다. 이차성 저산소증이 동반된 심정지로 이어질 수 있습니다. 광범위 손상에 대한 머리부터 발끝까지 자세하게 평가하되 일시적인 팔다리 마비를 호소할 수 있습니다. 두부 외상 소견과 유사한 동공확장의 증상이 있을 수 있으며 혈액이나 뇌척수액, 고막손상 등도 확인해야 합니다. 리히텐베르크 도형이라 불리는 모양의 화상을 확인할 경우, 번개에 의한 손상을 의심하여야 하고 화상이 아닐 경우, 24시간 이내 사라지게 됩니다.

9) 행동요령 Tip

(1) 30-30 규칙!

　번개를 본 후 천둥소리 들릴 때까지 시간을 잽니다. 약 30초 또는 더 작다면 건물이나 자동차 같은 안전한 장소로 이동합니다(발생지점 약 10 km 거리). 비가 그치거나 천둥소리 작아져도 곧바로 이동하지 말고, 마지막 천둥소리가 난 후 최소한 30분 정도 더 기다렸다 움직이는 것이 안전합니다.

(2) 오픈카, 오토바이, 자전거, 트랙터나 콤바인 등 이동수단에 타는 것은 피해야 하며 특히, 우산을 쓰지 말아야 합니다.

(3) 피뢰설비 없는 건물은 출입문, 창문을 닫고 배관과 욕실은 전기 통할 수 있으므로 샤워나 목욕은 피하는 것이 좋습니다.

(4) 전기기기, TV, 안테나, 전화선, 금속수도관 등으로부터 1 m 이상 떨어지되, 전원 코드는 빼야합니다. 또한 발코니 같은 개방된 공간은 피하여야 합니다.

(5) 홀로 서있는 나무는 특히 위험합니다. 10 m 이상 떨어진 거리가 안전합니다.

⑹ 여러 사람이 운집한 경우, 접촉하지 말고 최소 1 m 이상 거리 유지하되, 음푹 패인 땅 등을 찾아 피하고 낚싯대 등과 같은 긴 물체는 접거나 눕힙니다.

참고문헌

- Naver 지식백과
- 가역적 신경학적 이상 동반한 낙뢰손상 증례
- Phtls 교재
- 낙뢰안전 가이드북

04. 재난응급의료에 대한 정리

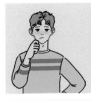

최근 들어, 재난사고가 정말 많이 발생하는 것 같아요! 재난에 대해 알고 싶어요!

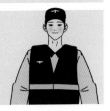

네~ 워낙 크고 작은 재난들이 많이 발생하는데, 전체적으로 정리해 드릴게요!

재난은 '재난 및 안전 관리 기본법'에서 정한 것으로 국민의 생명, 신체, 재산과 국가에 피해를 주거나 줄 수 있는 재해와 태풍, 홍수, 호우, 강풍, 풍랑, 해일, 대설, 낙뢰, 가뭄, 지진, 황사, 적조, 조수, 그 밖에 이에 준하는 자연 현상으로 발생하는 재해, 화재, 붕괴, 폭발, 교통사고, 화생방 사고, 환경오염 사고, 그 밖에 이와 유사한 사고로 발생하는 피해, 그리고 에너지, 통신, 교통, 금융, 의료, 수도 등 국가 기반 체계의 마비와 감염병, 가축 전염병 확산 등에 따른 피해를 포괄하는 것으로 정의됩니다.

우리나라에도 사회와 산업이 발전함에 따라 크고 작은 형태의 재난이 지속적으로 발생해왔고, 그에 따라 '소 잃고 외양간 고치는 격'으로 유사 재난이 재발하지 않도록 하고, 발생했을 때 피해를 최소화하기 위한 움직임들을 보여왔습니다.

🧑‍🦽 1) 국내 재난 및 행정 변화의 이력

1994년 성수대교 붕괴 사고로 대형사고에 대한 제도 변화를 시도
1995년 삼풍백화점 붕괴사고가 이어지면서 '재난관리법' 제정
2002년 태풍 '루사'와 '매미' 등 자연재해
2003년 대구지하철 참사 이후 2004년에는 재난 및 안전관리 기본법 제정
2004년 재해, 재난관련 법령 통합 제정, 소방방재청 신설하여 재난관리 전담
2008년 국가 재난업무 총괄 기관을 행정안전부와 소방방재청 이원화
2012년 구미 불산가스 누출사고 발생
2014년 경주 마리나 체육관 붕괴사고

2014년 경주 마리나 체육관 붕괴사고와 함께 세월호 참사가 발생한 이후 국민의 안전과 국가적 재난관리를 위해 국민안전처가 국무총리 산하기관으로 창설되어 안전 및 재난 정책, 운영, 총괄 업무와 함께 민방위, 소방, 방재, 해양 경비 및 안전을 총괄하였습니다.

이때 육상과 해상재난을 통합하려고 기존 소방방재청과 해양경찰청을 통합하여 중앙소방본부와 해양경비안전본부로 개편하고 재난 안전 컨트롤 타워 역할을 하고자 하였습니다.

2017년 정부 조직 개편으로 행정자치부로 흡수, 통합되어 폐지되었습니다.

물론 풍수해나 화재 등 자연재해를 대처하기 위해 1948년 내무부 건설국의 이수과, 부흥부와 건설부, 경제기획원 등이 생겼고 1962년에는 '재해구호법'이 제정되기도 했으며, 1968년 방재계획수립제도 구축, 1977년 방재계획관 신설, 1970년 '정부조직법' 개정 후 1972년부터 서울시와 부산시에서 소방본부 운영되는 등의 역사를 갖고 있습니다. 현재에는 조금 더 발전되어 재난안전법을 기반으로 중앙행정기관, 지방자치단체, 지방행정기관, 공공기관, 공공단체 등이 재난관리 책임기관으로 지정되어 있습니다.

그 외에도 국가재난관리정보시스템(National Disaster Management System, NDMS)을 통해 각종 재난관리에 관한 정보를 데이터베이스하고 재난정보를 생성하는 892개의 기관에서 2,000여 개의 정보를 수집, 관리, 운영하며 재난 정보 수집과 실제 재난대응 업무와 데이터가 연계되기 위한 노력을 하고 있습니다.

2) 관련 법률 및 관계법령

응급의료에 관한 법률 15조의 2와 동법 시행령 제8조의 2
응급의료에 관한 법률
제9조: 다수 환자발생에 대한 인명구조 및 응급처치
제10조: 다수 환자발생에 대한 조치계획의 수립
제18조: 환자가 여러 명 발생한 경우 조치

3) 다수사상자 발생사고에서의 응급의료체계

다수사상자 발생사고(Mass Casualty Incidents)란 동시에 다수 사상자가 발생하였거나 발생할 우려가 있어 응급의료의 제공을 위해 별도의 의료적 조치가 필요한 사건이나 사고를 말합니다.

보유한 의료자원에 비해 많은 환자가 발생함에 따라 응급의료체계 분야에서는 보건복지부와 국립중앙의료원 중앙응급의료센터가 각 시도의 행정기관, 보건소, 경찰, 군부대, 권역응급의료센터, 응급의료기관 및 응급실 운영기관, 민간이송업 등과 함께 재난 대응을 지원하게 됩니다.

사고 현장에서는 인명피해를 최소화하기 위해서 초기 중증도 분류, 2차 중증도 분류, 응급처치, 적절한 처치가 가능하고 근거리에 위치한 환자 이송 등의 대응활동이 병원 전단계 활동으로 이루어져야 합니다.

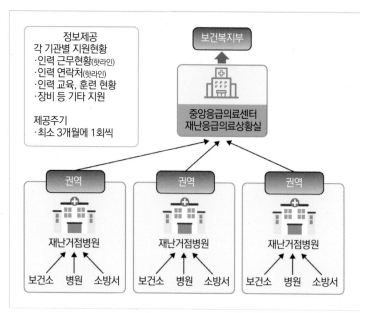

평상 시 재난 대비 보고체계

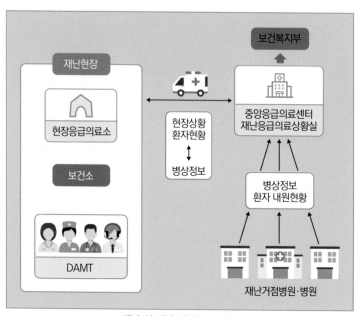

재난 시 재난 대비 보고체계

(1) 응급의료대응 기관

① 보건복지부
－재난대응에 필요한 응급의료지원계획 수립, 시행, 자원 지원 및 유관기관 협력
해야 합니다.

② 국립중앙의료원 중앙응급의료센터
－재난응급의료상황실을 24시간 운영(재난상황 감시, 전국 재난의료 핫라인 구
축 및 관리)합니다.
－중앙, 권역, 지역의 DMAT 조직 및 운영하고, 재난의료물자를 비축합니다.
－재난거점병원 재난교육, 훈련, 정보관리 및 교육훈련 프로그램 개발 및 시행
합니다.

③ 권역응급의료센터
－재난거점병원 역할, 재난의료책임자 지정 및 재난의료관리, 현장 출동 가능한
세 팀 이상의 DMAT 구성, 권역 내 재난의료지원 핫라인 관리, 재난현장 중
증응급환자 진료를 제공합니다.
－재난의료지원 물품 관리, 재난교육훈련을 시행합니다.

④ 응급의료기관 및 응급실 운영기관
－재난 핫라인 운영. 자수사상자 발생 시 병상확보 및 환자 진료를 진행합니다.
－재난응급의료 교육 및 훈련을 해야 합니다.

⑤ 보건소
－신속대응반을 구성하여 현장 출동 및 현장응급의료소를 운영하게 됩니다.
－보건소장은 현장응급의료소장 역할을 담당합니다.
－재난 시, 부상자 및 사망자 현황에 대한 정보를 수집, 관리합니다.

⑥ 시/도
－재난 발생 시 응급의료지원 계획 수립 및 시행합니다.
－재난 발생 시 군부대 및 경찰서 등 유관기관 협조체계를 유지합니다.

-재난의료 핫라인 및 비상연락망을 구성합니다.

-인력, 시설, 장비 등 재난대응 자원에 대한 현황 파악, 필요시 지역 DMAT 운영합니다.

⑦ 민간이송업

-재난의료핫라인 운영 및 관련 정보 제공이 필요합니다.

-재난 현장에서 발생한 환자에 대한 처치 및 병원 이송 지원해야 합니다.

재난 시 응급대응 단계

분류	판단 기준	비고
관심 (Blue)	1. 다수사상자 발생 위험이 큰 사건 또는 행사/현상 등 • 태풍, 홍수, 지진, 해일 등 자연재해의 진행 • 군중 운집(mass gathering) 행사의 개최 2. 사상자가 발생할 수 있는 사고 메시지/첩보 수신	징후활동 감시
주의 (Yellow)	1. 다수사상 발생으로의 전개가 예측되는 사고/현상 • 다중이용시설로서 해당 시간의 예측 수용인구수가 20명 이상인 경우의 화재, 붕괴, 침수 등 • 다중교통사고, 군중운집행사에서 사상자 발생 사고 • 태풍, 홍수, 해일, 지진 등에서의 사상자 발생 • 화학물질의 누출, 방사선 시설에서의 사고 • [사상자 있음] 메시지 2. 국지전/테러 발생의 위협	능동감시 경고전파
경계 (Orange)	1. 다수사상자가 발생하고 추가 사상자 발생 위험이 현저하게 높아 대응 개시가 필요한 상황 • 10명 이상의 사상자가 이미 발생하고 추가 사상자 발생이 의심되는 상황/사건 • 운항/운행 중인 여객선박, 여객항공기, 여객열차 및 대형승합차의 추락, 침몰, 탈선 및 전복 확인 • 10대 이상 차량의 다중 교통사고 확인 • 화학, 방사선 물질에 의한 인구집단의 노출 확인 2. 다수사상자사고, 군중운집 등으로 재난관리주관기관 및 재난관리책임기관의 의료대응 요청	의료대응 개시
심각 (Red)	일상적인 응급의료서비스로는 대응할 수 없는 명백한 재난 등	의료대응 확대

대응단계별 기관의 주요 활동

분류	중앙응급의료센터	DMAT	보건소	응급의료기관	이송업체
관심 (Blue)	• 상황감시 • 지역별 응급의료 자원확인	• 핫라인 유지	• 핫라인 유지	• 핫라인 유지	• 핫라인 유지
주의 (Yellow)	• 인근기관 상황전파 • 출동대기 요청 • 주기적 상황감시	• 필요시 출동대기 • 비상연락망 확인	• 필요시 출동대기 • 비상연락망 확인	• 비상연락망 확인	• 비상연락망 확인
경계 (Orange)	• 대응요청 • 현장 파견 • 응급자원정보수집/제공 • 인근병원수용대비 요청 • 사상자 추적 • 조치사항통보 • 중앙 DMAT 소집	• 출동 • 본진 소집 • 조치사항 보고	• 신속대응반 출동 • 비상소집 • 사상자 현황 조사 • 조치사항 보고	• 원내대응 개시 • 비상소집 • 수용환자 현황 보고	• 출동대기
심각 (Red)	• 상황실확대편성 • 응급자원정보수집/제공 • 사상자 추적 • 조치사항통보 • 필요시 추가 의료진/구급차/헬기 추가 동원 • 필요시 중앙 DMAT 파견 • 인근지역 지원 확보 • 물품 지원	• 현장의료 ─본진 출동 ─필요시 지원 요청 ─조치사항 보고	• 현장응급의료소 운영 • 현장지휘소 연락체계 유지 • 비상근무체계 돌입 • 필요시 지원요청 • 사상자현황 조사 지속 • 조치사항 보고	• 비상근무체계 돌입 • 수용환자현황보고 지속	• 사상자 이송 • 조치사항 보고

4) 재난 시 응급의료의 적용

　재난이 발생한 후 3-6시간 내에 현장에서는 적극적인 의료가 시행되어야 합니다. 그리고 72시간 이내에 환자를 구조하지 않으면 생존율이 급격히 낮아질 수 있습니다.

　자연재난이나 대형사고에 의한 다수 사상자 발생 시 피해자 수가 증가하므로 지자치제에서 해결 가능한 범위인지 국가 차원의 지원이 필요한지 빠르게 판단하여 대응해야 하는데 현실적으로 변수가 많기 때문에 쉽지만은 않습니다. 그럼에도 불구하고 재난 발생 시 대처단계에서 최초 신고자가 신고를 접수하면 정확한 의사소통과 재난대응 매뉴얼에 따라 빠르게 담당 기관에 연락을 취하도록 노력해야 합니다.

> 현장의료 지휘체계(현장응급의료소)
> 긴급구조통제단장은 재난 현장에 출동한 응급의료관련자원을 총괄, 지휘, 조정, 통제하고 현장응급의료소를 설치 및 운영합니다. 현장응급의료소장은 보건소장이 담당하며 그전에는 권역 또는 지역응급의료 센터장 급에서 맡습니다 (소방관서 소속 공중보건의도 가능). 단, 기관장의 역할은 권한과 책임을 위임받은 해당 기관의 소속직원이 대신 가능합니다.

(1) DMAT (Disaster Medical Assistance Team) 역사

2005년, 일본 재난의학에서 만든 재난의료지원단입니다.

1993년, 영국 ALSG (Advanced Life support group)에서 개발한 major incident, medical management and support (MIMMS) 과정을 교육하는 DMAT 과정 등, 유럽연합 재난훈련 교과과정(disaster training curriculum, DITAC) 등 27개국, 약 140개의 재난의학 교육훈련과정 등이 있는데 우리나라는 미국과 일본의 DMAT 방식을 참고하고 있습니다.

미국은 1985년부터 FEMA (Federal Emergency Management Agency)의 실행 조직으로 구성되고 27년간 약 50번 출동경험을 가지며 발전되었고, 일본의 경우 1995년도 한신 아와지 대지진 사건 이후 500명이 넘는 사망자를 통해 전문적인 재난의료지원 훈련을 받은 의료진과 행정요원들 구성의 필요성을 느끼고 2004년 8월에 창설되어 2010년까지 801개 팀(4,986명)이나 됩니다.

대만도 1999년 Chi-Chi 지역 지진으로 2000년 7월에 창설 후 9년간 약 2,500명 30개 팀이 생겼습니다.

(2) DMAT의 구성

신속대응반은 보건소에서 구성하는 현장활동팀을 말합니다.

중앙 DMAT은 중앙응급의료센터 2팀으로 구성되고 보건복지부 및 중앙응급의료센터가 출동을 결정하게 됩니다.

권역 DMAT은 재난거점병원마다 3팀씩 구성하고 재난응급의료상황실, 지자체와 소방 등에서 출동 요청합니다. 팀당 의사 1명, 간호사/응급구조사 2명, 행정 1명

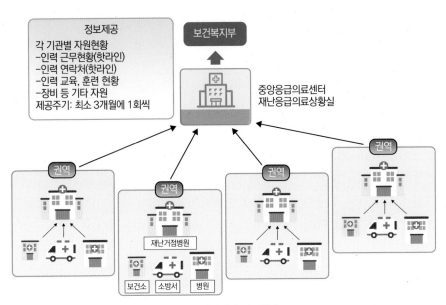

평상시 재난대비 보고체계

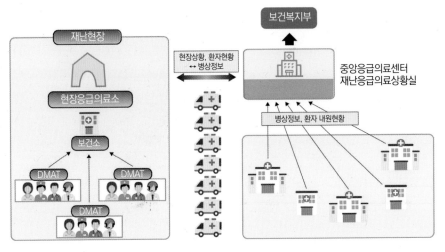

재난 시 보고체계

등, 4명으로 구성됩니다.

지역 DMAT의 경우 재난거점병원 외 응급의료기관 등에서 운영하는 DMAT으로 시, 도 의료기관에서 자체 구성 가능합니다. 평균 4팀으로 편성하고 팀당 의료인 5-6명과 의료보조요원 2-3명으로 구성됩니다.

(3) DMAT의 역할

① 현장 선착대의 임무

현장 지휘체계의 확인 및 연계, 현장 안전 확보, 통신체계 구성, 현장 의료수요 파악, 응급의료 시행장소 선정 등입니다.

② 분류반과 처치반, 이송반 등에 인력 배치

현장응급의료소 인력이 3인 이하인 경우 분류반과 처치반 통합 운영하되 분류반에 중점을 둡니다. 이송반에 1인 이상 배치하되 재난응급의료상황실과 모바일 상황실과 통신하여 현장응급의료소장에 보고하는 역할을 겸임하게 됩니다.

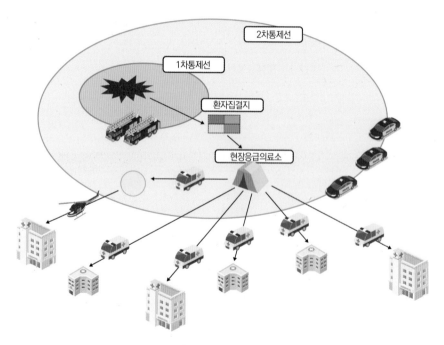

현장 재난의료활동 모식도

③ 중증도 분류

가능하면 DMAT 구성원 중 가장 현장경험이 많은 의료진이 시행합니다.
SALT 다중손상 중증도 분류법, START법 병용 가능합니다.

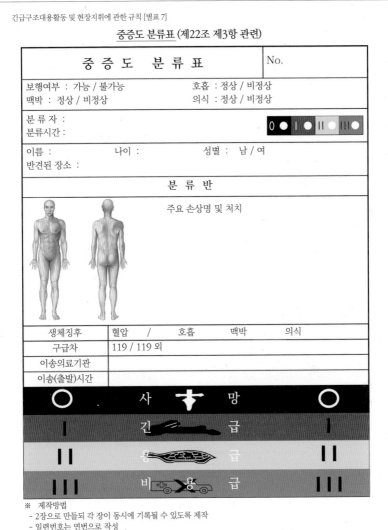

중증도 분류표

④ 응급처치

환자의 의학적 상태 파악, 처치한 응급처치 내용과 이송병원 선정 등 중증도분류표에 기재합니다. 필요시 중증도를 재분류하고 응급환자분류표와 환자를 이송반에 인계합니다.

DMAT Bag 구성품

구분	DMAT bags	
가방 1 (행정물품)	중증도분류표 50, 환자등록지 50, 병원별수용능력표 1, 사상자이송현황표 1, 재난의료지원단 지침서 4, 비상연락처 4, 안전구역설치띠 롤 3, 디지털카메라 1	물품목록 4, 약품목록 4, 메모지 1, 스카치테이프/청테이프 각 1, 클립보드 4, 필기도구 4, 수정테이프 4, 현장응급의료소 운영일지 10, 확성기 1
	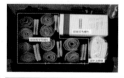	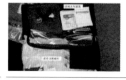
가방 2 (의료물품)	펜라이트 3, 청진기 3, 체온계 1, 혈당측정기 1, 혈압계 1, 설압자 20, 이동식 감염폐기물통 1, 감염폐기물 비닐, 박스 1, 플라스터 3	산소포화도측정기 1, 휴대형 초음파 진단 장치 1, 흡인기 1, 휴대용 간이인공호흡기 1, 접이식 들것 1, 담요 2, 젤리 1, 골반고정대 1
		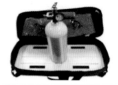
가방 3 (외상처리물품)	경추고정세트 3, KED 1, 기관삽관장비세트 3, 윤상갑상선절개술세트 1, 폐쇄식흉관삽관세트 1	정맥로 및 수액세트 5, 골내주사세트 1, 상처소독세트 10, 상하지부목세트 각 10
	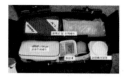	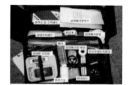
가방 4 (의약품)	수액제제(생리식염수, 5%포도당용액, 하트만용액 등), 주사용 비마약성진통제, 주사용 항히스타민제	에피네프린 10, 니트로글리세린(설하용), 흡입용 기관지 확장제
	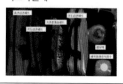	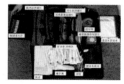

DMAT bag의 별도 탑재 물품: 휴대용간이인공호흡기, 접이식 들것, KED

⑤ 이송

    a. 상황실을 통해 실시간 병상정보 및 병원 내 수용능력, 의료기관별 환자 이송 현황 등을 확인합니다.

    b. 사상자의 우선순위는 긴급, 응급, 비응급, 사망 환자 순으로 진행합니다.

    c. 긴급, 응급환자의 경우 소방구급차, 비응급환자나 사망환자는 민간이송업 구급차 우선입니다.

    d. 이송반에서 파악한 환자의 이송현황 등은 재난응급의료상황실로 수시 전송합니다.

    e. 선정된 이송병원명과 구급차 차량번호, 현장 출발시간 등을 기재하여 중증도 분류표를 완성(이송반에서 보관, 구급대원, 의료기관이 각 1부씩 보관)합니다.

    f. 응급수술 등 원거리 권역센터 이송 시 헬기 이송을 고려(응급의료전용헬기, 소방헬기, 국방부헬기, 산림청헬기 등 가능)합니다.

구분	신속대응반(보건소)	중앙 DMAT	권역 DMAT
출동기준	즉시	3시간 이내	1차 10분 이내 2차 2시간 이내 3차 12시간 이내
출동요청	재난응급의료상황실, 소방지, 지자체, 보건소장, 보건복지부	보건복지부	재난응급의료상황실, 소방, 지자체, 보건소, 재난의료책임자
인원구성	의료인 2-3인 행정요원 2인 이상	의사, 간호사, 행정요원 사고 유형 및 규모에 따라 추가구성	팀당 의사 1명 간호사/응급구조사 2인 행정요원 1인
운영	현장상황 12시간 이상 지체 시 1개팀 추가구성 (인근 보건소 인력구성 가능)	중앙응급의료센터장 판단 후발대 파견 가능	현장상황 12시간 이상 지체 시 인력 교체를 위한 팀 파견
물품	신속대응반 물품	DMAT bag 현장응급의료소물품	1차팀 DMAT bag 2차팀 현장 응급의료소물품
이동	긴급자동차	긴급자동차	1차팀 긴급자동차 2차팀 이동응급의료세트

(1) START (simple triage and rapid transport)

판정기준을 가능한 객관적이고 간소화한 방법으로 부상자의 수가 많을 경우 유용하며, 60초 이내에 명에 따른 반응치를 확인합니다.

> R (Respiration), P (Perfusion), M (Mental status)으로 분류

1983년 미국 캘리포니아, 주 소방과 대학병원에서 개발되었습니다. 기도를 확보해야만 호흡이 이뤄지는 환자, 호흡수가 30회 이상인 환자, 호흡이 있으나 요골 맥박이 느껴지지 않는 환자, 호흡이 있고, 맥박이 느껴지나 지시에 따르지 못하는 환자는 즉각적인 치료가 필요한 immediate group에 해당되며, 호흡이 있고 요골 맥박이 느껴지고 지시를 수행하는 환자는 delayed group에 해당됩니다. 기도 확보 후 호흡이 없는 환자는 사망환자(unsalvageable group)이므로 기본적인 소생술을 하지 않는 것이 원칙입니다.

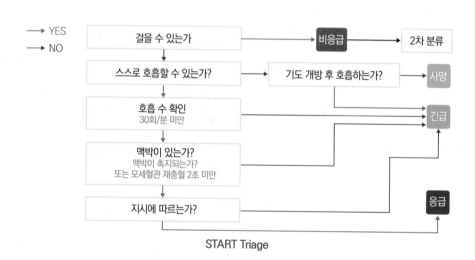

START Triage

(2) SAVE (secondary assessment of victim end-point)

결정적인 처치까지 많은 시간이 소요되는 대형재난에서 추가적인 위험요소가 남아있는 현장으로부터 이동하고, 재해구역 내 임시응급의료소에서 즉각적인 평가와 치료를 받아 재분류하여 이송될 수 있게 설계되었고, START 분류법과 함께 사용 가능합니다.

많은 환자의 이송이 한 지역의 병원에 집중되어 제대로 치료받을 수 없는 경우나 다른 지역 병원으로의 이송이 수일간 불가한 경우 사용될 수 있으며, 다음과 같이 분류됩니다.

① 적절한 처치를 시행함에도 불구하고 사망 가능성이 많은 경우
② 치료 여부와 관계없이 생존 가능성이 많은 경우
③ 간단한 현장처치로 환자에게 많은 도움을 줄 수 있는 경우

SAVE Triage Categories

Category	Definition	CARE PROVIDED
1	Patients who will die regardless of how much care they receive	COMFORT CARE
2	Patients who will survive whether or not they receive care	COMFORT CARE
3	Patients who will benefit significantly from austere fie	IMMDEIATE CARE

Periodic assessment of all categories is important

(3) SALT (sort, assess, lifesaving interventions, treat/transport)

자발적으로 보행이 가능하고, 손 흔들기 반응, 발버둥 치는 듯한 움직임을 확인하며, 긴급, 응급, 비응급, 사망예상, 사망 등으로 분류합니다.

기도개방, 흉부감압술, 주요 출혈부위의 지혈, 자가주사형 해독제 투여 등을 진행합니다.

① 긴급(Immediate) 적색- 생존율을 높이기 위해 즉각적인 치료가 필요한 환자
② 응급(Delayed) 황색- 생존에 영향을 주지 않는 범위에서 치료가 지연돼도 안전한 환자

③ 비응급(Minimal) 녹색– 치료가 필요한 손상이 있으나 치료여부와 상관없이 생존이 예상되는 환자

④ 사망예상(Expectant) 흑색– 생존해 있으나 사용 가능한 자원으로는 생존시키기가 거의 불가능하다고 판단되는 환자

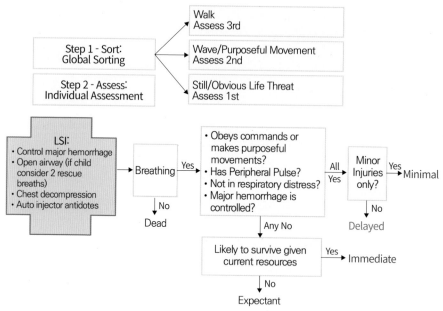

The SALT triage guideline. LSI = lifesaving intervention; SALT = lifesaving interventions–treatment/transport.

SALT Mass Casualty Triage

⑤ 사망(Dead) 흑색– 자발호흡의 증거가 전혀 없는 환자

(4) MASS (Move Assess Sort Send)

미국에서 다중손상(MCI)에서 증명된 재난환자중증도 분류법으로 의사, 간호사, 소방, 민간전문가 집단에 의해 개발되었습니다.

> Move 이동(이동할 수 있는 환자), Assess 평가, Sort 환자 분류, Send 이송

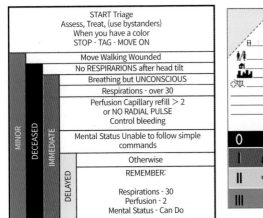
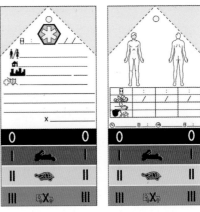

METTAG Triage

(5) METTAG (Medical Emergency Triage Treatment)

의사, 간호사, 구조대원, 전문가 등에 의해 개발

① Red Tag (immediate care – life-threatening)

생명이 위독한 상태로 빠르게 처치하여 생존 가능성이 있는 상태

② Yellow Tag (urgent care, can delay up to one hour)

당장 생명이 위독한 상태는 아니나 한 시간 이내 처치가 필요한 상태

③ Green Tag (delayed care / can delay up to three hours)

즉각적인 처치가 필요하지 않은 경상자로 3시간 내 처치

④ Black Tag (victim is dead, no care required)

사망 또는 생존 가능성이 없는 환자

(6) KTAS (Korean Triage and Acuity Scale)

한국형 응급환자 분류도구로 2012년 캐나다 응급환자 분류도구를 국내 의료상황에 맞게 변형, 개발됩니다. "적절한 환자를, 적절한 장소, 적절한 시간에, 적절한

치료자에게" 가능하도록 위독하거나 심하게 다친 환자가 덜 위독하거나 경증 환자보다 먼저 의료진이 진료 및 처치받게 합니다. 재평가 빈도수를 확인 가능하고 공간과 의료자원을 효과적으로 활용하고 있습니다.

(7) CTAS (Canadian Triage and Acuity Scale)

캐나다 응급환자 분류도구로 응급의료센터를 방문하는 각종 외상, 심혈관계 증상, 정신건강 문제, 산부인과적 응급 등 광범위한 증상으로부터 중증도를 객관적이고 타당성 있게 분류하는 데 목적이 있습니다.

대응단계별 기관의 주요 활동

KTAS 5단계	대기실에서 재평가	증상
Level 1 소생	즉시	–심장질환으로 인한 심정지 –호흡부전으로 인한 심정지 –중증 외상(쇼크) –호흡곤란(중증의 호흡 부전) –의식 장애(무의식 상태, GCS 3-8)
Level 2 응급 2단계	10분마다	–호흡곤란(중증도 호흡부전) –토혈(앉아 있는 상태에서 어지러움) –고혈압(증상을 동반한 수축기 혈압>220 혹은 이완기 혈압>130) –의식장애(GCS 9-13) –발열(체온>38, 감염 가능성에 관계없이 SIRS 기준 3가지를 만족하거나, 감염이 의심되고 SIRS 기준 2가지 이상을 만족하는 경우) –복통(8점 이상의 심한 통증) –두통(처음 겪는 갑작스럽고 심한 통증) –중증 외상: 둔상, 명백한 손상은 보이지 않음(빠르게 주행 중인 차에 치인 보행자 사고)
Level 3 응급 3단계	30분마다	–호흡곤란(경한 호흡부전) –고혈압(증상이 없는 수축기 혈압>220 혹은 이완기 혈압>130) –구토와/혹은 오심(경한 탈수) –복통(4-7점의 중증도 통증) –두통(4-7점의 중증도 통증) –설사(조절되지 않는 혈성 설사)
Level 4 응급 4단계	60분마다	–착란(만성, 평상 시 상태와 차이 없음) –요로 감염 증상(경한 배뇨통) –변비(4 이하의 경한 통증) –NRS 4점 이하의 경한 통증
Level 5 응급 5단계 (경증)	120분마다	–설사(경증, 탈수 증상 없음) –심하지 않은 물린 상처 –상처 소독(복잡하지 않은) –약 처방

6) 재난대응 교육과정

(1) 기본재난대응과정(BDLS)
(2) 전문재난대응과정(ADLS)
(3) 핵심재난대응과정(CDLS)
(4) 재난의 전 과정 PRE-DISASTER 등

P (planning and practice) : 계획과 연습
R (resilience) : 재난에 대한 복원력
E (education and training) : 교육과 훈련
D (detection) : 재난발생의 인지
I (incident command) : 지휘통제
S (safety and security) : 현장안전
A (assess hazard) : 위험평가
S (support) : 지원
T (triage and treatment) : 중증도 분류와 치료
E (evacuation) : 대피
R (recovery) : 복구

위의 교육을 진행되고 있고, 중앙응급의료센터를 중심으로 한 소방과 보건복지부를 비롯한 40개의 권역센터에서 현장에 DMAT을 파견하여, 재난의료체계를 구축하는 큰 그림으로 현재 보건복지부에서 발간한 '재난응급의료 비상대응매뉴얼'도 보급되었습니다.

그 외에 방재안전직 공무원의 재난관리 역량을 강화하기 위해 미국 재난관리 교육체계, 특수재난교육기관(National Domestric Preparedness Consortium, NDPC), FEMA (Federal Emergency Management Agency), EMI (Emergency Management Institute) 교육과정, 독일 재난관리 교육 조직 및 일본 내각부 방재담당, 재난관리자 교육(ADDIE 모델) 일본 방재전문가 양성 연수, 재난관리자 핵심역량 교육 등이 이루어지고 있습니다.

국내 대학의 재난안전 전공 커리큘럼 역시, 재난관리학, 방재학, 안보학 및 테

러, 해양대기과학, 지리학, 환경기술학심리학, 소방학, 환경학, 지진, 수자원, 원자력, 자연과학 등 재난안전 전문가를 지향하도록 설계되고 있습니다.

(5) 미국 재난관리 교육체계

미국은 공공부문 교육과 민간부문 교육으로 나뉘고 공공부문은 연방재난관리청(FEMA), 연방정부, 주 정부 등 세가지로 구분됩니다.

① NTED는 연방정부 차원의 재난관리교육 정책과 기획을 개발하고 1차 재난대응자(first responder)에 특화된 191개의 교육과정을 운영합니다.

② CDP는 화학, 생물학, 방사능, 핵 및 폭발(CBRNE)에 특화된 55개의 교육과정을 운영합니다.

③ EMI는 재난관리 원칙과 현장표준지휘체계, 기관 간 협업 등 재난관리에 있어서 핵심역량과 관련된 512개의 교육과정을 운영합니다.
국가 소방학교(National Fire Academy)에서는 소방 및 응급의료 특화교육을 진행합니다. 교육학과 재난관리, 응급의료서비스, 소방, 유해화학물질과 보건, 정보기술 및 공중보건, 안전, 교통, 행정, 정보기술 등의 교육과정과 함께 과정의 레벨은 세가지로 구성됩니다.

a. 대응자 레벨(awareness lever): 재난 및 사고의 인지, 보고, 조사 수행
b. 초기 대응자 레벨(performance lever): 인명구조, 오염 제거 등을 수행
c. 재난관리자 레벨(management and planning level): 재난안전계획 수립 및 조정 기능 수행

EMI 재난관리 전문가 양성 평생교육 프로그램에서는 EMPP (Emergency Management Professional Program)의 경우, 신규자, 중간관리자(3년 이상 경력자), 최고관리자(10년 이상 경력자)를 구분하고 Basic, Advanced, Executive 등 3가지 Academy 과정을 운영합니다.

④ 미국 재난관리 자격제도

   a. 1급(Certified Emergency Manager, CEM)

   b. 2급(Associate Emergency Manager, AEM)

두 가지 유형으로 구분되어 발급하고 있습니다.

경력기술 및 FEMA 교육 이수 후 추천서가 있어야하고, 객관식 시험을 거쳐서 공헌활동 및 실무경험, 대학교육 등이 자격증 취득요건에 해당됩니다.

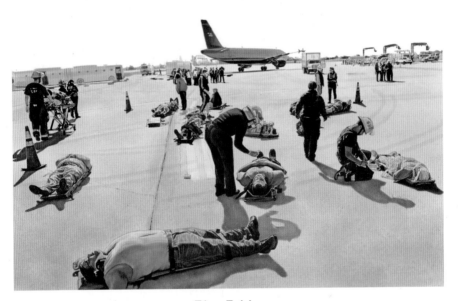

Triage Training

(6) 독일의 재난관리 교육체계

연방정부 내부, 건설, 지역공동체부(Bundesministerium des Innern, fur Bau and Heimat) 산하연방국민보호, 재난지원청에서 재난 안전을 통합관리합니다.

국민보호 교육부서 AKNZ (Akademie fur Krisenmanagement, Notfallplanung and Zivilschutz)에서 위기관리, 재난관리 계획, 국민 보호 등 연간 교육계획을 수립하며, 주요 임무는 재난관리자 교육 실시, 국내외 재난상황 자료수집 및 분석, 평가, 재난 및 위기 관련 민관협력 지원, 재난대응훈련 총괄 평가 등을 진행합니다.

(7) 일본의 재난관리 교육체계

일본의 경우 '재해대책기본법'에 근거하여 내각부가 재난관리를 총괄합니다.

그 아래 내각관방에서 방재에 대한 전반적 사항을 지원합니다. 정책총괄관은 방재에 대한 전반적인 정책을 수립하고 대규모 재난 발생 시 기획과 조정을 담당합니다. 재난관리자 교육은 '중앙방재회의'와 정책총괄관이 중심이 됩니다.

ADDIE 모형은 분석(Analysis), 설계(Design), 개발(Development), 실행(Implementation), 평가(Evaluation) 등의 5단계로 이루어집니다.

분석: 교육목표 설정, 교육의 수요와 목적 및 요구역량을 분석
설계: 학습목표, 학습내용, 사전학습 및 인적 네트워크 구축
개발: 교육 방법 및 교재도구 개발, 강사선정
실행: 학습교재와 도구를 통해 실제 교육 실시 (출장, 연수, e-learning 등)
평가: 분석, 설계, 개발, 실행 단계별 설문조사, 평가

---

7) 재난 상황에서 발생가능한 에로사항들

(1) 근접병원의 마비현상

대다수 이동이 가능한 사람들이 스스로 의료기관에 방문하는데 재난 현장에서 가까운 의료기관일수록 몰려드는 환자에 의해 마비될 수 있습니다. 특히 사고 발생지역 1 km 이내 재난 발생 약 15-30분 후 대형병원에 환자가 몰리는 현상이 발생하게 됩니다. 이때, 현장에서 구조된 중증 환자들이 2차적으로 30-60분 후에 구조되어 병원으로 내원하는데 또다시 환자가 몰리는 이중파현상이 나타나게 됩니다. 따라서, 경증환자가 가까운 대형병원으로 몰리지 않도록 분산 이송되어야 합니다.

(2) 통신이상

DMAT이 현장이 오기 전까지 현장에 초기대응 팀으로 배정되어 있는 행정요원들은 24시간 대기가 아니기에 빠른 초기대응이 어려울 수 있고, 핫라인으로 구

성된 중앙, 재난응급의료상황실과 재난예방, 상황요원들의 주된 Network 방식이 카톡방인 경우 문제가 될 수 있습니다.

관련 Application을 개발한다지만 재난상황에서 갑작스런 통신요구의 증가나 유무선 전화망의 파괴, 공용주파수의 부재 등 통신망이 단절될 경우를 대비하여 TRS 무선통신망도 있지만 인공위성을 이용한 통신망 구성이 비상상황에서 활용될 필요가 있습니다.

(3) 재난 현장 응급의료소

재난현장 응급의료소 설치를 위한 하부판 및 쉘터, 텐트를 이동하기 위해 약 25대의 트럭이 필요한데 해당 시설을 비축하는 비용이 큽니다. 재난 현장 응급의료시설의 관리체계가 공급위주이며 접근성이 떨어지고 지속적인 운영이 어렵기에 의료취약지에 설치하여 의료순회 형식으로 지속적인 보급이 필요할 수도 있습니다. 또한 고가의 의료장비가 시설에 다수 탑재되기 때문에 운용 및 점검도 필요합니다.

(4) 변수에 대한 통제

지방 자치 단체 및 권역응급의료센터에서도 해마다 응급의료기관 평가를 통해 재난 관련 교육 상황을 평가받기 위해 자체 재난훈련 받지만, 소방, 경찰, 군인 등 각 부처들이 실제 통합된 지휘체계에서 효율적으로 운영이 가능하도록 세부적인 훈련이 이루어져야 합니다.

화재 외에도 각종 안전사고, 건물 붕괴, 특히 화학물질 누출사고 등을 가정한 시, 군부대, 응급의료센터, 소방 등 통합방재훈련을 여러 차례 실시해본 경과, 현장대응 경험상 구조 및 제독, 제염, 응급처치, 현장분류소 등 모양새는 갖춰진 듯하나 DMAT의 현장활동 범위는 이론에 비해 한정적이었고, 다른 현장대응들도 형식적인 느낌이 강했습니다.

실제 사고현장이나 재난은 훈련과 다르게 화재, 지진, 폭발, 방사선, 화학물질 노출 등 변수가 많이 발생할 수 있으므로 훈련에서도 구조팀의 안전을 확보하고 응급의료소 외에 현장 중증도 분류 및 처치, 관계부서와 사고현장 전문가, 현장대응팀, 민간기관 및 자원봉사자 간의 의사소통이 유기적으로 이루어지는지 확인해야 합니다.

재난의료에서는 현장 처치와 병원 처치로 니뉘는데 현장 처치의 경우, 구조와 환자 분류, 초기응급처치 및 병원이송이 주된 처치입니다. 현장에서 구조와 함께 응급처치가 얼마나 신속, 정확하게 공급되었느냐에 따라 생존이 결정되는 환자가 많아집니다. 현장 처치에서 부상 정도와 소생 가능성을 빠르게 파악하고 분류하여 기본소생술을 제공하는 데 중점을 두어야 합니다.

전쟁터에서는 지휘관이 누구냐에 따라 병사들의 생명이 오고 갑니다. 재난 사고 현장에서도 마찬가지일 것입니다. 총괄하는 지휘관이 누구냐에 따라 대응의 판도가 결정됩니다. 그러기 위해서는 통합된 하나의 지휘체계에서 나머지 유관 기관들이 움직여야 할 것입니다. 현장지휘관의 역량에 대한 '역량평가 및 교육관리'가 필요합니다.

긴급구조대응 활동 및 현장지휘를 위해, 현장 안전을 확보, 통신체계 구성, 현장응급 의료소를 설치하고, 현장 의료수요파악 및 후발대 요청, 중증도 분류, 응급처치, 이송 등의 기본적인 대응절차와 함께 현장대응은 현장을 가장 잘 아는 전문가들을 배제하는 경우가 많은데, 위험물이 있을 경우 특히 더 필요하며 현장의 지형과 Lay-out을 잘 아는 전문인력이 옆에서 도와야 합니다.

재난관제센터에서는 이송 병원의 수용능력을 고려하고 사고지역 관내로 몰리는 현상을 염두하여 최대한 응급환자가 처치를 받을 수 있도록 병상이 확보된 병원, 권역응급의료센터 등을 파악하여 이송에 대한 컨트롤 타워 역할을 해야 합니다.

재난이 발생하면 병원으로 사고에 대한 정보와 예상되는 환자의 수, 손상 등에 대해 빠르게 전달되어야 하고, 당직자나 의료진의 경우 이를 인지하여 병원 재난 책임자에게 보고하고 환자 진료, 중환자실, 수술실, 병실 의료진들을 대기시켜야 합니다.

응급센터 내에서도 환자의 중증도를 평가하여 이송이 필요한 경우, 타병원으로 이송을 고려하고 재난 대응 본부와 협조하여 대응해야 합니다.

Gas, Chemical 등의 사고에 대한 부분은 현장대응팀이 고생하지 않도록 누출 물질에 대한 정확한 정보제공과 함께 ALOHA program 같은 프로그램 활성화를 통해 사고피해 예측결과를 확인하고, Simulation이 구글어스와 연결되어, 피해 정도에 대해 Map으로 표시되며, 풍향까지 계산되어 나오니 활용하면 좋지 않을까 싶습니다[Toxic 노출 시, 해발고도, 위도, 경도, 건물환기횟수/물질명, 풍속, 풍향(최대 북동 편), 온도, 습도 등].

태풍과 같은 기상상황에 의한 재난을 대비하기 위해서는 맵 라이브러리 등의 데이터 셋을 구축하여 태풍에 대한 단계별 데이터를 수집하여야 합니다. 격자형 해양정보를 통해 실시간 해양 관측정보와 해수 순환 등의 예측정보를 파악할 수 있는데 미국의 경우에는 유사한 체계를 이용하여 도로망에서 벗어난 곳이나 자연재해의 영향을 받은 곳, 도로 표지판 등이 망가진 곳 등의 길 찾기로 활용했다가 구조나 재난대응을 위한 목적으로 활용되는 USNG (United States National Grid)를 갖고 있습니다. 일본의 Grid Square Statistics(소 지역의 정보 및 통계 자료 수집관리 목적), 유럽(Common European Chorological Grid Reference System, CGRS), 영국(what3words) 등 격자체계도 유사한 예입니다.

참고문헌

- 재난의학 교육 및 훈련/논문
- 재난응급의료 서비스/논문(세브란스병원 재난대응 의료안전망 교육센터)
- 국가재난의료관리체계 설계 및 표준매뉴얼
- 재난 의료지원팀/논문_원주의과대학 응급의학
- 재난응급의료 비상대응매뉴얼
- 대량재해 다수사상자 중증도 분류
- Emergency Medicine in Disasters
- National Disaster Life Support Foundation
- Disaster Management. National Critical Care and Trauma Response Center
- Major Incident medical management and support (MIMMS)
- A Basic Study on the Decision-Making Using Big Data for Disaster Emergency Medical Facilities
- 중앙응급의료센터 재난대응체계
- 재난응급의료 대응체계 구축현황
- 재난 대응자료 관리체계 구축방안 기획연구

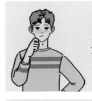

공기 중에 78%는 질소인데, 왜 질소에 의해 질식사고가 발생하는 거예요?

맞아요! 그런데 질소농도가 84%보다 높으면 사람이 제대로 활동할 수가 없어요! 질소 농도가 94%가 되면 심호흡 정지로 사망할 수 있게 됩니다.

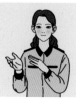

　질소는 화재에 필수적인 산소를 제거하여 화재 발생위험을 억제하는 불활성 가스(다른 물질과 반응하거나, 다른 물질에 영향을 주지 않는다)입니다. 그래서 일반적으로 배관과 장치물의 퍼지용으로 사용됩니다. 설비를 부식시키거나, 화재의 위험성이 있는 산소 등의 오염물질로부터 특정 물질을 보호하는 데 사용되고, 특정 물질을 설비에 넣기 전이나 개봉 시 점화성 또는 독성물질을 제거하는 정화 기체로 쓰입니다.

　기체 질소는 우리가 숨쉬는 공기의 구성성분이기 때문에 많은 사람들은 질소가 무해하다고 생각합니다. 그러나 질소는 적정량의 산소가 섞여 있을 때에만 호흡하는 데 안전합니다.

1) 질식의 정의

질식이란? 호흡에 의한 생리적 가스교환이 중단되는 상태를 말합니다.

이로 인해 생명이 영구적으로 중단하는 경우를 '질식사'라고 합니다. 호흡이 원활하지 않으면 세포에 공급해야 할 산소량이 현저히 감소되고, 세포 내 산소분압도 낮아집니다. 이 상태를 '저산소증' 또는 '산소결핍증'이라 합니다.

'무산소증'은 산소가 극도로 저하되거나 결핍된 상태를 말하며, 세포 내 이산화탄소가 축적되어 탄산과잉증이 발생할 수 있습니다.

2) 산소농도와 신체적 영향

20.9%: 정상
19.5%: 인간을 위한 법적 최소농도(US OSHA)
15-19.5%: 심장, 폐 또는 혈액순환문제를 가진 사람에게 나타나는 초기증상
　　　　　　활동능력 감소
12-15%: 호흡박동수 증가, 판단 장애
10-12%: 호흡박동수 현격한 증가, 현기증, 판단력 저하, 창백한 입술
8-10%: 멘탈 붕괴, 메스꺼움, 실신, 구토, 무의식
6-8%: 8분 내 100% 사망, 6분 내 50% 사망
6% 미만: 40초 내 혼수상태, 경련, 호흡정지, 사망

질식 기체에 의한 사망은 기체의 독성 때문이 아니라, 호흡한 혼합기체에서 산소가 대치되면서 일어날 수 있습니다. 이런 경우는 부검에서 특이 소견을 볼 수 없기에 사인을 결정하기 어렵습니다.

(1) 호흡곤란 호소
(2) 기침 및 객담생산
(3) 흉부진찰상수포음 관찰
(4) 심박동 빠르고, 심잡음도 없는 경우
(5) 이송 후 병원검사에선 X-ray와 동맥혈가스분석

♀ 4) 질식 외 가스 & Chemical 사고대응을 위해서 알아야 할 기본적인 사항들

(1) 화학물질 분류, 표시에 관한 GHS란?

The Globally Harmonized System of classfication and labeling of chemicals

화학물질 분류, 표시에 대한 세계조화시스템으로 전세계적으로 통일된 분류기준에 의거하여 화학 물질의 분류기준에 따라 유해위험성을 분류하고, 통일된 형태의 경고표지 및 MSDS로 정보를 제공하는 방식을 말합니다.

쉽게 말해, 가스, 화학물질 등위험물에 대한 표시를 전 세계가 하나로 통일한 것입니다.

(2) MSDS (Material Safety Data Sheet): 물질안전보건자료

화학물질의 유해, 위험성, 구성성분의 명칭, 함유량, 응급처치 요령, 취급방법 등 설명해주는 자료 → 작성, 비치, 게시를 하지 않으면 500만 원 이하의 과태료가 부과됩니다. 해당 경고 표지 부착이나 작업자 교육을 하지 않은 경우, 300만 원 이하의 과태료가 부과될 수 있습니다.

> *15년 1월 1일부터는 정부에서 화학물질관리법 시행하여 화학물질 누출 시 신고하도록 되어 있습니다.

화학물질정보의 응급처치요령을 보면, 대부분 비슷합니다.

물질이 워낙 다양하다 보니 기본이 되는 내용만 포괄적으로 나타낼 수밖에 없을 것입니다.

대부분 아래의 범주에 속해 있습니다.

(1) 안전한 장소로 신속히 이송하고, 의사에게 연락할 것

(2) 필요시 인공호흡을 실시하고 산소를 공급할 것

(3) 오염된 옷, 신발 등은 즉시 제거할 것

(4) 물질이 제거될 때까지 최소 20분 이상 다량의 물을 사용하여 비누나 중성 세제로 세척할 것

(5) 물과 결합하여 발열반응을 일으키는 물질은 먼저 털어낸 후 물로 씻도록 함

발열반응 물질의 종류: 불화수소산, 인, 마그네슘, 나트륨, 칼륨 합금, 이소시아네이트 등

(6) 눈을 비비거나 못 만지게 하고 흐르는 물로 씻어낼 것

(7) 소독 안대나 천으로 양쪽 눈 가린 후 병원 이송

(8) 호흡, 맥박 정지 시 심폐소생술

(9) 기타 쇼크에 대한 처치

(10) 화학화상에 대한 처치

기본적인 내용들은 뒤로하고, 노출된 물질에 대한 정보를 빠르게 파악하는 것이 중요합니다. 해당 물질의 특성을 전부 외우기 어려우므로, 화학물질정보 App을 사용하거나 유해위험물질 정보를 참고해야 합니다.

상황실에선 현장대팀에게 빠르고 정확한 정보를 제공하고, 출동한 응급구조사는 현장에서 만난 사람에게 정보를 듣되, 정확한 정보가 파악되기 전까지 완벽하게 신뢰해서는 안 됩니다.

응급처치에 대한 정확한 정보를 서술한 자료가 많지 않은데, 환경부에서 발행한 응급처치 지침서를 살펴본 결과, 그래도 본 자료 중에는 가장 자세히 서술되어 있습니다.

www.me.go.kr

"(응급의료진료용)응급처치 지침서"를 활용하도록 합시다.

*참고자료
- 기화된 액체 질소에 의한 산소결핍 질식
  Asphyxia due to Oxygen Deficiency by Evaporated Liquid Nitrogen
  (by. 국립과학수사연구원)
- 질소산화물의 급성 노출로 인한 폐손상 1례
  A Case of Lung Injury due to Acute Exposure to Oxides of Nitrogen
  (by. 인제대학교 의과대학 산업의학교실)
- 안전보건공단, Kosha Guide
- GHS MSDS 제도와 경과, 전망, 정책방향
- 화학물질 분류, 표시에 대한 GHS
- 환경부 홈페이지

6) Bridge Corner 법의학에서 말하는 질식사의 종류

(1) 목맴(hanging)

끈의 양쪽이나 한쪽 끝을 일정한 지점에 고정시켜 끈을 목에 감은 채 자신의 체중에 의해 목이 압박되어 사망하는 것입니다. 끈자국과 피부밑 출혈이나 상처와 함께 혀나 눈이 돌출되는 경우가 많으며 체액을 누출하는 경우도 있습니다. 전형적인 경우, 얼굴이 창백하며 결막에 점출혈이 적고 발등 부위는 암적색을 띱니다. 끈에 의해 갑상연골의 윗부분이나 설골의 골절이 있을 수 있습니다.

① 목맴에서 몸의 위치

신체가 공중에 떠 있는 상태에서 목을 맨 경우를 완전목맴(complete hanging), 신체의 일부분이나 대부분이 바닥이나 벽에 지지된 경우를 불완전목맴(incomplete hanging)이라 합니다.

② 목맴에서 매듭의 위치

전형적 목맴(typicalhanging)의 경우, 매듭이 뒷목 또는 뒤통수 부위 정중선의 연장선상에 위치한 경우를 말하는데 일반적으로 끈이 좌우대칭을 이룹니다. 비전형적 목맴(atypicalhanging)의 경우, 매듭이 뒷목이나 뒤통수의 정준선 이외 목주위 등 연장선상에 위치하는 경우를 말하고, 끈은 좌우대칭을 이루지 않습니다.

(2) 끈졸림사(strangulation by a ligature)

끈자국이 수평의 형태로 균등하게 목 주변에 위치할 수 있습니다. 얼굴이 어둡고, 암적색의 양상을 띠며 부종이 보일 수 있고, 결막에 점출혈이 많을 수 있습니다.

① 목에 끈이 감기고 본인 체중 외에 타인의 외력이 가해져서 사망에 이르는 것이며, 타살의 경우가 많기에 교살이라 합니다.
② 목맴에 비해 낮은 위치에 끈자국이 있으며 혀의 돌출이나 체액의 누출은 목맴과 유사하지만 끈자국 주변으로 손톱자국 등의 상처가 있을 수 있습니다.
③ 끈자국의 깊이는 줄이 굵고 부드러울 경우 선명하지 않을 수 있고 가늘고 단단할수록 선명한 편입니다. 사후 끈을 바로 제거한 경우에는 끈자국이 희미하거나 찾기 힘들 수 있습니다.

(3) 손졸림사(manual strangulation)

목 부위를 손으로 압박하여 사망에 이르는 것으로 타살에 의한 것으로 액살이란 용어를 씁니다. 목을 조를 때 손톱이나 손가락, 손바닥의 압력에 의해 목 부위의 손상이나 자국이 남을 수 있습니다.

(4) 코입막힘 질식사

손바닥이나 이불, 베개, 쿠션 등 얼굴을 덮어씌워서 코와 입이 기계적으로 폐색되어 사망하는 것을 비구폐색성 질식사(smothering)라고 합니다. 이 경우, 대부분 타살의 가능성이 높으며 대상은 어린이가 해당됩니다. 어른의 경우 솔이나 약물의 영향이 있거나 의식이 소실된 상태, 노인이나 질병을 갖고 있는 경우 가능합니다.

(5) 폐색성(기도막힘) 질식사

식사 중 음식물이 기도을 흡입하거나 보자기, 손수건 등 천이나 부드러운 물질 등을 외력에 의해 입안으로 밀어넣는 경우, 기도내강이 폐색되거나 협착되어 일어나는 사망입니다.

(6) 몸눌림 질식사(crush asphyxia)

강력한 외력에 의해 호흡운동에 장애가 생겨 사망하는 것을 말합니다.

건물의 붕괴나 교통사고, 기계에 끼이거나 말려가는 경우 등 사고나 재해 또는 타살이나 자살에 의해서도 발생할 수 있습니다.

(7) 자기색정적 성도착성 질식사(sexual asphyxia)

남녀가 성적 쾌감을 위해 목을 조르거나 얼굴을 막는 것이 아니라 혼자 기구나 장치를 이용하여 성적 쾌감을 즐기다가 일어나는 사고사를 말하며 '홀로색밝힘 질식사'라고도 합니다.

숙박업소나 집의 침실, 욕실, 지하실이나 숲 등의 장소에서 문은 안에서 잠겨있는 경우가 많고 성기가 노출된 채로 벌거벗은 경우가 많으며 남자의 경우, 브래지어, 팬티, 스타킹 등 여성의 것을 착용한 채로 사망한 경우가 많습니다.

06. 화학 화상

화학사고가 한번씩 일어나면 정말 피해가 큰 것 같아요! 그리고 너무 어려워요!

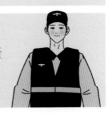

네~ 화학은 사실 응급구조사들에게도 생소합니다. 그래도 현장의 안전을 확인하기 위해 기본적인 지식들을 갖춰야 해요~!

화학 비상대응 전문가 교육과정을 이수하기도 하고, 대응 장비 및 이론 교육, 시나리오를 해봤으나 실제 회사에서 겪는 상황과 장소의 특성과 물질들이 모두가 달라서, 현실성에는 약간 부합하지 않는 측면도 많습니다. 그렇지만 꼭 알아야 할 내용들은 정리하고 가야 할 필요가 있습니다.

약 25,000가지 이상의 화합물이 화학 화상을 야기할 수 있습니다.

그럼에도 불구하고 MSDS 정보에 보면 일률적으로 다 똑같은 내용만 적고 있습니다.

의복을 제거하거나, 흐르는 물에 상처부위를 씻기, 필요시 산소 공급, 기타 통증이나 증상 호전되지 않으면 의사에게 데려갈 것을 권고하고 있습니다.

대부분 직업적인 노출과 일상 생활에서 화학물질 접촉에 의한 피부 화상이라 볼 수 있습니다. 화학 화상에 가장 잘 노출되는 신체부위는 안면부, 눈, 사지입니다.

화학 화상의 평균적 크기나 면적은 비교적 작고, 열 화상에 비해 사망률도 낮으나, 상처 치유와 입원기간이 긴 경우가 많습니다.

1) 조직 손상 여부를 확인하는 툴

(1) 화학물질의 강도와 농도
(2) 접촉 방법
(3) 화학물질의 양
(4) 접촉 기간
(5) 작용 기전
(6) 침투 정도

피부를 통한 흡수를 촉진하는 요소는 신체부위와 접촉면의 특징, 화학물질의 양상입니다. 산인지 염기인지 알아야 하고, 알칼리가 산보다 더 심한 조직손상을 야기합니다. 산은 단백질 침착을 통한 응고 괴사를 야기하고, 열을 일으켜 화상 창이 발생합니다. 알칼리는 용해성 궤사를 일으켜 조직 깊이 침투하는 경향이 있습니다.

2) 화학물질이 단백질 손상에 영향을 주는 방식

(1) 산화제: 화학물질이 조직과 접촉하여 산화되면서 손상이 생깁니다.
(2) 부식제: 광범위한 단백질 변성이 일어나서 화상 창과 얕은 궤양이 생깁니다.
(3) 환원제: 단백질 변성이 조직 단백질의 유리 전자의 결합으로 일어납니다.
(4) 건조제: 심한 세포 탈수를 일으켜 열 반응에 의한 열 손상을 입습니다.
(5) 발포제: 물질을 생성하며 조직의 amine이 생성되고 국소적 저산소증과 저산소

성 조직 손상 및 피부 염증을 일으킵니다.

(6) 원형질 독물: 단백질이 염의 형성이나 대사성 경쟁 방해에 의해 변합니다.

ஐ 3) 치료의 목적과 과정

비가역적 손상을 받지 않도록 하는 것입니다.

화학물질 자체가 제거되거나 중화되어 비활성화되지 않으면 조직에 지속적인 손상을 야기합니다.

(1) 화상물질에 대한 즉시 제거가 가장 중요합니다. 그래서 MSDS 응급처치에서 제일 먼저 나오고, 제일 많이 다루는 것 같습니다. 의복제거와 함께 무조건 물만 뿌리지 말고, 털어낼 수 있는 것은 털어내는 것이 좋습니다. 석회, 나트륨 중금속, 페놀 등은 물로 희석하면 열을 발생하기도 하고, 침투력이 증가되기도 합니다.

(2) 대부분 중화제를 찾는 동안 물이나 생리식염수로 세척하는 것을 늦추면 안 됩니다. 희석과 화학물질 제거하는 데 소요되는 시간은 손상 깊이와 정도와 관련되어 있습니다. 근무 중 화학화상의 경우, 회사 측에 중화제를 갖고 있는 경우가 많으니 확인해야 합니다.

(3) 리트머스 종이를 활용하여 pH 결과를 확인할 수 있습니다. 화상 상처에 알칼리나 산이 남았는지 알 수도 있고, 세척 끝난 뒤 10~15분 후 검사해 볼 수 있습니다.

(4) 세척을 마치면, 국소 항생제를 사용하고, 필요에 따라 파상풍 예방주사가 필요할 수 있습니다. 병원에 인계할 때 화학물질에 대한 정보를 의료진이 모를 수 있기 때문에 미리 파악하여 정보를 알려주는 것이 크게 도움될 수 있습니다.

(5) 특수한 화학화상 처치를 제외하면 열 화상과 유사하게 처치하면 됩니다. 적극적인 수액 요법과 함께 진통제가 필요할 수 있습니다.

🔍 4) 화학사고 대응

　화학사고의 신고를 받으면 물질에 대한 정보를 파악하는 것이 굉장히 중요하나, 모르는 장소에 출동 시 화학물질에 대한 정확한 정보를 파악하는 것이 굉장히 어렵기도하고, 주어지는 정보를 솔직히 모두 믿을 수는 없기 때문에, 구조사의 입장에서 오염지역에 들어가는 것은 절대 금하고 있습니다.

　일반적으로 오염지역(hot zone) 혹은 red zone으로 구분되기도 합니다. 가장 오염이 높은 지역으로 Level A와 같은 보호장비를 갖추지 않으면 접근하면 위험물질에 그대로 노출될 수 있습니다.

　Warm Zone 또는 Yellow Zone이라고도 하는데, 경계지역으로 구분되며, 위험물질 제거 팀이 환자를 제독/제염하는 장소입니다. 이곳에서 오염물질을 씻겨내고 안전지역으로 이동하면 됩니다.

　Cold Zone 또는 Green Zone으로 불리는 안전지역에서 일반적인 환자 처치 활동이 이루어지며, 현장지휘 및 중증도 분류하는 곳이기도 합니다.

　여기서 분류되는 환자를 구급차로 이송하게 됩니다.

　방대한 화학물질을 모두 알 수 없기 때문에 '유해물질 비상대응 핸드북' Emergency Response Guidebook을 소지하고, 참고하면 도움이 될 수 있습니다.

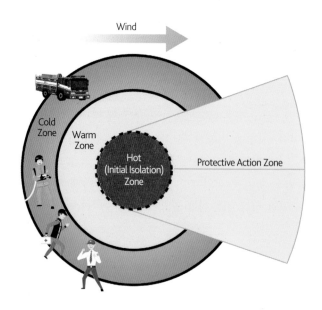

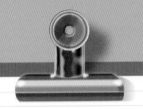

01. 소아의 의식변화와 뇌압상승

성인 응급처치보다 아이들이 아프면 너무 신경 쓰여서 겁날 것 같아요. 더군다나 의식변화까지 있으면...

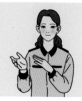

의식변화 있는 소아 환자와 뇌압상승에 대해 알아봐요~

    소아의 의식변화는 심혈관계 허탈, 뇌수막염과 같은 감염증, 패혈증, 뇌신경계 외상 등 다양한 원인에 의해 발생합니다.

    이때, 현장에 출동한 응급구조사는 특히, 기도의 유지 및 산소투여, 정맥로 확보를 통하여 환자를 안정되게 유지해야 합니다. 한편으로는 혈당검사를 통해 혈당치를 확인하고, 최대한 빠른 시간 내에 병원 이송하는 것이 중요합니다.

    뇌압 상승의 징후는 두통호소, 반복적인 구토, 동공산대 및 의식상태변화 등인데, 이러한 증상이 보일 경우에는 중증 뇌신경 악화상태임을 의미하므로 즉각적인 응급 이송이 요구됩니다.

    소아의 중독은 대부분 사고성이며, 목격되지 않은 채 발생할 수 있으므로, 현장 주변의 상태, 미상의 잔류 약품이나 화학물질 등을 확인해볼 필요가 있습니다.

🧒 1) 소아의 두통

소아의 두통 환자 중 6-8세의 경우, 약 2.5%는 반복되는 빈번한 두통을 호소하며, 약 1.4%는 편두통을 경험하고 점점 나이가 들수록 빈도는 증가하는 편입니다.

15세의 약 54%에서 간헐적인 두통을 경험한 적이 있을 정도로 소아나 청소년 연령에서 흔한 증상입니다.

흔한 원인은 편두통, 뇌압상승, 정신적 스트레스, 외상 등이며 드물지만 부비동염이나 치아의 부정교합도 원인이 될 수 있습니다. 악성 두통의 경우 선행증상 없이 갑자기 발생하고 국소 부위에서 지속적인 통증이 있을 수 있고, 만성의 경우 자다가 일어나거나 아침에 나타나는 동통이 동반되기도 합니다.

뇌압이 상승되면, 적절한 산소화(pO_2-100 mmHg) 및 정상환기(pCO_2=35-45 mmHg)를 유지해야 합니다. 호기말 양압은 흉곽내 압력상승, 경정맥 유입감소 및 뇌압을 상승시키는데, 연구에 의하면 12 cmH_2O까지는 악영향이 없다고 보고되었습니다.

과환기는 급성 뇌압상승 시 즉각적인 치료로 효과적입니다. 과환기가 이산화탄소 농도를 낮춰서 뇌척수액을 알칼리화시켜 뇌혈관 수축과 뇌압감소 효과가 있기 때문입니다. 다만 오래 유지되지 않고, 과환기 자체가 뇌허혈을 악화시켜 뇌 손상을 야기시킨다는 보고가 있어서 최근에는 수술 치료 전 생명을 위협하는 뇌부종 발생시 처치하는 것으로 제한될 필요성이 있다는 단점이 있습니다.

뇌압감소 전략 중 외과적인 방법은 뇌압을 떨어뜨려야 하는 상황인지 고려하고 수술적 처치 이전에는 비정상 요소들을 교정하는 자세가 필요합니다. 우측 뇌경색의 경우 지속적으로 고개를 우측으로 돌리려는 증상이 계속될 수 있습니다. 이런 경우, 경추보호대 등을 착용하여 고개가 돌아가지 않도록 처치할 수도 있습니다. 우측으로 고개 돌아가면서 정맥의 출구를 막아 뇌압 상승하는 경우가 있으니 참고해야 합니다.

그 외 이산화탄소 분압 조절을 위해서는 기계호흡을 통해 인위적으로 호흡수치를 맞춰야 합니다.

고삼투 치료를 통해 뇌압을 줄이는 방법 등이 있는데 일반적으로 뇌관류압은 전신혈압에 비례하므로 전신혈압이 너무 낮은 상태에서 고삼투압 치료를 하는 것은 피해야 합니다.

뇌관류압이 60 mmHg 이상이면, 대뇌에 피가 공급되는 것에 문제가 없다고 알려져 있습니다.

과환기 치료는 이산화탄소 분압을 30-35 mmHg로 맞추어 치료하고, 저산소증, 저혈압, 고혈당, 발열, 빈혈, 응고이상, 다발장기 부전 등 다양한 전신적 요소에 의해 두개 내 이차손상 유발시킬 수도 있습니다. 또한 과환기 자체가 뇌압을 낮출 수 있지만 동시에 뇌혈류를 줄일 수도 있으므로 시행 시 면밀한 모니터링이 필요합니다.

그 외 심정지 환자에서 사용되는 저체온 치료(therapeutic hypothermia)도 뇌압상승의 치료로 사용될 수 있는데, 손상된 뇌세포 및 기질세포의 보호작용을 통해 유의한 임상적 결과들이 보고되기도 하지만, 명백히 확립된 치료로는 아직까지 제한점이 있는 상태입니다. 저체온 치료시기는 유도(induction), 유지(maintenance), 재가온(rewarming) 시기로 나누고 있고, 일반적으로 유도는 빠르게, 유지는 일정하게 재가온은 너무 빠르지 않은 것을 권고합니다.

참고자료_ 중증 뇌졸중 환자의 신경집중치료
- Stroke Patients in Neurocritical Care 아주대학교 의과대학 신경과학교실_ 홍지만
- Mechanical ventilation & pulmonary complication in stroke
- 뇌졸중 환자에서 기계환기법과 폐합병증. 홍상범

02.응급구조사가 알아야 할 여성의학과적 응급질환

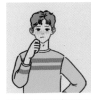

가끔씩 뉴스를 보면, 구급차 안에서 산모가 출산을 하는 사례를 봤는데요. 책에서만 봐서 너무 떨릴 것 같아요!

아무래도 학교에서 책이나 실습 모형을 통해 배우는데 실제와는 차이가 있죠? 과거에는 산부인과 실습을 했었는데 요즘에는 응급실과 소방 위주로 실습을 하니 경험을 쌓을 기회가 더욱 부족해진 것 같습니다.

응급구조사로서 생명을 구한다는 것은 엄청난 경험이지만, 생명이 탄생한다는 것은 말로 표현 못할 무언가가 더해질 것입니다. 과연 현장에서 얼마나 많은 분만의 상황을 마주할 수 있을까요?

굉장히 드물거라 생각할 수 있지만, 그래도 현실가능성 있는 케이스에 해당합니다. 만약, 실제로 마주한다면 응급구조사로써 배웠던 술기를 통해 분만을 잘 진행할 수 있을까요?

아이를 직접 출산해보거나 분만 경험이 전혀 없을 경우, 적지 않은 현실의 벽에 부딪힐 것입니다. 요즘엔 응급구조과 학생들도 산부인과 실습이 없는 경우가 많기 때문에 간접경험 자체가 없을 수 있습니다. 현장에서 구급차에 분만세트를 갖추지 않은 경우도 허다합니다.

아이 둘 정도 있는 엄마, 아빠가 오히려 더 전문가가 될 수도 있다는 생각이 듭니다. 부모의 경험은 잘 잊혀지지 않기에 절대 무시할 수 없습니다.

경험 없는 초보를 위한 가이드~~!

응급구조사로서 인지해야 할 정보들 나열해 보았습니다. 모든 가임기 여성은 임신이 아니라는 확인이 있을 때까지 임신을 가정해야 합니다. 태아가 생존력을 갖추는 약 23주 정도까지는 부인과적 관점에서 처치해야 합니다.

⚬ 1) 병력(History)

다음 사항에 대해 문진하고 확인해야 합니다.

(1) 임신 가능성

마지막 월경일, 주기가 규칙적 또는 불규칙적인지 체크합니다.

(2) 과거의 임신 또는 유산의 경험, 혈액형 등

약간 개인프라이버시를 침해할 만한 질문이 될 수도 있어서 환자 입장에선 말하기가 불편할 수 있는데, 좀 더 전문가적인 태도로 다가서면 환자도 심적으로 편할 수 있으리라 생각합니다. 남성, 특히 경험이 부족할 경우, 부끄러워하면서 물을 수 있는데 그럼 환자도 더 불안할 것입니다.

(3) 통증의 위치와 양상

관련통과방사통: 어깨 통증은 복막자극을 시사합니다.

rapid/slow 통증의 주기, 속도 등을 확인합니다.

(4) 출혈과 분비물의 양과 양상

분만 말기가 아니면 일부러 자궁경부를 들여다보려고 하지 않아야 합니다. 무리해서 시진을 할 필요 없습니다.

(5) 복통의 다른 원인을 암시하는 증상을 체크합니다.

성 매개 감염을 포함한 성적 병력도 확인해야 하지만, 현실적으로 현장에서 파악하기는 어렵습니다. 성병에 대한 병력, 증상 등을 인지하고 시진으로 빠르게 살펴봅니다. 모든 환자에게서 감염에 주의해야 함을 인지합니다.

2) 임신 중 생리적 변화

(1) 활력징후와 특징들

① 심박동수: 10-15회/분 증가합니다.

② 혈압: 임신 1기말 5-15 mmHg 감소(3기 회복)됩니다.

③ 분당 환기량 약 40% 증가, 호흡 증가(PCO_2 감소)합니다.

④ 산소 소모량 약 20% 증가합니다.

⑤ 횡격막은 자궁에 의해 밀려서 위로 올라갑니다.

⑥ 호르몬의 영향으로 골반 및 관절이 느슨해집니다.

⑦ 자궁 증대 및 양수 등 무게로 인해 자세변화, 요통을 유발할 수 있습니다.

⑧ 오심 및 구토 증상, 더부룩한 느낌과 변비가 생길 수 있습니다.

→ 복부 구역별 검사자체가 어려울 수 있습니다.

3) 산부인과적 응급질환

(1) 자궁외 임신

자궁외 임신의 경우, 임산부 44명 중 한 명 꼴로 발생합니다. 질출혈과 함께 복통이나 쇼크 등의 증상이 동반된다면 파열된 자궁외임신을 의심해 봐야 합니다.

어깨로 방사되는 편측 하복부 통증, 복막 자극 증상 및 질출혈 등 파열된 자궁외 임신은 혈액이나 수액을 보충하는 것보다 출혈 속도가 빠를 수 있어 즉각적인 수술을 필요로 합니다. 이때에는 산소투여 및 정맥로 확보, 다량 수액 투여하면서 신속하게 이송하는 것이 중요합니다.

(2) 자간전증/자간증(Pre-eclampsia/eclampsia)

① 고혈압, 단백뇨, 부종 등 세 가지 징후를 기억합니다.

② 임신 12주−분만 직후기간 동안 발생 가능합니다.

③ 임신후기에 가장 흔합니다.

④ 수축기 혈압 30 mmHg, 이완기압 15 mmHg 상승합니다.

⑤ 빈도: 임산부의 약 5%, 10대나 35세 이상 초임부에서 발생합니다.

⑥ 증상: 고혈압, 단백뇨, 부종, 두통, 시력장애, 과활동 반응, 핍뇨와 폐부종 등이 나타납니다.

⑦ 호발시기: 임신 마지막 10주나 분만 직후 48시간 내에 발생합니다.

자간전증을 만약 치료하지 않는다면, 경련과 함께 자간증*으로 진행될 수 있습니다.

*자간증은 자간전증 징후 + 경련(뇌전증 발작)
우상복부로 통증 진행은 발작 임박의 징후로 산모와 태아 사망의 주요 원인입니다.

4) 임신후기 출혈

많은 양의 혈액이 소실될 수 있으므로, 굵은 정맥로 확보가 필요합니다.

(1) 태반박리(Placental abruption)

① 태반과 자궁벽 사이에 발생하는 출혈로 태아를 위태롭게 할 수 있습니다.

② 임산부 120명 중 한 명 꼴로 발생하며, 태아 저산소증으로 사망할 확률은 20−30%이나 됩니다.

③ 증상은 날카롭거나 다양한 복통, 자궁수축을 보이며, 출혈과 복통이 분만통과 감별 어려울 수 있습니다.

(2) 전치태반(Placenta praevia)

① 태반은 자궁경부 입구에 걸쳐 있으며, 자궁이 커질 때 출혈이 발생할 수 있습니다.

② 임신말기 부위가 점차 얇아져 자궁 하부 수축이완으로 태반이 분리되어 출혈을 야기합니다.

③ 증상은 선홍색 다량의 출혈, 특징은 통증이 없습니다.

④ 원인은 주로 과거력, 다출산, 고연령 산모에서 나타납니다.

⑤ 태반이 너무 크거나 자궁벽 혈관기형도 해당됩니다.

⑥ 처치
  - 산소투여와 정맥로 확보합니다.
  - 산모 활력징후 및 태아 심음 평가합니다.
  - 쇼크 징후 시 좌측위로 눕힙니다.
  - 소독 패드나 위생적인 옷, 수건 등으로 자궁 경부 아래에 둡니다(출혈량의 측정).
  - 출혈되어 나온 모든 조직은 모아서 함께 병원으로 이송합니다.
  - 좌측위로 긴급수술이 가능한 병원으로 신속 이송합니다.

5) 유산

임신초기에 심각한 질출혈의 경우, 임신의 20%에서 발생하고, 절반은 유산을 하게 됩니다.

초음파 검사는 환자평가에서 필수적입니다. 앞으로 현장에서도 초음파가 쓰일 날이 멀지 않을 것이라 생각합니다. 국내에서도 오래 전부터 사용하고 있는 곳도 있습니다.

절박유산(Threatened abortion)의 경우, 경한 통증과 출혈이 있고, 자궁경부 입구가 닫혀 있는 경우 진단하며, 만약자궁 내 임신낭이 보이면 절대 안정하고 안심시킵니다.

지속되는 통증과 출혈, 자궁경부가 열리면서 불가피유산(Inevitable abortion)이 될 가능성이 높고, 태아가 사망한 채로 자궁 내에 있는 것을 계류유산(Missed abortion), 지속되는 통증과 출혈은 있으나 임신낭이 없는 경우에는 불완전유산(Incomplete abortion)에 해당하는데 산부인과 진료를 봐야 합니다.

완전 유산(Complete abortion)의 경우에는 자궁경부가 닫혀 있으며 초음파에 임신낭이 없고, 지속되는 증상이 없는 경우에 진단하며 더 이상의 치료는 필요하지 않습니다.

♀ 6) 검진(Examination)

하복부 압통은 통증에 대한 부인과적 원인을 암시합니다. 그러나 충수돌기염이나 장폐색과 같은 복통의 원인들도 고려해야 합니다.

자궁경부가 열려있을 경우, 초기 출혈은 "유산"을 의미할 수도 있습니다. 현장에서 손으로 내진검사하지 않습니다. 병원 이송 시, 꼭 산부인과가 있는 병원으로 이송해야 합니다. 응급실로 갔다가 재차 이송해야 하는 경우가 대부분이고, 응급상황에선 더더욱 위험합니다.

임신 6-16주 사이에는 구토 증상이 흔하게 발생하고, 골반염증질환을 의심해볼 수있는 질 분비물, 발열, 골반 통증이 동반될 가능성 높은 시기입니다. 다른 원인을 배제하고 IV확보 후 수액투여 필요합니다. 하복부의 한쪽에 국한되는 날카로운 통증은 월경주기 중간에 나타나는 통증인데 배란기 동안 난포의 파열로부터 발생합니다. 임신과 더 심각한 병리를 배제한 후 안심시키고, 진통제 처방이 필요합니다.

ex) paracetamol, 비스테로이드 소염제

자궁경부 쇼크(Cervical Shock)의 경우, 강력한 부교감신경반응과 중증의 서맥, 쇼크가 발생할 수 있습니다. 난소병리는 많은 난소낭종은 초음파 소견에서 우연히 관찰되며, 특별한 증상을 유발하지 않는 경우가 많습니다.

난소염전은 드물며 하복부의 중간 부위에 통증을 유발할 수 있습니다.

🔍 7) 응급처치

(1) 기도 확보, 구토 시 흡인합니다.

(2) 조용하고 어두운 환경(싸이렌은 되도록 자제하는 것을 추천한다)을 만듭니다.

(3) 산소투여 및 정맥로 확보합니다.

(4) 좌측위로 눕힙니다.

(5) 신속한 병원 이송(이송하는 병원에 신부인과 진료가 가능한지 확인하는 것도 중요하다)합니다.

참고자료

- Adult Emergency medicine
- 현장 응급구조와 응급처치

03. 소아 외상

아이들의 외상처치는 어떻게 처치해야 할까요?

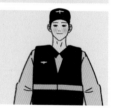

소아 외상의 특징과 기본적인 소아의 특성을 알면 좋을 것 같아요!

1) 소아 외상의 특징

⑴ 뼈가 휘어지기 쉽습니다(성인에 비해 부러지지 않습니다).

⑵ 생나무골절(일부 골피질만 골절), 버클 골절이 발생할 수 있습니다.

⑶ 골절보다 내장손상이 많습니다.

⑷ 골단선(epiphyseal line)이 닫혀 있지 않고, 외상으로 인해 골성장 장애가 생길 가능성도 있습니다.

⑸ 체표면적의 비율이 넓어서 체온증이 되기 쉽습니다.

⑹ 소아는 늑골골절이 없이도 폐좌상 등의 장기손상이 일어날 수 있습니다.

2) 대처

(1) 기본적으로 외상의 ABC는 성인과 같습니다.

(2) 창백하거나 빈맥이 동반된다면 적극적인 응급처치를 시행해야 합니다. 병원이
송도 신속하게 합니다.

(3) 기도와 호흡

① 영아는 지나치게 머리를 젖히면 오히려 기도가 폐색될 수 있습니다.

② 경구 기도유지기는 삽입 시에 구내로 반전시키지 않습니다.

③ 응급 기관삽관은 숙련된 응급구조사가 실시합니다.

(4) 순환

Vital Sign 수치의 정상치를 알아둡니다.

영아 P(맥박) : 160회/분, BP(수축기혈압) 80 mmHg, R(호흡) 40회/분
        Blood 80 mL/kg

유아 P(맥박) : 140회/분, BP(수축기혈압) 90 mmHg, R(호흡) 30회/분
        Blood 75 mL/kg

아동 P(맥박) : 120회/분. BP(수축기혈압) 100 mmHg, R(호흡) 20회/분
        Blood 70 mL/kg

수축기 혈압 sBP = (2 × 나이) + 80

저는 어릴 적에 소아 기관지 천식 때문에 밤낮이 바뀌어서 잠도 못 자고 누워 있으면 숨도 못쉬고 힘들었어요. 약을 너무 많이 먹어서 가루약만 봐도 토할 것 같아요!

너무 힘들었겠군요! 천식의 경우, 찬바람, 동물의 털이나 꽃가루 등에 의해 더 심해질 수도 있어요

건강한 소아도 감기가 아닌데 하루 10-11번 정도의 기침을 할 수 있습니다.

조금만 기침해도 병원 가는 엄마들이 많은데 생각하는 것보다 현실은 걱정 안 해도 되는 경우가 대부분입니다. 특히 천식은 쉴 새 없이 기침이 나오기 때문에 숨을 쉴 시간조차 주지 않습니다.

1) 급성기침의 원인

우리가 아는 감기(바이러스에 의한 상기도 감염)
천식과 같은 폐질환의 악화
폐렴, 폐색전증 같은 급성폐질환
기침유발물질에 의한 환경적 영향

2) 병원 전 기침 양상 감별진단

(1) 가래를 동반한 습성 기침인가?

(2) 가래가 없는 건성 기침인가?

(3) 알레르기 질환인가?

(4) 상기도, 하기도, 심인성 질환 등과 관여된 기침인가?

*개 짖는 소리(barking cough): 크루프
*연속성 기침, 고음을 내는 경련성: 백일해
가래 같은 분비물이 있어도 아이들은 잘 뱉어내지 못합니다.
만성 기관지염은 항생제 요법에 의해 호전되는 경우가 많습니다.

3) 기침의 종류

(1) 예기적 기침(expected cough): 호흡기 감염처럼 기침의 경과가 예측되는 경우

(2) 특이점 기침(specific cough): 원인질환을 의심하게 하는 임상적 징후/증상을 동
반한 기침

(3) 비특이적 기침(nonspecific cough): 특정 질환이 없는 상태에서 건성 기침을 보
이는 경우

특이적 기침은 근본적인 병인적 평가와 치료가 필요합니다.

비특이적 기침은 자연적으로 호전될 가능성이 높으므로 경과를 관찰해야 합니다.

4) 시간적 분류

(1) 급성 < 3주

(2) 보통: 3-8주(Prolonged acute: 아급성)

(3) 만성: > 8주

5) 진단

급성기침

(1) 코감기/발열

　① 상기도 감염: 세기관지염, 천식, 폐렴

　② 하기도 감염: 단순 감기, 크루프, 세균기관염

(2) 급성 발현/숨막힘

　이물질 흡인

(3) 헛기침 또는 재채기

　계절성 알레르기 비염

6) 만성기침

만성기침의 원인은 알레르기, 호흡기, 면역문제, 기침, 호흡음 중 천명음(wheezing), 천음(stridor) 등으로 재발 가능성이 높습니다. 가장 흔한 원인은 천식 및 기도 감염, 기관지염(소아 기침의 60-70% 원인)이며, 천명음(쌕쌕거리는 소리)을 동반하지 않고 기침만 나는 경우에는 반복되는 바이러스 기관지염, 상기도 기침, 감염에 의한 기침, 심인성 기침, 백일해 질환 등이 원인입니다.

기침의 유발하는 인자는 다음과 같습니다.

(1) 운동, 차가운 공기, 새벽: 천식
(2) 누운 자세에서 유발되는 기침: 위식도역류
(3) 영유아에서 수유와 연관된 기침: 후두열, 위식도역류, 식도기관류

♀ 7) 치료

치료는 거의 약물에 국한됩니다.

항생제: Amoxicillin(아목시실린)
항히스타민제: Mequitazine(마퀘타진), Ketotifen(케토치펜)
진해/거담제: Levodropropizine(레보드로프로피진), Ambroxol(암브록솔)
복합제제: 코데날, 코푸시럽
기관지확장제: Formoterol(플모테롤)
진통/소염/해열제: Acetaminophen(아세트아미노펜), Ibuprofen(이부프로펜), Nebulizer(네뷸라이져), Ventolin(벤톨린)

항히스타민제의 경우 알레르기성 비염에 주로 사용되는 약물이며, 진해거담제나 기관지확장제의 경우 부비동염 또는 가래나 기침, 기관지 천식이 있는 경우에 사용됩니다. 아이들의 경우, 몸에 붙이는 패치 형태의 기관지 확장제를 처방하는 경우가 많습니다.

코푸시럽의 경우 코데인 성분 때문에 12세 미만의 아이들에게는 사용하지 않도록 권고되는데 소아과에서 처방되는 경우도 많은 것 같습니다.

05.응급구조사가 알아야 할 아기의 발열(Fever)

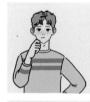

동생이 어릴 적에 열이 40도 넘게 나서 응급실로 달려간 적이 있는데, 아이들이 열이 나면 정말 당황스러운 것 같아요

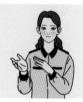

아이를 키우면서 열 때문에 응급실 안 가본 부모들이 없을 정도로 흔해요.

　아이를 낳고 기르는 대부분의 부모는 원하든 원치 않든 반강제적으로 경험치가 축적되어 소아과 전문가가 되는 것 같습니다. 그렇다면 어린아이 환자를 접하는 응급구조사라면 적어도 아이 둘 키운 부모보다는 많이 알아야 하지 않을까 싶습니다! 삐뽀삐뽀119를 섭렵한 엄마들의 지식이 만만치 않을 것입니다.

1) 발열이란?

정상적인 체온보다 높은 체온 상태
직장체온: 6.1-37.8℃
직장 또는 고막체온: 38℃ 이상
구강체온: 37.8℃ 이상
액와체온: 37.2℃ 이상

체온이 37.8℃를 넘는다고 모두 병적 상태를 의미하는 것은 아닙니다. 소아가 성인보다 높은 체온을 가지며, 정상적인 소아의 직장온도는 늦은 오후나 신체활동 직후 38.5℃까지도 상승합니다.

발열은 신체 중요한 방어기전의 일부로 임상적 상태가 어떤지 판단하는 것이 중요합니다.

영아의 경우 중이염, 요로감염의 가능성을 항상 염두해 두어야 합니다. 중이염은 영아기의 발열 주요 원인입니다. 대개 다른 상기도 증상을 동반하는 경우가 많지만 영아의 경우 증상이 애매한 경우가 많으므로 중이염 가능성을 염두해야 합니다. 전형적인 요로감염 증상 대신 발열만 나타나는 경우가 많습니다. 소변검사를 하지 않으면 진단이 어렵기에 병원 전에 감별하기 까다롭습니다.

질환에서 특징적인 발열 양상을 알아 두어야 합니다.
⑴ 열이 있는데 땀은 안 나는 경우: 탈수가 대표적입니다.
⑵ 반복적 오한과 고열이 나타나는 경우: 세균/바이러스 등 상기도 감염 외 패혈증을 조심해야 합니다.
⑶ 발진을 동반한 발열인지 확인해야 합니다(홍반성 반점, 구진발진, 홍반 발진, 점상 출혈, 수포 발진, 두드러기 발진 등).

2) 초기 평가 항목

⑴ 나이, 성별, 출산력(몇 주에 출산, 출생 시 몸무게, 자연분만 또는 수술 등)을 체크합니다.

⑵ 병력(present illness), 신생아 시기, 예방접종력 등을 확인합니다.

⑶ 신체검사(physical exam)

⑷ 발진을 동반할 경우, 발생 시기, 복용 약물, 문진을 통한 여행력, 동물과의 접촉력 등을 확인합니다.

3개월 미만 영아의 발열은 신생아 패혈증과 같은 중증 세균 감염비율이 높기 때문에 면밀한 평가가 필요합니다.

3) 감염성 원인

세균성, 바이러스, 리케차(Rickettsia) 감염

4) 비감염성 원인

약제, 알레르기, 교원 질환, 종양질환 등

발열에는 가장 흔히 아세트아미노펜(acetaminophen) 계열과 이부프로펜(ibuprofen) 계열의 약을 흔하게 사용합니다. 보통 소아과에 가면 약을 처방할 때 위의 두 계열을 번갈아 가면서 처방합니다. 체온 감소 효과나 효과 발현시간, 지속시간 등 모두 비슷하나 최대 일일 용량에서 약간 차이가 있습니다. 고열증상에 있어서 아이에게 Acetaminophen보다 ibuprofen을 먼저 투여하는 것이 좋습니다(단일 약물 사용하는 것보다 두 종류의 약을 교대로 사용하는 것이 서로 다른 약리작용을 가지므로 해열효과에 좋다는 논문 내용이 있습니다. 단, 투여용량을 혼돈하지 않도록 주의해야 합니다).

해열제: 아세트아미노펜(Acetaminophen), 이부프로펜(Ibuprofen), 덱시부로펜(dexibuprofen) → 주사로 많이 사용

그 외 주사약제는 디클로페낙(diclofenac, 소염진통제) 병원 전 단계에서는 미온수 마사지로 약 30-33℃ 미지근한 물을 손수건에 적셔서 아이의 가슴, 겨드랑이, 머리 등을 닦아주면 됩니다.

*미온수 스펀지 목욕(tepid sponge bath)
스펀지 또는 수건에 약 30-33℃의 미지근한 물을 적셔서 지속적으로 피부를 문지르면서 계속 닦아주면서 대류와 증발이 열 소실을 증진시키는 원리에 의해 해열 유도하는 방법입니다. 테피드 마사지(tepid massage)라 부르기도 합니다.
체온이 38.3℃ 이상인 입원아동을 대상으로 미온수 목욕 + 해열제 투여 vs. 해열제만 투여한 두 집단을 대상으로 체온과 불편감 등을 측정한 연구 결과, 미온수 목욕과 해열제 투여를 함께 사용한 집단이 초기에는 체온이 더 빨리 낮아졌으나 약 2시간 정도 시간이 흐른 뒤에는 두 집단간 별다른 차이가 없었으며 미온수 목욕과정을 하는 동안 제공자의 기간과 노력이 필요하고, 만약 아이가 협조적이지 않을 경우 울음, 오한, 불편감 등을 유발할 수 있기에 결론적으로 고체온증과 같은 특별한 경우가 아닌 일반적인 상황에서는 권하지 않습니다.

주의사항
① 젖은 수건을 몸에 감싸거나 덮어두지 말아야 합니다.
② 물 속에 아이를 담그지 말아야 합니다.
③ 얼음이나 찬물은 오한을 유발하여 오히려 열이 증가합니다.
④ 10-30분 정도가 적당합니다.
⑤ 해열제 복용에도 효과가 없을 때 시행하는 것을 추천합니다.

06. 크룹(Croup)

감기의 기침말고도 크룹이란 걸 배웠는데, 잘 이해가 안 가요~

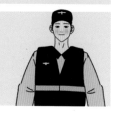

네, 크룹에 대해 들어는 봤지만 생소하게 느껴질 수 있습니다.

　급작스레 발생하는 개 짖는 소리 유형의 기침! 쉰 소리, 흡기성 그렁거림 등은 크룹을 시사하는 대표적인 증상으로 후두의 염증은 병변이 단순히 후두에만 국한되기도 하지만 기관지에도 병변을 동반하는 경우가 많아 아래 질환을 총칭하는 증후군을 크룹이라 합니다.

　쌕쌕거리는 소리, 천명음이나 심한 기침 때문에 소아 기관지 천식과 혼돈될 수 있습니다.

👶 1) 후두개염

후두개염은 후두 염증의 일부지만 기도폐쇄의 정도가 심하고 호흡곤란도 심하고, 진행도 빨라 위급한 상황을 만들기도 합니다. 병변 부위에 따라서, 성대와 성대 하부에 생긴 염증, 후두염 또는 후두 기관염 등 급성 감염 후두염, 급성 연축 후두염, 후두 기관 기관지염 등이 있습니다.

크룹의 경우, 감염과 비감염으로 분류됩니다.

(1) 감염성 원인

대표적인 감염성 원인은 바이러스와 세균입니다. 그 중 약 80%가 바이러스 기인성이며 파라인플루엔자(Parainfluenza virus) 50-75%, 기타 바이러스는 entrerovirus (엔테로바이러스), human bocavirus(휴먼 보카바이러스), influenza A, B Viruses 등이 해당됩니다.

세균은 바이러스에 비해 드문 편이며 원인균은 diphtheria(디프테리아), Myco-plasma pneumonia(마이코플라즈마 폐렴)가 대표적입니다. 그 외에 비감염요인에는 알레르기성과 위식도역류 등은 재발성 크룹과 연관성이 있습니다.

(2) 비감염성 원인

비감염성 요인으로는 알레르기(allergy)나 위식도 역류의 재발성 크룹 발생과 관련 있습니다.

👶 2) 급성 후두 기관지염 증상(acute laryngotracheobronchitis)

초기 1-3일 정도에는 콧물, 기침, 미열 등 상기도 감염증상이 나타나면서 후에는 컹컹거리는 개 짖는 소리와 유사한 기침을 비롯하여 다양한 호흡곤란 증상, 협착음과 호흡곤란이 진행되다가 빠른 흉곽 함몰, 지속적 흡기 시 협착음 등이 발생할 수 있습니다(폐포의 가스교환은 정상이라서 저산소증은 별로 없지만 기도 폐쇄 시 저산소증과 청색증 동반 가능합니다).

증상은 2일 이내 빠르게 호전되는 편이며, 기침은 일주일까지 지속될 수 있습니다. 천식과 마찬가지로 밤에 심해지고, 주로 3세 이전에 발생합니다. 차가운 공기는 피하고 스테로이드 제제로 치료합니다.

3) 급성 감염 후두염(acute infectious laryngitis)

바이러스에 의한 질환이며, 인후통, 기침, 쉰 목소리 등 증상이 발생할 수 있습니다. 호흡곤란은 드뭅니다.

4) 급성 후두개염(acute epiglottitis)

고열, 인후통과 함께 호흡곤란, 기도폐쇄 등 치료가 늦거나 적절치 않을 경우 치명적일 수 있습니다.

2-7세 소아에게 자주 발생할 수 있습니다. 연하곤란으로 침 흘리고, 숨이 차며 심한 청색증 및 의식소실로 이어질 수 있습니다. 후두경을 통해 빨갛게 부은 후두를 보는 것을 추천하고 가능하면 병원 내에서 확인하는 것을 추천합니다.

IV나 supine position, 설압자를 통한 구강검진이 아이를 불안하게 할 수도 있고, 기도확보가 우선되어야 합니다. 특징적인 소견은 'thumb sign', 주로 2-7세 사이에 많이 발생합니다. 고열이 동반되며 침 흘리는 목소리, 호흡곤란, 인후통 등의 증상이 동반됩니다.

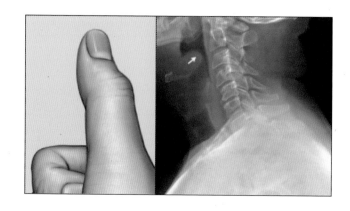

5) 연 축성 크룹(spasmodic croup)

주로 밤중에 발병, 가벼운 콧물과 쉰 소리 후 갑자기 발병, 컹컹거리는 기침, 흡기 시 협착음, 호흡곤란으로 잠에서 깨며 불안하고 초조해 보입니다. 열은 거의 없는 편이고, 수시간 내 증상 사라질 수 있습니다. 기침과 쉰 목소리 외에 건강하게 보이고 1-2일 정도 증상 반복되며 1-3세 아이들에게 발생합니다. 바이러스보다는 알레르기나 심인적 요인이 더 많습니다.

6) Croup의 중증도 평가

(1) 호흡상태 및 호흡수
(2) 흉벽 함몰 여부
(3) 드렁거림
(4) 심박수
(5) 부호흡근의 사용 여부
(6) 정신상태(mental status)

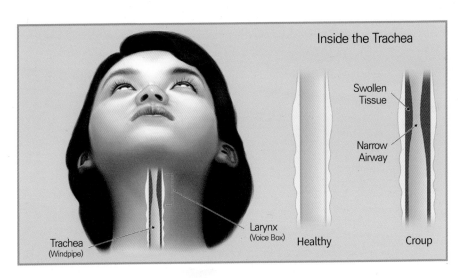

병력은 갑자기 발생하는 개짓는 소리의 특징적 barking 기침, 쉰 소리, 그렁거림 (stridor) 신체검사 시 미열은 있고, 천명음은 없으며, 진단은 병원 가서 X-ray 촬영, 기관지 내시경/약물 처방 중증도 평가는 호흡상태 및 호흡수, 흉벽함몰, 심박수, 부호흡근 사용여부 등 평가합니다.

그렁거림(stridor) 소리와 흉벽 당기는 호흡근 사용여부를 중점적으로 확인해야 합니다. SpO_2 확인하면 도움됩니다.

🧑 7) 검사

(1) 코르티코스테로이드(Corticosteroid) > 덱사메타손(Dexamethasone)
- 0.15-0.60 mg/kg, 중증의 경우 0.60 mg/kg(최대용량: 10 mg)

(2) 에피네프린(Epinephrine) > Epinephrine, 네뷸라이져(Nebulizer)
- racemic epinephrine (2.25%) 추천투여용량 0.05 mL/kg (maximal dose 0.5 mL)
- L-epinephrine 1:1,000 via
- Nebulizer 2.25% or 0.5 mL/kg

07. 모유와 분유 그리고 이유식

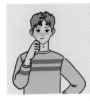

저는 모유를 먹고 자랐는데, 동생은 분유를 먹었어요. 그런데 이 둘의 차이점이 큰가요?

네~ 아이를 다루는 파트니까 응급처치와 별개로 상식선에서 말씀드릴게요

    WTO 세계보건기구에서 권장하는 모유수유의 10년 전의 권장기간은 6개월까지였으나 최근의 권장기간은 4개월까지로 바뀌었습니다. 영국의학저널(BMJ)에서 4개월 이상 모유 수유할 경우, 철분결핍성 빈혈, 음식 알레르기 등 오히려 안 좋을 수 있다는 연구결과가 있습니다.

    타이레놀, 아스피린 등과 같이 자본주의에 의한 상업성 논란의 소지가 있으나 모유수유가 좋다는 것엔 반론이 없습니다.

1) 초유

　임신 후반기부터 출산 후 2-4일까지 분비되는 모유로 짙은 레몬색 또는 노란색 계통으로 하루에 약 10-40 cc 정도 분비되고 이후 분비되는 모유보다 단백질, 칼슘, 기타 무기질, 면역성분이 많으나 탄수화물과 지방은 적게 함유되어 있습니다.

2) 모유 수유의 장점(산모에게 좋은 점)

(1) Oxytocin 증가: 산후 출혈 감소
(2) 임신 전 체중으로 빨리 회복
(3) 산후 뼈의 재골화를 촉진시킴
(4) 난소암 위험성 감소
(5) 유방암의 위험성 감소

3) 모유 수유의 장점(아기에게 좋은 점)

(1) 신선하고 따뜻하다.
(2) 호르몬(코티솔, 인슐린, 갑상선 호르몬)
(3) 성장인자(epidermal, nerve, transforming 등의 growth factor 함유)
(4) 정서적, 심리적 안정과 인지 발달에 도움
(5) 면역력 향상
　출산 후 약 4주간 분비되는 모유를 '미숙유'라 하며 그 속에는 아이를 보호하기 위해 열량과 지방산, 철분함량이 높고, 대식세포, 호중구, 림프구의 농도가 높기 때문에 설사, 호흡기 질환, 중이염, 균혈증, 세균 수막염, 요로감염, 괴사 장염, 영아 급사증후군(SIDS), 인슐린 의존 당뇨병, 크론병(Crohn), 림프종, 알레르기질환 등의 유병률을 줄이는 데 도움이 됩니다.

4) 분유

모유를 대체하여 탈지유, 전유, 물, 설탕, 콩, 육류 등과 함께 영양분을 첨가하여 만든 인공식품 에너지 열량은 비슷하나 칼슘, 인, 마그네슘, 철분, 일부 비타민은 오히려 분유가 오히려 더 높습니다. 일반적으로는 철분강화 분유에 해당되며 그 외 아미노산, 산양, 미숙아, 무유당, 저유당 등 특수 조제분유로 나뉩니다.

5) 이유식 정의 및 필요성

젖이나 분유만 먹던 아기에게 걸쭉한 형태의 좀 더 많은 양의 보충식으로 음식물을 숟가락으로 받아 으깨어 삼키는 행동발달을 위한 과정입니다.

(1) 영양 보충
(2) 소화기능발달 촉진
(3) 섭식기능발달 촉진
(4) 정신발달 촉진
(5) 올바른 식습관 형성

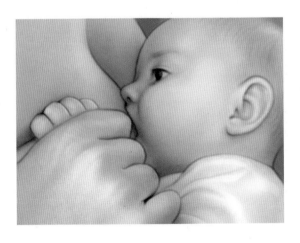

4-6개월 사이에 밀가루를 첨가하면 글루텐 알레르기를 줄일 수 있습니다. 이유식 조리 전 밀가루를 뿌려주는 것도 좋은 방법(단, 조리하지 않은 상태로 주면 안 됨)입니다. 횟수로는 1회, 6-9개월은 1-3회, 9-11개월은 3회 정도가 적당합니다.

이유식 시작은 4-6개월부터 추천(체중 6-7 kg)합니다.

아토피 피부염 있는 경우 또는 모유수유 시 6개월부터 시작합니다. 너무 일찍 시작하면 정신발달에 도움되지 않고, 너무 늦으면 적응 면에서 안 좋은 영향을 미친다고 합니다.

초기 1-2개월은 미음, 계란 노른자, 과일 묽은 즙 이후 3-5개월 묽은 죽, 으깬 채소, 생선, 완숙달걀 후기 6-8개월은 죽밥, 잘게 썬 채소, 철분 보충을 위해 소고기 등을 준비합니다. 경험상으로는 이유식 때 다양하게 야채를 먹이니 조금 자란 후에도 편식하는 음식 없이 나물도 잘 먹는 듯합니다.

참고자료

- Guiding principles for complementary feeding of the breastfed child
- 보건복지부/질병관리본부/국민건강보험, 영유아검진 매뉴얼

08. 자간전증(pre-eclampsia)

누나가 결혼을 해서 임신을 했는데, 임신중독증이라고 해요. 대체 어떤 질환이에요?

임신중독증은 전자간증이란 말로 더 알려져 있는 임신과 합병된 고혈압성질환이에요.

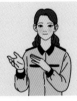

1) 정의

임신과 합병된 고혈압이란 임신 중 고혈압이 발견되는 경우라 할 수 있습니다. 임신 전부터 고혈압이 있거나 임신 20주 이전에 고혈압이 발견되는 경우는 만성 고혈압이라 하고, 임신 20주 이후에 새로이 고혈압이 발견되었는데 출산 후에 정상화되는 경우 임신성 고혈압이라고 합니다. 고혈압과 동반되어 소변에서 단백 성분이 나오거나 혈소판 감소, 간 기능 저하, 신 기능 악화, 폐부종, 두통, 흐린 시야 등의 동반 증상이 생기면 전자간증 또는 자간전증이라하며, 이는 질병이 더 진행한 형태입니다. 자간증이라는 것은 임신 중 고혈압성 질환을 원인으로 경련, 발작을 일으키는 경우를 말합니다. 태반 및 태아로의 혈류공급에 장애가 발생하여 태아의 성장부전이 발생하며, 심한 경우 태아사망의 원인이 되기도 합니다.

(1) 원인

이 질환의 원인에 대하여는 매우 많은 연구가 이루어지고 있고, 그 원인 또한 무척이나 다양하다고 알려져 있습니다. 일차적으로 착상 이후 발달단계에서 정상적으로 발생하는 영양막 세포가 모체 내로 잘 침투되지 않아 결과적으로 태반으로의 혈류공급에 장애가 생기는 것이 원인이며, 이것이 이차적으로 산모와 태아의 혈관에 손상을 입혀 다양한 증상들이 발생하게 됩니다. 여기에는 산모의 비만, 당뇨, 유전적 요인과 같은 다양한 인자가 영향을 미쳐 질환의 상태가 더 나빠지기도 합니다.

증상 초기에는 단순히 혈압이 오르는 것으로 나타나므로 정기 검사에서 혈압 상승의 소견이 발견되며 별다른 증상이 없는 경우가 많습니다. 그러나 질환이 진행될수록 다양한 증상이 나타나는데 부종이 심해지고, 소변 양이 감소하며, 두통, 상복부 복통, 시야장애 등이 발생하게 됩니다. 이러한 경우들은 매우 심각한 증상으로 이미 질환이 많이 진행되었음을 의미합니다. 또한 태아의 성장 발육부전이나 심한 경우 태아 사망 등이 나타나기도 합니다.

(2) 진단

산전 검사를 위해 산부인과를 방문하는 경우 매번 혈압과 소변검사를 시행하는데, 이는 증상이 없는 상태에서 조기에 환자를 발견하기 위한 검사입니다. 혈압과 소변검사에서 혈압이 상승하거나 소변에서 단백성분이 검출되는 경우에는 입원하여 전자간증에 대한 평가를 하는 것이 원칙입니다.

검사 산부인과 방문 시 매번 시행하는 혈압측정과 소변검사에서 임신성 고혈압이 의심되는 경우 입원하여 다음과 같은 검사들을 시행하게 됩니다.

① 산모 측 검사
 - 혈압측정: 매 4시간마다 측정합니다.
 - 24시간 소변검사: 외래에서 시행하는 간이 검사보다 정확하게 24시간 소변을 모아 단백량을 측정합니다.

– 혈액검사: 빈혈 및 혈소판 수치, 신장 및 간 기능을 검사합니다.
– 증상의 확인: 두통, 상복부 통증, 시각장애 같은 증상은 병이 매우 심각한 상태에 이를 경우에 발생하는 증상입니다.

② 태아 측 검사

초음파를 이용하여 태아 체중 및 양수 양을 자주 확인하고, 태아 상태의 이상 여부를 확인하기 위한 태아 심음 모니터(비수축검사)를 일주일에 1-2회 시행합니다. 초음파 검사에는 탯줄 혈관의 혈류를 측정하여 태아에게 심각한 변화가 있는지를 평가하기도 합니다.

(3) 치료

가장 원칙적인 치료는 아이를 분만하는 것입니다. 일반적으로 34주 이후에 발견되는 전자간증의 경우 분만을 하는 것이 원칙이며 분만을 하지 않는 경우 질환은 점점 나빠집니다. 34주 이전의 치료는 태아의 조산에 대한 위험성과 고혈압 관련 질환의 진행으로 인한 태아와 산모의 위험성을 고려하여 결정하게 되며, 질환이 많이 진행된 경우와 발작을 일으키는 경우에는 조산 여부와 무관하게 무조건 분만을 해야 합니다.

치료 약물은 경련 발작을 예방하기 위한 약물과 혈압을 조절하기 위한 약물로 나뉩니다. 아무 혈압약이나 복용하거나 자의로 약물을 복용하는 경우에는 태아에게 가는 혈액량을 조절하지 못하여 태아에게 해가 되므로 반드시 입원하여 전문의와 상의하여 치료해야 합니다.

(4) 경과/합병증

전자간증은 전체 산모 사망의 15% 정도의 원인이며 전 세계적으로는 매년 5만 명의 산모가 사망하게 되는 심각한 질환입니다. 태아에게도 갑작스런 태아 사망의 원인이 되기도 하며, 치료 자체가 배 속의 아이를 분만하는 것이므로 조산의 큰 원인이 되고 있고, 태아 사망 및 조산에 따른 여러 가지 신생아 질환의 원인이 됩니다. 적절한 치료를 시행하지 않을 경우 산모는 발작 경련을 일으키기도 하며, 간 파열, 뇌출혈, 실명과 같은 심각한 합병증들이 발생하므로 조기에 진단하고 관리하는 것이 매우 중요한 병입니다.

(5) 예방방법

과거에는 단백질을 제한하는 것이 도움이 되리라고 생각되었으나 최근에는 그렇지 않은 것으로 알려져 있습니다. 최근에는 비타민C나 비타민E와 같은 항산화제의 복용이 도움이 된다는 보고도 있으나 일반적으로는 약물이나 음식이 이 질환을 예방한다고 입증되지는 않았습니다. 중요한 것은 여러 영양 성분이 부족해지지 않도록 유지하는 것이 중요하며, 임신 전 당뇨나 고혈압, 비만이 있는 경우에는 미리 의사와 상담하고 치료하는 것이 도움이 됩니다.

(6) 생활 가이드

일단 질환이 진단되면 입원하여 전문의의 치료에 따르는 것이 매우 중요합니다. 임신기간 동안의 영양상태 등이 질환의 발병에 영향을 미치기도 하며 비만, 당뇨 등이 있는 경우 더욱 잘 발생하므로 임신 전 균형 잡힌 식이와 건강의 유지가 중요합니다. 하지만 현재까지 어떤 약물이나 음식도 이 질환을 예방하는 것으로 입증되지는 않았습니다. 또한 출산 후에도 장기적인 관점에서 보면 임신 중 고혈압을 앓았던 환자는 향후 고혈압, 당뇨와 같은 성인병 발생 확률이 크게 증가하므로 출산 후에도 꾸준한 건강관리 및 정기 검사가 필요합니다.

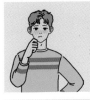

조카가 급성후두개염에 걸려서 침을 줄줄 흘리고 다녀요. 이것도 알려주세요.

소아 환자에서 특징적인 후두개염에 대해 자세히 알려드릴게요.

후두개의 세균감염은 H.influenzae가 많으며, 전형적으로 2-6세 소아가 많고 고열, 심한 인후통, 앉아서 침을 흘림 증상이 동반됩니다. 2-3일 사이에 후두개가 부으면서 질식을 초래할 수 있습니다. 만약 설압자로 부주의하게 입안을 확인하다가는 환자가 질식할 위험도 있습니다.

목의 앞부분 가운데에 압통이 심할 수 있으며, 병원에서 목의 측면쪽을 X-ray 검사해 봐야 합니다.

성인의 급성 후두개염은 남성이 더 많고 특히 흡연자에게 흔합니다. 감기로 인한 인후통이 아니라면 결정적인 징후가 될 수 있습니다. 침을 삼키기 어렵고, 협착음(그렁거리는 소리)이 확인될 경우 증상이 심한 경우이기 때문에 기도확보가 필수적입니다.

> 항생제: 세프트리악손(Ceftriaxone), 세포탁심(Cefotaxime), 암피실린
> (Ampicillin-Subactam), 아지트로마이신(Azithromycin)

기도 확보를 위해 체위를 변경하는 중에 질식이 발생할 수 있으며, 진정제를 투입하는 경우에도 질식의 위험성이 있기 때문에 빠르게 기관내삽관을 통한 기도확보가 필요하며, 가능하다면 윤상갑상연골절개(cricothyroidotomy)를 위한 만반의 준비를 해야 합니다.

백 밸브 마스크(BVM) 인공호흡으로 보조환기를 실시하며, 기관내삽관을 시행합니다.

스타일렛이나 부지(Bougie), 인투베이션 가이드 등을 이용하여 어려운 기도삽관에 대비하는 것이 좋습니다.

급성후두개염이 의심되는 소아 환자에서 비출혈이 발생할 경우에는 비강 앞쪽 출혈일 가능성이 더 높고, 대량출혈로 이어지는 경우는 드뭅니다.

병원 이송까지 30분 이상 걸린다면 > 폴리 카테터를 양측 비강에 삽입하고, 15 cc 정도 풍선(카테터 끈의 발룬)을 부풀려 앞으로 당긴 후 비공(콧구멍)으로 출혈이 나오면 거즈로 비공을 틀어막는 방법이 있으나 응급구조사의 업무범위에 해당되지 않고, 현장에서 물품이 없을 수 있습니다.

1) 아이의 코 속에 이물질이 있다면?

비강에 이물질이 있다면, 흡인 카테터의 끝을 가위로 잘라 흡인하면 대부분의 구형 이물질은 제거할 수 있습니다. 구경이 넓은 흡인 카테터를 사용하면 도움됩니다.

소아의 건측(이물질이 없는 쪽) 코를 누르고, 환아의 어머니에게 구강대 구강법

으로 숨을 불어 넣게 하면 이물이 빠져나옵니다. 부드러운 이물의 경우, 거측 비공으로 생리식염수 10 cc를 단번에 주사하면 환측비공의 이물이 빠져나옵니다.

2) 아이의 귀에 벌레가 들어갔다면?

귀에 벌레가 들어갔을 때에는 귀에 2% 리도카인(Lidocaine)을 흘려 넣거나 고농도 알코올(70%) 면구(cotton ball)로 외이공을 틀어 막습니다. 그 다음에 생리식염수로 세정해도 되고, 다음날 이비인후과 외래로 방문해도 됩니다.

드물지만 고혈압약제인 ACE 억제제를 복용하는 중에 갑자기 입술, 혀, 인두에 부종이 발생하며 기도폐색으로 질식할 수 있습니다. 치료는 아나필락시스 쇼크와 동일합니다.

참고문헌

- Massachusetts Eye and Ear Infirmary, Emergency ENT (Ear, Nose and Throat) Care, Boston, USA

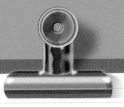

의학용어를 공부하기 너무 어려워요. 약어들에 대해 조금 알려주세요.

자주 쓰이는 약어들에 대해 정리해 볼게요.

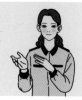

ADI (acute drug intoxication) 급성 약물 중독

AF, A-fib (atrial fibrillation) 심방 세동

AMI (acute myocardial infarction) 급성심근경색증

Anti- (antibiotics) 항생제

AOM (acute otitis media) 급성중이염

AP (angina pectoris) 협심증

ARDS (acute respiratory distress syndrome) 급성 호흡곤란 증후군

BA (bronchial asthma) 기관지천식

C/C (Chief complaint) 주증상

CRF (Chronic renal failure) 만성신부전

DM (diabetes mellitus) 당뇨병

DOA (dead on arrival) 도착 시 사망

DOE (dyspnea on exertion) 운동 시 호흡곤란

EDC (estimated date of confinement) 분만일

HBP (High blood pressure) 고혈압

Hx (history) 병력

I & O, I/O (input and output) 섭취와 배설

ICH (intracerebral hemorrhage) 두개내뇌출혈

LBP (Low back pain) 허리통증

LMP (last menstrual period) 최종월경일

LOC (loss of consciousness) 의식상태

MVA (otor vehicle accident) 차량사고

OP (operation) 수술

OPD (out patient department) 외래

P/E (physical examination) 신체검사

P/I (present illness) 현 병력

PMH (pst medical history) 과거 병력(P/Hx)

PO (per os) 경구투여

PTx (pneumothorax) 기흉

SCI (spinal cord injury) 척수 손상

TA (traffic accident) 교통사고

U/A (urinalysis) 소변검사

UGIB (upper gastrointestinal bleeding) 상부위장관 출혈

URI (upper respiratory infection) 요로감염

VF, −fib (ventricular fibrillation) 심실세동

02. 응급구조사가 알아야 할 기초영어표현 I

제가 외국인 환자들을 구급차에 태웠는데요~ 평소에도 영어울렁증이 있어서 어떻게 이야기를 해야할지 너무 막막했어요~

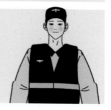

아~ 정말 당황스러웠겠네요~ 다음에는 차분하게 얘기할 수 있도록 몇 가지 문장을 알려드릴게요.

해마다 외국인환자가 11% 이상 늘어나고 있습니다. 상황에 따라 다를 수 있지만, 공통점은 의식수준이 명료한 환자지만 아프고, 당황스러워 할 것입니다. 외국인을 만난 구조사도 당황하긴 마찬가지입니다.

응급구조사로서 내가 신속히 내 마음을 안정시키고, 다음 환자도 안정시켜야 합니다. 요즘엔 영어에 능통한 분들이 워낙 많지만 부족한 분들도 있을 테니 몇 안 되는 표현들 참고하면 좋을 듯 싶습니다. 완벽하게 하지 않아도 중요단어만 알아도 굉장히 도움이 될 수 있습니다.

1) 간단히 소개하며 안정시키는 것도 좋겠다!

Hello, Are you OK? 안녕하세요! 괜찮은가요?

I'm a paramedic ○ ○ ○, please relax. calm down. 저는 응급구조자 ○ ○ ○ 입니다.
                                          안심하고 진정하세요.

Can you tell me your name? 성함이 어떻게 되세요?

그 다음은 간단하게 도와드릴까요? 물어보면서 어디가 어떻게 아픈지 물어봅니다. 물어보고 나면, 웬만한 해부학용어나 증상들의 표현은 오히려 우리가 의학용어를 다뤘기 때문에 알아듣기 쉽습니다.

What's the matter? 무슨 일인가요?

Can I help you? 도와드릴까요?

What Can I do for you? 어디가 아프시죠? 무엇을 도와드릴까요?

What is the trouble? 어디 아프세요?

What is your problem? 무슨 문제인가요?

How do you feel? 느낌이 어떠세요?

What's the matter with you? 무엇이 문제인가요?

Are you all right? 괜찮으세요?

What are your symptom? 증상이 어떠세요?

Do you have any pain? 어디가 아프세요?

Where does it hurt? 어디 아파요?

2) 도와줄까? 뭐가 문제야? 왜 그래? 괜찮니?

증상이 뭐예요? 물어보면서 아래의 질문들을 합니다.

과거에 질병이 있었는지 물어봐도 됩니다.

Have you ever had any serious illness?

Have you ever felt (or pain) before?

아픈 지 얼마나 오래 됐나요?

How long have you had these symptoms?

How lon have you had this pain?

또 다른 증상이 있나요?

Do you have any other symptoms?

어떻게 아픈지 자세히 좀 설명해 주실래요?

Can you describe to me how you feel?

어떤 식으로 아프세요?

What kind of pain is it?

상태를 좀 말씀해 주세요*

Please explain your condition.

환자가 이성이라 촉진을 위해 touch하기 애매할 때는 차라리 이렇게 얘기하고 물어보는게 낫습니다!

여기 만지면 아파요?

Does it hurt when I touch here?

아픈 곳을 직접 정확하게 짚어 볼래요?

Can you point at exactly where you have the pain?

누를 때마다 바늘로 찌르듯 아파요?

Do you feel like stabbing needles each time when I press?

3) 문진 시 자주 쓸 수 있는 표현

1-10까지 번호를 매긴다면 어느 정도 아픈가요?

On a scale of 1 to 10.

How would you rate your pain?

현재 드시는 약 있나요?

Are you taking any medicine these days?

약 알레르기가 있나요?

Are you allergic to any medicine?

부작용은 없나요?

Do you have any side effects?

입원하신 적 있으세요?

Have you ever been hospitalized?

Are you feel ~ 증상? (너 이런 증상 있니?)

Do you have ~ 느낌이나 증상?

How do you feel ~ (너 느낌이 어떻니?) 통증 등 환자의 주관적인 느낌을 물을 때 쓰면 좋을 듯! (촉진, 타진 등 검사하면서 문진할 때도 좋음)

ex) Do you have a sore throat? 목이 아파요?

You aren't looking very well.

You look a bit pale.

You don't look so good.

You look pale.

4) 예상되는 답변들

주로 I have (.....) / I feel (felt) ..... / I think .....
위의 표현 + 증상이나 느낌들이 답변이 될 것입니다.

예를 들면,

I have a (diarrhea). 나 설사해요.

I have a (backache). 등이 아파요.

I have a (fever). 열이 나요.

I have got a pain in my chest. 가슴 아파요.

I have heavy feeling in my chest. 가슴이 답답해요.

I have severe migraine 심한 편두통 있어요.

I have + (   ) 안에 증상만 바꿔주면 됩니다.

　constipation 변비가 있어요.

　toothache 이가 아파요.

　muscle pain 근육통이 있어요.

　headache 머리가 아파요.

I feel a little feverish. 열이 좀 나요.

I feel languid 나른해요.

I feel chilly. 오한이 나요.

I feel dizzy. 어지러워요.

I feel like vomiting. 토할 것 같아요.

= I feel nauseated.

I think I have a fever. 열이 있는 것 같아요.

I think I'm going to threw up. 토할 것 같아요.

5) 응용 가능한 증상들

headache 두통
cramps 생리통
stomachache 복통
heartburn 속 쓰림
indigestion 소화불량
ltchy 가려운
sting 따가운
stiff 뻐근한
throw up 토하다
throbbing 지끈지끈하다
sneeze 재채기
constipation 변비
eye redness 눈 충혈
blocked nose 코막힘

외상은 오히려 보이기 때문에, 설명하기가 조금 더 편할 수도 있습니다.

Are you OK? 괜찮아요?
Maybe your left leg is broken. 당신 왼쪽다리 부러진 것 같아요.
Your ankle is sprained. 당신 발목 삐었어요.
I'm taking you to the hospital. 병원에 데려갈게요.

6) 처치에 대한 표현

you'd better~로 제안하는 게 좋을 때도 있습니다.
(should, must) You'd better see a doctor. 진료 보는 게 좋을 것 같아요.

7) 열 좀 재볼게요, 혈압 좀 재볼게요~ 좀 봅시다!

우리가 잘 아는 "Let"를 쓰면 편합니다.
체크 전에 물어보는 것도 서먹한 분위기를 줄일 수 있습니다.
Let me check your tempreature.
Let me check your blood pressure.

좀 봅시다.
Let's take a look.
Let me see.

8) 검진이나 타진을 위해 환자 자세 변경하려면?

똑바로 누워주세요.
Please, Lie on your back.

엎드리세요.
Please, Lie on your stomach.

좌측으로 누워주세요.
Turn on you left side, please.

반대로 누워주세요.
Turn over to the other side.
please는 앞뒤 원하는 데 붙이면 됩니다.

03. 응급구조사가 알아야 할
기초영어표현 Ⅱ

외국인 환자를 대응할 때 사용하기 위해서 공부 중인데, 조금 더 알려줘요

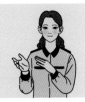

네~ 그럼 검진이나 처치에 대한 표현을 몇 가지 더 알려 드릴게요.

1) 외국인 환자에게 이름을 물어볼 때

 성함이 어떻게 되세요?

What is your name? 보다 처음 보는 사이니, May I have your name?란 표현 추천합니다.

> May 대신 Can으로 써도 되고 뒤에 'please'를 붙여도 됩니다.

2) 우리는 이송하게 되면 출동기록지를 작성해야 합니다.

의식이 명료하면, 이름과 생년월일을 같이 물어보는 게 좋습니다.

 이름이랑 생년월일 좀 말씀해주세요~

Can you tell me your full name and date of birth?

이때, 외국인 이름이 굉장히 어려울 수 있습니다. 솔직히, 뭔 말인지 잘 안 들릴 수도 있습니다. 다시 얘기해달라고 할 수 있습니다. "잘못 들었는데요~ 다시 말씀해주세요" 여러 표현이 있지만, 이 표현도 좋습니다.

How do you say your name?

그래도 안 들리거나 말하기 불편하면 볼펜을 주면 되지만 오히려 그들의 필기체를 못 알아볼 수도 있습니다. 차라리 소지하고 있는 여권을 보여 달라고 합니다.

3) 통증의 정도를 물을 때

 제가 만졌을 때 아픈가요?

Does it hurt when I touch it?

많이 쓰는 질문 중에

 1-10까지 번호를 매긴다면, 어느 정도 아픈가요?

On a scale of 1 to 10 how would you rate your pain?

4) 손상기전에 따라 환자가 움직이면 안 되는 상황이 있습니다.

이때 보통 Don't move란 표현이 먼저 떠오르는데, 그보다 I'm going to를 사용 추천!

💬 움직이시면 안 돼요~
I'm gonna need you to hold still.
그냥 줄여서 Hold still please! 의미전달 OK!

5) 외상평가나 촉진 또는 드레싱 처치할 때

환자에게 미리 얘기할 만한 내용 중~

💬 너무 아프면 말씀하세요!(bad란 단어 사용)
if it's too bad, let me know.

6) 정맥주사처치가 필요할 때 쓸만한 표현

💬 바늘 들어갑니다.
You're gonna feel the needle.

💬 조금 따가우실 거에요
It's gonna sting a little.

7) 혈당검사를 해야 할 경우

'BST' 좀 할게요~

💬 혈당 검사 좀 하겠습니다.
I'm gonna take your blood sugar.

I need to take your blood sugar.

Can I test your blood sugar.

💬 어떤 손가락이 더 편하세요?

Which finger, would you like me to use?

what finger, do you want?

💬 쫌 따끔할 거에요.

You're gonna fell a small prick here.

위에 말한 sting a little 비슷한데 살짝 다른? 뭐 같이 써도 외국인이라 이해할 겁니다. 상대방이 결과를 물어볼 경우, 당황하지 말고~

Your blood sugar is 검사결과(숫자)

8) 청진을 현장에서 잘 안 하려 하지만, 시도할 필요가 있습니다. 많이 들어봐야 합니다.

이때, 청진기가 배에 닿을 때 차가울 수도 있는데 이때 유용한 표현입니다.

💬 조금 차가워요~

It's a little cold.

이렇게 간단하게 얘기하면 됩니다.

비응급환자에서 가장 많이 차지하는 복통의 경우, 청진이나 촉진하면서 자연스럽게 언제부터 아팠냐고 물어볼 수 있습니다.

When did the stomach pain first start?

when did the abdominal pain first start?

 얼마나 고통이 자주 있었나요?

How often do you feel the pain?

특히, 청진은 배에 가스 찬 경우에도 유용할 수 있습니다.

 그럼 똥(변)은 언제 싸셨어요? 오늘 변을 보셨나요? 라고 물어볼 수 있습니다.

Did you have a bowel movement today?

복부를 촉진하면서 물어볼 수 있는 표현

 여기가 아프세요?

Do you have a pain here?

 (통증이) 언제 시작되었죠?

When did it start up?

＊ 안색이 안 좋아 보여요~

You aren't looking very well.

You look a bit pale.

You don't look so good.

You look pale.

04. 응급구조사가 알아야 할 PPT 작성 기본 7 Tip

요즘 교수님이 과제물을 PPT로 만들어서 발표하라고 해서 짜증나요.

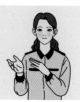

ㅎㅎㅎ 그래도 좋은 경험이 될 거에요! 응급구조사가 되면 PPT 만들어서 발표할 일이 정말 많거든요.

응급구조사란 직업은 여러모로 다재다능해야 합니다. 의학적인 지식을 겸비함은 물론, 환자를 처치하는 스킬도 좋아야 하고, 모르는 사람들을 만나서 뻘줌함을 극복하는 사회성도 좋아야 합니다.

거기에 더불어, 중요한 점!!! PPT (Power point)

일하는 곳이 병원이건, 소방이건, 회사이건 무대와 상관없이 교육을 하게 될 일들이 너무나 많습니다. 따라서, 응급구조사에게 교육장표를 만드는 일은 일반화되어 있는 일이기도 합니다.

전문강사들은 더할 나위 없이 중요합니다! 그런데, 대부분의 응급구조사들이 대학에서 배운 적이 없어서인지 개인적인 능력차인지 몰라도 파워포인트에 너무 익숙하지 않은 사람들이 많습니다. 아무래도 한글이나 워드를 많이 쓰기 때문에 의도적이라도 PPT를 활용하도록 연습해야 하지 않을까 싶습니다.

1) 응급구조사가 알아야 할 PPT 작성 기본 7 Tip

(1) 목적에 맞는 배경화면을 잘 골라라.

PPT의 목적은 "정보전달"과 "시각화"에 있습니다.

내가 얘기하고픈 내용을 어떻게 시각적으로 극대화하여 전달할까? 고민해야 합니다. 응급구조사의 PPT는 대부분 전문성을 드러내야 하는 경우가 많습니다. 알록달록 예쁘고 화려하거나 수채화와 같은 컬러들은 피하라 당부하고 싶습니다.

배경화면만 잘 골라도 신뢰도를 높일 수 있습니다.

(2) 글자수를 최대한 줄여라.

내용을 장황하게 서술식으로 늘여 놓는 경우가 많은데, 방대한 글자수는 보는 순간, 살짝 가졌던 관심조차 끊게 만듭니다.

내용은 최대한 줄여서 요약해야 합니다.

(3) 사진이나 그림은 고퀄리티로, 최대한 크게!

많은 PPT들이 사진이나 그림들이 저작권표기가 되어 있는 그대로 사용하거나, 너무 오래되어 흐릿한 것을 사용하는 경우가 많고, 많은 글자수 근처에 성의 없이 붙여 넣는 경우가 많습니다.

가장 선명한 것으로 최대한 크게 넣으면 좋겠습니다.

(4) 대 제목, 소제목, 내용의 글자 유형, 크기, 색상

위의 항목들에 대한 선택도 중요하지만, 더욱더 중요한 것은 각 장표마다 동일하게 적용되어야 좀 더 전문적으로 보인다는 것입니다.

각 페이지마다 글자 크기와 종류가 다르다면, PPT 자체의 안정감이 떨어지는 법입니다.

(5) 오타 금지!

맞춤법 검사는 철저히 해야 합니다. 오타를 발견하는 순간, 발표하는 PPT의 내용보다 임팩트가 크게 남기게 될 수 있습니다. 오타가 한글자라도 있으면 그 PPT의 신뢰성은 깨지게 됩니다.

(6) 최대한 심플하게!

예쁘게 만들려는 욕심 때문에 많은 이미지와 도형을 사용하는 경우가 많은데 오히려 여백 자체가 전문성을 줄 때가 있습니다. 글자의 종류와 크기, 그리고 색상만으로도 멋진 PPT가 될 수 있습니다.

여백을 두려워하지 말아야 합니다. 대신 강조하고픈 곳엔 포인트 있게(ex: 빨간색), 색이 남발되지 않도록 사용을 자제하면 강조되어 보입니다.

(7) 동영상 링크주소 그대로 삽입 금지!

PPT를 만들다 보면, 영상으로 보여주고 싶을 때가 많을 텐데 인터넷 또는 유튜브 주소를 그대로 PPT 안에 붙여 넣는 행위는 하지 않아야 합니다. 영상을 암시하는 아이콘이나 이모티콘은 관련 제시어를 "구글"에 검색만 해도 수두룩하게 나옵니다. 거기에 하이퍼링크를 걸거나, 장표내에서 바로 볼 수 있도록 영상 자체를 인코딩해서 넣으면 좋습니다.

2) 전문성을 높이기 위한 Tip

잘 만들어 놓은 자료를 많이 보는 것도 아주 큰 도움이 될 수 있습니다. 만들어진 전문화된 템플릿을 사용하면 좋습니다. 내용만 바꿔도 그래프의 퀄리티 자체가 다를 수 있고, 엑셀에서 피벗을 사용한 그래프를 만들어서 PPT에 그림만 붙여 넣어도 때론 효율적으로 만들 수 있는 방법이기도 합니다.

자료의 검색은 "구글"에서 합니다. 네이버와 구글은 만든 목적부터가 다릅니다. 네이버는 많은 컨텐츠로 좀 더 그 안에 머무르게 해서 수익을 올리는 게 목적이지만, 구글은 빨리 찾는 게 목적입니다.

　마지막으로, 남이 애써 만들어 놓은 자료를 달라고만 하지 말고, 직접 만들어 봐야 합니다. 어차피 남이 만든 자료는 받아도 쌓아두고 대부분 보지도 않습니다. 반대로 아까워 말고, 아낌없이 줘도 됩니다. 갖고 있어봤자 자기만족밖에 안됩니다.

　중요한 것은 만들 줄 안다는 것입니다. 시간이 지나면 전부 폐물일 뿐입니다.

05. 환자에 대한 기록 I

환자를 처치하고 나서 기록은 어떻게 해요?

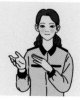

양식이 정해져 있는데, 요즘엔 거의 Pad로 작성해서 전산화하는 추세에요!

1) 출동 및 처치기록

(1) 환자에 관한 사항
① 환자의 인적 사항
② 환자 발생 장소
③ 출동 요청 시각
④ 손상의 원인과 종류
⑤ 발견 당시 환자 위치
⑥ 최초반응자가 시행한 구조와 처치

⑦ 1, 2차에 걸친 평가에서 발견된 징후와 증상

⑧ 현장이나 이송 중에 실시한 응급처치 내용

⑨ 이송 중의 환자 상태 및 변동사항

⑩ 환자가 복용하고 있는 약물

⑪ 알레르기 유무

⑫ 과거 병력

(2) 기록 목적

① 치료 내용을 바탕으로 연계성 있는 치료 가능

② 의료인 사이의 의사전달 도구

③ 이학연구 및 임상 교육 자료

④ 환자에게 제공된 의료의 질 검토, 평가자료

⑤ 법적 문제 발생시 진료행위를 입증, 증거자료

⑥ 진료비 산정의 근거자료

⑦ 통계자료, 보건행정에 기여

(3) 기록 작성

응급구조사 응급처치는 환자와의 계약에 의한 법률행위로 환자의 인적 사항과 처치 내용 및 일시 처치자의 서명이 반드시 있어야 합니다.

서명은 자필로 자신의 성명을 다른 사람이 알아볼 수 있도록 한글로 표시하는 것이 좋습니다.

(4) 설명 동의

제공하는 의료서비스에 대한 자세한 서명 후 환자가 처치하는 내용에 대한 설명을 이해하고 동의하였다는 확인기록을 남기도록 합니다.

환자의 동의 없이 시행한 의료는 '전단적 의료행위'로 의료과실이 없어도 법의 제재 대상이 됩니다.

(5) 기록 보관

기록은 환자 처치에 적절한 자료를 제공하여 치료의 타당성을 입증해주며 치료과정을 명백히 나타내주는 정확하고 논리적인 정보가 빠짐없이 기록된 비밀문서입니다.

'출동 및 처치 기록지'와 '구급활동일지' 등이 있으며 출동사항과 처치내용은 3년간 보존해야 합니다.

(6) 비밀유지

환자의 인적 사항은 비밀 내용이 아니라 할지라도 불필요하게 노출됨이 없어야 하며 정신과 환자의 경우에는 인적 사항 모두가 비밀로 보장되어야 합니다.

(7) 기록을 위한 지침

정확하고 사실적이며 간결한 처치와 관찰결과에 대한 내용을 기록합니다.

'좋다', '정상이다' 등과 같이 읽는 사람에 따라 다른 뜻을 의미할 수 있는 말이나 '오늘은 불편한 것 같다'와 같이 일반화된 말은 피합니다. 발 통증이 1–10까지 나타내는 통증 측정 도구 상에서 어제 4–5에 비해 오늘은 7–9이고 활력징후는 변화 없습니다.

① 사실성

보고 듣고 느끼고 냄새 맡은 객관적 정보를 서술형으로 기술합니다.

ex) 호흡수는 16회/분, 규칙적임, 양쪽 호흡음 모두 깨끗함

② 정확성

정보는 구체적으로 기록해야 하는데 '팔에 상처가 있으나 잘 낫고 있음' 보다 '아래팔부위 중 안쪽으로 5 cm 정도의 상처가 있음. 발적이나 부종은 없음'이라고 기록하는 편이 좋습니다. 의학 약어나 기호는 간편성과 시간 단축에 용이하나 혼동을 일으킬 수 있는 약어는 정확한 맞춤법으로 정확하게 기록합니다.

③ 간결성

논리적 형식과 체계로 불필요한 단어나 부적절한 설명을 피하고 간단명료하게 정리합니다.

④ 현재성

처치와 관찰을 시행한 정확한 시각을 기록합니다.

활력징후 약물투여 환자의 상태변화 및 반응 등을 24시간제로 기록합니다.

의사의 지시나 보고내용, 치료에 대한 반응에 대해 정확한 시간과 날짜를 기록합니다. 만약 통신으로 보고가 이루어졌으면 정확성을 확인하고 기록합니다.

(8) 기록작성 시 유의사항

기록은 환자의 처치내용 및 환자의 정보를 공유한 문서로 보기 쉽고 객관적인 사실을 기록하며, 기록시기는 응급처치 후 병원이송 중 기록하며 이를 위하여 환자평가나 응급처치를 지연하면 안 됩니다.

수정이나 삭제 등은 기록의 진실성 및 성실성을 의심 받을 수 있어 함부로 고치지 않도록 합니다. 실수일 경우 두 줄을 긋고 error나 기록상 실수라 적으면 좋습니다.

06. 환자에 대한 기록 Ⅱ

항목별로 조금 더 상세하게 배우고 싶어요!

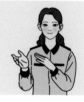

네~ 항목별로 좀 더 알려드릴게요.

1) 구성요소 및 작성법

출동부터 귀소까지의 응급처치 사항을 신속 간결한 기록을 위해 구급활동일지는 점검박스(Check Boxes) 형식을 주로 이용하며 '출동 및 처치기록지'는 서술형입니다. 서술 시 정확하고 타당성 있는 정보 제공을 위해서 논리적 순서, 즉 SOAP를 활용합니다.

S (Subjective date 주관적 자료)
O (Objective date 객관적 자료)

A (Assessment 평가)

P (Plan 계획)

2) 일반적인 사항

(1) 환자정보

환자의 성명, 나이, 성별, 처음 발견 시의 환자 위치, 최초반응자의 처치내용, 손상의 종류와 원인 등과 1차 평가 내용 등을 발견 및 처치 시각과 함께 기록합니다.

(2) 출동사항

신고 일시, 출동시간, 현장 도착 및 출발시각, 병원 도착 시각, 귀소 시각, 신고자의 이름 및 전화번호, 처치자의 이름 등을 기록합니다.

3) 활력징후(Vital Sign)

체온 BT (Body Temperature)

맥박 PR (Pulse rate)

호흡 RR (Respiratory rate)

혈압 BP (Blood Pressure)

4) 주증상(Chief Complaint, CC)

질문에 환자가 처음 반응하는 내용 혹은 환자가 가장 고통스러워하는 증상으로 모든 증상을 환자가 표현한 그대로 구술적으로 기록합니다.

5) 현 병력(Present Illness)

현재 주증상에 대한 조사로 시간에 따라 기록으로 발생상황, 발생시기, 통증의 질(quality), 증상, 통증 위치, 지속기간 등을 기록합니다.

6) 통증 검사 시 OPQRST

O (Onset 발병상황)

P (Provoke 유발원인)

Q (Quality 통증의 질)

R (Radiation 방사)

S (Severity 심각성)

T (Time 시간)

7) 과거력(Past medical history, Past Hx)

현재까지의 건강문제나 건강관리에 대한 정보로 현장처치에서보다는 병원 치료에 더 많은 영향을 줍니다.

SAMPLE 병력

S (Sign & Symptoms 증상과 징후)

A (Allergies 알레르기)

M (Medications 투약)

P (Pertinent past history 관련병력)

L (Last oral intake 마지막 섭취물)

E (Events Leading to the illness 질병발생원인)

8) 가족력(Family Hx)

유전병인 경우 가족력을 통한 정보 획득합니다.

9) 의식상태(Mental state)

AVPU에 따른 의식상태와 개안반사, 언어반사, 운동반사에 따른 GCS (Glasgow Coma Scale)나 CS에 수축기 혈압, 분당 호흡수를 점수로 측정하는 R.T.S (Revised Trauma Score) 등 기록합니다.

A (alert) 의식은 명료한가?
V (verbal) 언어지시에 반응하는가?
P (painful) 통증자극에 반응하는가?
U (unresponsive) 통증자극에 무반응하는가?

10) 전신기관 증상평가(Systemic Review, S/R)

환자의 주관적 증상을 환자의 말을 토대로 머리로부터 가슴, 배, 팔다리의 증상을 기록합니다.

11) 이학적 검사(Physical examination, P/E)

환자 진찰 후 발견한 환자 전신에 대한 객관적 징후 즉 시진, 촉진, 청진, 타진 등을 통해 얻은 정보를 기록합니다. 비정상 소견뿐만 아니라 정상소견도 기록합니다.

07. 등산, 여행 시 알면 유용한 상식과 응급처치

등산이나 여행 갔을 때 응급처치를 위해 어떤 것들을 알아야 하고, 무엇을 챙겨야 할까요?

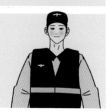

그럼, 등산과 여행 또는 의료지원에서 필요한 응급처치를 알려드릴게요

1) 즐거운 산행을 위한 보행법

안전한 산행을 위해선 제대로 걷는 방법을 알아두는 것이 좋습니다. 산과 평지는 다릅니다. 산에서 걷기는 평지에서 시작하여 점차 표고를 높여가고, 또 다시 내려와야 하는 반복운동입니다. 일상생활에서는 보통 평지에서만 걷지만(수평이동) 등산에서는 좀 더 경사지고 험난한 곳을 수직이동하게 되는 것이므로 기초요령과 적절한 훈련 등이 필요합니다.

보통 산길에서는 짐이 든 배낭(10 kg 내외)을 메고 오를 경우에 훨씬 힘들고 운동량도 차이가 있습니다. 산소소모량이 9배 늘어나므로 휴식 때보다 차이가 나고, 내리막길을 걸을 때는 별 힘이 안 드는 것 같지만 산소소모량이 6배 늘어납니다.

등산하면서 가장 힘든 것은 오래 걸어서 다리 아픈 것보다 숨이 찬 것입니다. 급경사에서 숨쉬기도 곤란해질 정도로 숨이 찰 때가 있습니다. 운동량에 비해 산소와 혈액의 공급량이 부족해지는 현상입니다.

산길을 걷기 시작하면 서서히 심박동과 호흡이 빨라지는데 운동량이 자신의 심폐능력 이상으로 커지면서 부담을 느끼는 것입니다. 휴식과 함께 심호흡, 걷는 속도 조절이 필요한 이유입니다.

휴식은 정해놓고 하기보다 개인의 특성과 산길 상태에 따라 융통성 있게 조절하는 것이 좋습니다. 짐이 무거울 경우, 조금 빨리 걸어 속도를 높이는 것이 더 효율적입니다.

3) 걷기의 바른 습관

(1) 오르막길 걷는 요령

빨리 정상에 오를 생각으로 오르막길이나 경사진 곳에서 걸음을 크게 내디디면 몸의 중심이 흔들려 걷기가 힘들어지고 빨리 지칩니다. 오르막길에서는 평지보다 보폭을 좁혀 확실하게 내딛습니다. 팔은 크게 내젓지 말고 양 어깨는 보폭에 맞춰 리듬감 있게 좌우로 움직입니다. 양손에는 아무것도 들지 않는 것이 좋습니다.

몸을 불필요하게 많이 움직이거나 힘을 빼면 더 힘듭니다. 호흡은 자연스럽게 하도록 합니다.

(2) 리듬감 있게 걸어라.

각자의 보폭에 맞춰서 리듬감 있게 가볍게 걸어야 합니다.

(3) 체중이동은 확실하게 하라.

한발씩 움직일 때마다 체중을 발쪽으로 확실하게 옮겨주어야 오래 걸을 수 있고 몸에 무리가 덜 갑니다. 체중을 중립에 두고 움직일 경우 다리에 힘이 들어가게 됩니다. 어깨에 힘을 빼고 편한 자세로 상체를 앞으로 조금 구부리고 무릎은 약간 올리면서 한발자국씩 내디뎌 보행에서 오는 피로를 최대한 줄입니다.

(4) 계단을 오를 때

무게중심을 약간 앞에 두어 균형을 잡으면 피로를 줄일 수 있습니다. 내리막의 경우 무게중심을 낮추고 두서너 발 앞을 내다봅니다. 발앞꿈치만 디디거나 뒤꿈치만 디디면 발이 쉽게 피로해지고 몸의 중심이 쏠려 넘어질 수 있습니다.

4) 쇠줄이 설치된 바위길

바윗길을 올라야 할 때는 줄을 두 손으로 모아 잡거나 팔을 벌려 두 손으로 잡고 오릅니다. 줄을 잡은 손이 항상 위쪽에 있어야 중심잡기에 좋습니다. 난간이 설치된 바윗길을 내려갈 때는 쇠기둥 밑부분에 발을 거치고 줄을 가볍게 잡고 내려갑니다. 가급적이면 팔 힘을 아끼는 것이 좋습니다.

5) 응급처치의 10대 원칙

(1) 심한 쇼크 상태인지 확인해야 합니다.
(2) 출혈, 질식, 쇼크일 경우 신속하게 처치해야 합니다.
(3) 부상자를 조사할 때 움직이지 않도록 합니다.
(4) 부상자를 안심시킵니다.
(5) 부상자에게 상처를 보이지 않도록 합니다.
(6) 출혈이 멎는 동안 환부를 손가락으로 만지지 않도록 합니다.
(7) 의식불명의 환자에게 먹을 것을 주지 않습니다.
(8) 가능한 한 환자를 움직여서는 안 됩니다.

⑼ 부상자를 움직일 때 들것은 발을 앞으로 하고 운반합니다.

⑽ 정상적인 체온유지를 위해 담요 등 덮어줍니다.

6) 등산에 꼭 필요한 응급처치 상식

사고현장을 목격한 사람은 119 구급대와 환자를 신속히 연결해주는 데 아주 중요한 역할을 합니다.

⑴ 응급상황인지 아닌지 확인해야 합니다.

⑵ 무엇을 할 것인가 알아봅니다.

　① 환자의 상태와 손상 정도를 확인합니다.

　② 119 신고 후 응급의료정보센터와 상담, 필요시 '의료지도'를 받습니다.

⑶ 구급차를 부릅니다.

⑷ 안전한 장소로 옮깁니다.

⑸ 환자가 어떤 상태인지 파악, 판단해야 합니다.

⑹ 응급처치를 실시합니다.

7) 등반 시 필요한 구급물품

⑴ 항생제연고: 테라마이신, 바시트라신 등

⑵ 스테로이드연고: 캄비손 연고

⑶ 거즈: 4×4

⑷ 반창고

⑸ 가위

⑹ 탄력붕대

⑺ 삼각건

⑻ 소염진통제: 폰탈 50 tab(또는 이브푸로펜)

⑼ 항히스타민제: 아빌 30 tab

⑩ 스테로이드제: 프레드니솔론 60 tab

⑪ 진경제: 부스코판 또는 티로파 30 tab

⑫ 소화제: 폴리부틴 60 tab(또는 트리메부틴)

🩺 8) 응급환자 발생 시 행동 요령

신속히 119, 가까운 병원 등으로 구급차를 지원 요청합니다. 현장에 의사, 응급 구조사 등 전문의료인이 있을 때에는 주저 없이 응급처치를 행하고 주위 사람들은 이를 적극적으로 돕습니다.

전문의료인이 현장에 없을 때에는 관계자 또는 주변에 있는 사람들이 응급처치 일반상식 10대 원칙에 준하여 적절하게 조치합니다.

🩺 9) 응급처치의 신고요령

신고(환자) 발생위치(주소번지, 목표물 등)를 알립니다.

사고자의 상태 및 인적 사항 등을 자세히 알려줍니다.

신고자의 인적 사항 및 전화번호을 간단히 남깁니다.

현장 주변 상황 등을 신속하고 침착하게 설명해야 합니다.

08. 응급구조사가 알아야 할 소방 상식 I

졸업 후에 소방관이 되기 위해서 소방에 대한 내용을 따로 공부해야 할까요?

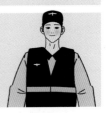

아무래도 본인이 원하는 직업에 대해서 미리 공부하면 실무에 엄청 도움 되겠죠?

1) 화재란?

　자연 또는 인위적인 원인에 의해 불이 물체를 연소시키고, 인명과 재산의 손해를 주는 현상을 말합니다.

2) 주요 원인

　부주의, 전기, 기계, 교통사고, 화학 및 가스누출 등의 원인이 있습니다.

3) 발생 장소

주택, 차량, 아파트, 음식점, 공장, 점포, 창고 등 다양한 현장에서 발생합니다.

4) 화재의 종류

(1) A급: 일반화재(백색)_ 연소 후 재(남김)
(2) B급: 유류, 가스화재(황색)_ 연소 후 재(없음)
(3) C급: 전기화재(청색)_ 합선, 과전류, 누전 등
(4) D급: 금속화재(무색)_ 등급에 따라 화재의 대응 방법도 달라집니다.

*단락: 두 전선의 피복이 녹아서 전선과 전선이 서로 접촉되는 것
*누전: 전류가 전선 이외 다른 곳으로 흐르는 것

5) 일산화탄소의 영향

화재현장에서 발생되는 연기 중 대표적이며, 헤모글로빈 친화력이 산소보다 200배 높다는 사실을 알고 있어야 합니다.

농도 0.2%: 1시간 이내 생명의 위험
농도 0.4%: 1시간 내 사망
농도 1%: 2-3분 내 실신, 사망으로 이어짐

화재 연기의 이동속도는 계단실 내 수직 이동속도가 초당 3-5 m로 수평방향의 확산속도 초당 0.5-1 m보다 빠릅니다. 계단실에 전실로 만들어 방화문 닫히게 한 이유입니다. 화재 시 대피 메뉴얼에 계단을 통해 이동하라 하는데, 천이나 손

수건, 수건 등으로 입을 막는 것이 생각보다 엄청 중요합니다.

6) Flash over(플래시 오버)

화재로 인해 실내 온도가 급격하게 상승하여, 화재가 순간적으로 실내 전체에 확산되고 폭발적인 착화현상으로 진입을 위해 문을 열었을 때 위험할 수 있습니다.

> Tip.
> 안전이 확보된 장소에 환자처치를 해야 하며, 진입 전에 문 손잡이 등을 만져볼 것!
> 화재 발생 후 5-10분 주의할 것. 실내온도가 800도 이상 올라갈 수 있음. 불의 크기와 내장재료나 면적 등 영향을 줌

7) Stack effect(굴뚝효과)

건물 내 연기가 압력 차에 의해 빠른 속도로 이동하여 상부층으로 상승하거나 외부로 배출되는 현상을 말하며 실내와 바깥 공기의 온도와 밀도 차이가 있습니다.

8) Draft effect(드래프트 효과)

화재 시 열에 의해 공기가 상승하며 연소가스가 건물 외부로 빠져나가고 신선한 공기가 그 공을 채우며 흡입되어 순환하는 것입니다. 연기의 미립자도 고체는 무독성, 액체는 독성인 경우가 많습니다.

검은 연기는 탄소를 많이 함유하고, 실내의 경우, 건물 내장제가 유독성을 만들어내는 주요원인 중 하나입니다. 응급구조사는 최대한 안전이 확보되지 않으면 진입하지 말되 동료가 쓰러졌을 때 상황에서 어떻게 할지, 늘 시뮬레이션 해봐야

한다고 생각합니다. 공기호흡기(AirMask)를 착용한 채로 방화복 벗기는 방법을 미리 알아두는 것이 도움됩니다.

9) 소화의 종류

(1) 냉각소화: 물을 이용해 점화원을 냉각시켜 소화하는 방법
(2) 질식소화: 공기 중 손사농도 16% 이하로 희박하게 하여 소화하는 방법
(3) 제거소화: 가연물을 제거하여 소화하는 방법
(4) 화학소화: 연쇄반응을 차단하여 소화하는 방법
(5) 희석소화: 고체, 기체, 액체의 분해가스나 증기의 농도를 낮춰서 연소를 중지 시키는 방법
(6) 유화소화: 물을 방사하여 유류표면에 유화 층막을 형성시켜 공기 접촉을 막아서 소화하는 방법
(7) 피복소화: 공기보다 약 1.5배 정도의 비중이 무거운 소화약제를 방사하여 가연 물의 디테일한 부분까지 침투, 피복하여 소화하는 방법

10) 화재 시 인간이 갖는 심리들

(1) 귀소 본능
본능적으로 우리는 친숙한 피난경로를 선택하게 됩니다.
무의식 중에 평상시 지나다니는 출입구, 통로를 사용합니다.

(2) 지광 본능
밝은 쪽으로 가려는 특성이 있습니다.
화재의 공포감 때문에 빛을 따라 외부로 나가려 합니다.

(3) 퇴피 본능
화염, 연기에 대한 공포감 때문에 화재가 발생한 쪽의 반대방향으로 이동하려

는 행동을 합니다.

(4) 추종본능

많은 사람이 대피하는 쪽을 따라가는 행동양상을 보입니다.

제일 먼저 행동을 시행한 사람을 따라 많은 사람들 대부분이 따라갑니다.

(5) 좌회 본능

좌측통행하고 반 시계 방향으로 회전하려는 행동을 보입니다.

화재와 대피, 소방시설에 대한 지식이 있는 사람이 화재현장에 한 명이라도 있다면, 많은 사람의 목숨을 살리는 데 큰 도움이 될 것이라 생각합니다.

11) 알아두면 유용할 법적 사항들

(1) 위험물 유출하여 사망사고 발생하게 원인을 제공한 사람은 위험물 법에 무기 또는 5년 이상의 징역

(2) 소방차 출동방해나 사람구출방해, 소방용수시설 사용 못하게 방해한 사람은 5년 이하의 징역 또는 3,000만 원 이하의 벌금

(3) 관계자가 소방활동을 안 하거나, 거짓보고, 피난명령 등을 위반한 사람도 100만 원 이하의 벌금형

(4) 소방활동구역을 출입하거나, 화재, 구급, 구조 등 거짓 신고한 사람, 소방훈련 및 교육해야 하는데 안 한 사람의 경우는 200만 원 이하의 과태료

응급구조사라 할지라도 현장에서 법적 내용을 알고 있어야 민원대응에 정신적, 육체적 에너지 낭비없이 효율적으로 대응할 수 있다고 생각합니다.

의학지식, 의료스킬 모두 중요하지만, 응급구조사는 여러 분야에서 다재다능한 팔방미인이 되도록 노력해야 하는 직업인 것 같습니다. 더군다나 현장대응 업무라면, 노출된 위험에 대해 인지하고, 나 자신도 보호해야 하며, 그래야 또 다른 생명을 구해줄 수 있을 것입니다.

09. 응급구조사가 알아야 할
소방 상식 Ⅱ

전에 소방에 대한 내용 알려주셔서 너무 도움이 되는 것 같아요. 좀 더 알려주실 수 없나요?

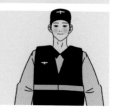

궁금해하고 공부하려는 모습이 너무 좋네요! 조금 더 알려드릴게요.

1) 스프링쿨러 소화설비

화재가 발생한 경우에 천정 부근에 설치되어 있는 헤드가 작동되어 살수, 소화하는 설비로서 수원, 가압송수장치, 자동경보장치, 배관, 스프링쿨러 헤드, 송수구 등으로 구성되어 있습니다.

(1) 특징
① 초기 화재에 적합합니다.
② 소화 약제가 물이므로 경제적입니다.

③ 감지부가 기계적이라 오보나 오작동이 적은 편입니다.

④ 조작이 쉽고 안전합니다.

⑤ 자동적으로 화재감지 및 소화하므로 사람이 없을 시에도 효과적입니다.

⑥ 화재 진화 후 복구가 용이합니다.

(2) 단점

① 초기 설치 비용이 큽니다.

② 타 설비보다 시공이 복잡합니다.

③ 물로 인해 피해가 큽니다.

(3) 종류

방호대상물, 설치장소 등에 따라 폐쇄형 헤드를 사용하는 방식과 개방형 헤드, 2가지 방식이 있습니다.

① 폐쇄형 헤드 방식

  a. 습식(Wet pipe system): 구조가 간단하고, 화재 시 방수 속도가 빠릅니다.

  b. 건식(Dry pipe system): 동파 우려 장소에는 추천하지 않고, 배관 누수가 우려되는 장소는 부적합합니다.

  c. 준비작동식(Preaction system): 동파 우려 장소에도 설치가능합니다. 단, 비용이 비싸고 신뢰성이 떨어집니다.

② 개방형 헤드

  a. 일제살수식(Deluge system): 동파 우려있는 장소에 설치가능하나 설치비가 많이 듭니다.

③ 스프링쿨러 Head 종류

  a. 개방유무에 의한 분류로는 개방형, 폐쇄형 등이 있습니다.

  b. 방법에 따라 상향형, 하향형, 측벽형 등의 종류도 있습니다.

⑴ 살수에 방해되지 않도록 60 cm 이상의 공간을 보유해야 합니다.

⑵ 헤드와 부착면과의 거리는 30 cm 이하(불연재료 시 45 cm 이하)여야 합니다.

⑶ 살수를 방해하는 것이 있는 경우 그 밑에 30 cm 이상 거리를 두고 설치합니다.

⑷ 연소우려 개구부에는 상하좌우 2.5 m 간격으로 헤드를 설치해야 합니다.

⑸ 천장 기울기가 1/10 초과 시 최상부 가지관 상호거리는 헤드 상호간의 거리 ½ 이하(1 m 이상)로 설치합니다.

⑹ 최상부 헤드는 그 부착면으로부터 수직거리가 90 cm 이하로 설치합니다.

⑺ 측벽형 헤드 설치 시 4.5 m 미만의 실내는 한쪽 면에 일렬로 설치폭 4.5~9 m 이하인 실에는 양족에 일렬로 마주 보는 헤드가 나란히 꼴로 3.6 m 이내여야 합니다.

3) 자동화재탐지설비

화재를 초기(열, 연기, 불꽃 등)에 자동적으로 감지하여 관계자에게 발화장소 표시 및 거주자들에게 대신 신호를 발하는 설비를 말합니다.

기본 구성요소로는 수신기, P형 수신기, 중계기, 입력기기, 출력기기 등이 있습니다.

⑴ P형 수신기: 감지기 및 발신기로부터 경계구역 별 개별 신호선에 의해 공통 신호방식으로 운영하는 수신기입니다.

⑵ R형 수신기: 감지기 및 발신기의 작동을 중계기를 이용해 공통신호선을 통해 고유신호로 전송합니다.

(1) 차동식 열 감지기

주위 온도의 상승율에 의해 동작하는 방식의 감지기입니다.

① 공기식: 화재 시 온도상승에 의해 감열실의 공기가 팽창하면 다이아프램을 밀어올려 접점 붙이는 방식입니다.

② 열전대식: 화재 시 반도체 열전대가 가열되면 열기전력을 발생하여 전기적 접점을 폐회로 시켜 화재를 감시하는 원리입니다. 난방 등 완만한 온도 상승 시에는 열기전력을 감지하지 않습니다.

(2) 차동식 분포형 감지기

① 공기관식: 화재 시 공기관 내의 공기가 팽창하여 다이아프램을 밀어 올려 접점을 붙게 하여 전기적 접점을 폐회로 시켜 화재를 감지합니다.

② 열전대식: 화재 시 수열판 가열되면, 제백 효과에 의해 열기전력이 발생하여 화재를 감지합니다.

(3) 정온식 열감지기

주위 일정 온도 이상 상승 시 동작하는 방식입니다.

① 정온식 스포트형 바이메탈식 감지기: 일정 온도에 도달하면 바이메탈이 활곡 모양으로 휘면서 접점 붙여 화재를 감지하는 방식입니다.

② 정온식 스포트형 액체, 기체팽창 감지기: 일정 온도에 반전판의 액체가 기화되면서 접점을 폐회로 시켜 화재를 감지합니다.

③ 정온식 분포형 감지기: 화재 시 온도 상승에 가연 절연물이 녹아서 2개의 전선이 접촉되어 화재를 감지하는 방식입니다.

(4) 보상식 열 감지기

차동식 열 감지기의 경우, 열의 시간적 변화율을 감지하는 것으로 불꽃 화재에 적합하지만, 화염 없이 분진 또는 먼지 등이 연기만 내면서 타는 경우나 자연발화 및 볏짚 등 완만하게 온도가 서서히 올라가는 경우는 감지할 수 없는 단점이 있습니다.

　일정 온도에서 동작하는 정온식 감지기가 더욱 빨리 화재를 감지할 수 있으므로 이런 종류의 화재에 대하여 차동식과 정온식의 기능 중 어느 하나가 동작할 때 신호를 발생하는 감지기가 보상식 감지기입니다.

(5) 연기 감지기
① 이온화식 연기감지기(1,2,3종)
공기 중의 이온화 현상에 의해 발생하는 이온 전류가 화재 시 발생되는 연기에 의해 그 양이 감소하는 것을 검출하여 화재를 감지합니다.

② 광전식 연기감지기(1,2,3종)
화재 시 연기 입자 침입에 의해 발광소자에 비추는 빛이 산란되어 산란광 일부가 수광소자에 비추게 되어 수광량 변화를 검출하여 화재를 감지합니다.

③ 열, 연기 복합식(1,2,3종)
이온식과 광전식 성능을 모두 갖고 있으며, 어느 한가지 성능의 요소가 작동하면 발신하는 감지기입니다.

④ 공기 흡입형 연기감지기
흡입도관을 통하여 공기를 흡입하여 산란광의 변화를 검출하여 작동하는 감지기입니다.

(6) 불꽃 감지기
① 적외선 방식: 불꽃에서 방사되는 적외선 특정파장(4-5 ㎛)을 감지하는 감지기입니다.
② 자외선 방식: 불꽃에서 방사되는 자외선의 특정파장(180-260 ㎛)을 감지하는 감지기입니다.
③ 적외선, 자외선 겸용: 적외선 방식과 자외선 방식 중 어느 하나의 신호로 발신되는 감지기입니다.

(7) 아날로그 감지기

연기 아날로그 감지기, 연기식 아날로그 감지기, 열연 복합식 아날로그 감지기 등이 있습니다.

(8) 정온식 방폭형 감지기

5) 시각 경보장치 설치기준

① 설치높이는 바닥으로부터 2 m 이상 2.5 m 이하의 장소에 설치해야 합니다.
② 천장의 높이가 2 m 이하인 경우에는 천장으로부터 0.15 m 이내의 장소에 설치해야 합니다.
③ 시각경보장치의 광원은 전용의 축전지 설비에 의하여 점등되도록 합니다. 다만, 시각경보기에 작동전원을 공급할 수 있는 수신기를 설치한 경우에는 그러하지 아니합니다.

6) 비상방송설비

화재를 발견한 사람이 기동장치를 조작하거나 자동화재탐지 설비에 의하여 감지된 화재를 스피커를 통해 알리는 설비(인명 대피 목적)를 말합니다.

(1) 설치대상
① 연면적 3,500 ㎡ 이상인 것
② 지하층을 제외한 층수가 11층 이상인 것
③ 지하층의 층수가 3개층 이상인 것

🦾 7) 피난설비

    화재 등의 재해가 발생하였을 때 피난을 위해 쓰이는 기계, 기구 및 설비를 말합니다. 긴급대피를 안내하기 위해 사용되는 것으로 정상상태에서는 상용전원에 의하여 켜지고 상용 전원이 꺼지면, 비상전원으로 자동전환됩니다.

(1) 종류
① 유도등(피난구 유도등, 통로 유도등, 객석 유도등 등)
② 유도표지(피난구 유도표지, 통로 유도표지)

(2) 인명 구조기구
    화재 시 발생한 열, 연기로부터 인명의 안전한 피난을 위한 기구로 방열복, 공기호흡기, 인공소생기 등을 말합니다.

① 설치대상: 층수가 7층 이상인 병원에 설치해야 합니다.
② 방열복: 화재로부터 고온의 복사열을 차단하여 인체를 방호하는 피복으로 방열상의, 방열하의, 방열장갑, 방열두건 및 속복혁 방열복(상하 일체형) 등으로 이루어져 있습니다.
③ 공기호흡기: 화재로 발생한 유독가스로부터 인명을 보호하기 위하여 용기에 압축한 공기를 저장하여 두었다가 필요시 마스크를 통해 호흡에 이용하도록 하는 기구입니다.
④ 인공소생기: 호흡 부전상태에 빠진 사람에게 인공호흡을 시킬 수 있도록 응급상황에 사용할 수 있는 기구입니다.

(3) 완강기
① 2층 이상의 층에 설치합니다.
② 속도조절기, 로프 벨트, 후크로 구성됩니다.
③ 피난자의 체중에 의하여 로프의 강하속도를 속도조절기가 자동적으로 조정하여 완만하게 강하할 수 있는 피난기구입니다.
④ 강하속도: 16-150 cm/s 이내

⑤ 피난층, 2층 및 층수가 11층인 층을 제외한 모든 층에 설치합니다(3-10F).

(4) 피난사다리

화재 시 안전한 장소로 피난하기 위하여 건축물의 개구부에 설치하는 기구로서 소방대상물에 고정시키거나 매달아 사용하는 주로 금속제로 된 것입니다.

① 종류식는 수납식과 접어개기식이 있습니다.

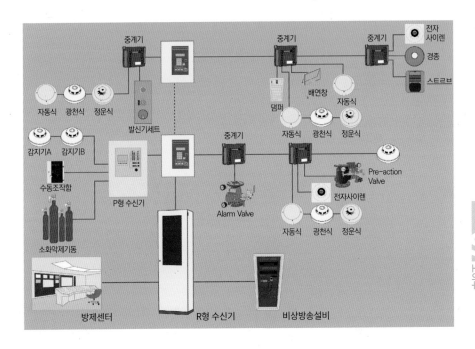

술이든, 시든, 덕이든, 그 어느 것이든 당신 마음대로다.
그러나 어쨌든 취하라

그리고 때때로 궁궐의 계단 위에서, 도랑 가의 초록색 풀 위에서,
혹은 당신 방의 음울한 고독 가운데서,
당신이 깨어나게 되고 취기가 감소되거나 사라져 버리거든 물어보아라.
바람이든 물결이든
별이든 새든 시계든
지나가는 모든 것
슬퍼하는 모든 것
달려가는 모든 것
노래하는 모든 것
말하는 모든 것에게 지금 몇 시인가를
그러면 바람도 물결도
별도 새도 시계도
당신에게 대답할 것이다.
"이제" "취할 시간이다"
- 드라마 <미생> 중에서 -

10. 응급구조사 자격을 따면, 시험없이 받을 수 있는 유용한 자격증이 있다?

대학을 졸업하고 나면, 학생들은 이제 사회로 진출하기 위해서 가장 먼저 스펙을 쌓으려고 합니다. 이력서를 적기 위해 경력사항이나 자격사항에 한 줄 채워야 하는데 그게 생각보다 시간도 노력도 많이 드는 작업이죠!

그런데, 여러분들을 위해 자격사항에 한 줄을 채워줄 아주 유용한 팁을 하나 드리겠습니다.

응급구조사가 아닌 일반인이 이 자격을 얻기 위해서는 한국해양수산연수원에 시험원서를 접수하고 증명사진 1매와 응시수수료가 필요합니다. 100분 동안 총 4과목(100문제, 한 과목당 25문항) 시험을 봐야만 합니다.
그러나, 응급구조사는 자격증 원본과 5,000원 이하의 현금이 필요합니다.
바로 '의료관리자' 자격증입니다.

선박의 소유자는 의사를 승무시키지 아니할 수 있는 선박 중 원양구역을 항해 구역으로 하는 총톤수 5,000톤 이상의 선박과 총톤수 300톤 이상의 어선에 연령 18세 이상의 의료관리자를 두어야 합니다.

의료관리자란 선박운항 중 선원의 건강관리, 보건지도, 선내위생 및 식품관리를 전문인력이 담당하도록 함으로써, 운항 중에 발생할 수 있는 각종 의료사고를 미연에 예방하고, 사고발생 시 적절히 대처하여 선원의 건강을 유지할 수 있도록 하기 위해 도입된 제도이며, 한국해양수산연수원에서 발급하는 자격입니다.

의료관리자의 업무는 선원법 시행규칙 제 52조에 의거하여 선원의 건강관리 및 보건지도, 선내 작업환경 위생 및 거주환경 위생의 유지, 식료 및 용수의 위생 유지, 의료기구 및 의약품 기타 위생용품과 의료서적 등의 정비, 점검, 선내의료관리에 관한 기록 작성과 관리, 선내 환자의 의료관리에 관한 사항 등입니다.

필기시험으로는 의료관계법령, 기초응급처치학, 기초간호학, 공중보건학
실기시험은 구급처치법과 간호법 등 대한적십자사에서 실시하는 응급처치를 일반과정(12시간)으로 대체합니다.
연수원에서 시행하는 교육과정 중 자격취득이 가능하며, 기간은 5일이나 평가시험이 60% 취득했을 때 수료조건이 됩니다.

소지자격으로 취득한 경우가 의료인, 약사 면허 소지자, 위생사 면허소지자와 함께 응급구조사가 해당됩니다.

한국해양연수원 http://www.seaman.or.kr
우편으로 신청가능_ 자격증 원본 및 수수료 2,000원
등기송료 2,300원(자격증을 돌려받습니다)

(49111) 한국해양연수원, 부산광역시 영도구 해양로 367(동삼동)
의료관리자 담당자 앞

11. 공부에 도움되는 의학정보 채널

응급구조학과 학생들이 공부할 때 도움될 만한 의학 지식은 어디서 찾는 것이 좋을까요?

1) 국시공부에 도움되는 채널(Site)

① 파라메딕밴드: 네이버 밴드
② Band of Paramedic: 페이스북(facebook) 페이지
③ AnatomyZone: 유튜브 채널

2) 구급 및 술기, 의료장비 등 도움되는 채널

① [구급채널] 아무도 알려주지 않는 구급스킬 유튜브 채널
② 응급구조사 노트[응급노트]-응급의료종사자/구급대원_응급구조사 무명대원: 네이버 블로그
③ 정범준 유튜브 채널

① 의학을 이야기하는 건또리 104: 네이버 블로그(https://blog.naver.com/daytoday_life)

② 국수집/Emergency Medicine: 응급의학의 운영 개인블로그(https://blog.naver.com/congguksu)

③ 또 하나의 생명을 Drkang9: 응급의학의 운영 개인블로그(https://blog.naver.com/drkang9)

④ 의학을 이야기하는 건또리 104: 네이버 카페(https://cafe.naver.com/drnrmr#)

⑤ 의학을 이야기하는 건또리 104: 유튜브 채널

⑥ Scpe Academic_committee: 유튜브 채널

⑦ ACLS Certification Institute: 유튜브 채널

⑧ MedicTests.com: 페이스북(facebook) 페이지

⑨ The Med: 페이스북(facebook) 페이지

⑩ Recent Advanced In Medical Health: 페이스북(facebook) 페이지

⑪ Joint EMS protocols(증상별 프로토콜 제공)

① www.siencedirect.com

② www.jems.com

③ The New England Journal of Medicine: 페이스북(facebook) 페이지

④ https://ir.ymlib.yonsei.ac.kr/

⑤ https://www.ahajournals.org/journal/circ

12. 공부에 도움되는 서적 10가지

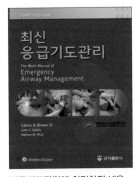

전문기도관리에 최적화된 내용

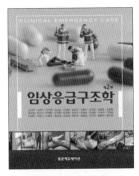

알고리즘으로 요약되어 있어서
쉽게 접할 수 있음

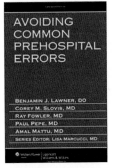

병원전단계에서 마주치거나
오류를 범하는 내용을 논하는 책
(원서)

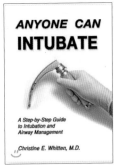

기도관리를 마스터할 만한 책
(원서)

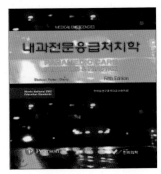

내과에 대한 방대한 양의 전문지식을
담고 있음

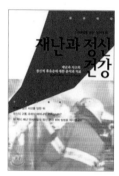

응급구조사가 접할 수 있는
스트레스와 정신적 문제를
해결하는데 도움됨

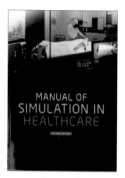

시뮬레이션에 대한 모든
것을 공부할 수 있음(원서)

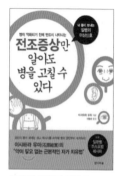

증상별 질환의 원인을
파악하는데 배경지식으로
알아두면 도움됩니다.

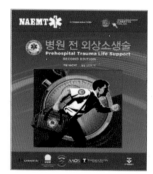

외상학과 관련된 방대한 내용이
병원전처치에 맞춰서 소개됨

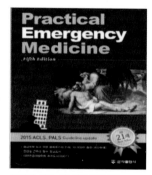

증상의 원인, 생리학적 문제를
깨닫게 해주는 책 (구급대원 추천)

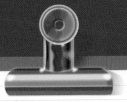

01. 소방관, 구급대원이 되려면 준비해야할 것들/면접 Tip

응급구조사들이 가장 되고 싶어하는 직업군이 소방관인데요! 노하우를 알려주세요.

소방의 체력시험도 중요하지만, 시험과 면접도 중요합니다.

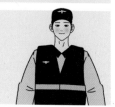

1) 소방면접 집단면접 평가요소(3개 분야 30점)

(1) 전문지식, 기술과 응용능력(10점)

(2) 창의력, 의지력, 발전가능성(10점)

(3) 의사발표의 정확성, 논리성(10점)

면접위원 배부자료: 적성검사결과, 신원조회결과

(1) 소방공무원으로서의 적성(20점)

(2) 예의, 품행, 성실성 및 봉사정신(10점)

(3) 필기 75%, 실기 15%, 면접 10% 합산점수

(4) 고득점 순으로 합격자 결정

(5) 블라인드 면접

① 가장 중요한 것은 결국 어떤 주제가 나오면 그에 대해 사소한 것 하나라도 근거를 가지고 말하는 연습이 반드시 필요합니다.

② 자기소개는 면접에서 가장 기본입니다.

③ 자신만의 스토리, 자기의 단점, 남들이 보는 단점

Q. 비타 500 주면 어떻게 할래?

Q. 고집있다면, 고집 부려서 피 본 사례

Q. 단체질문: 선택과목 폐지

Q. 5년 동안 창의력 발휘한 경험

Q. 자신의 단점과 극복 방안

Q. 소방 지원동기

Q. 자신의 가치관

Q. 소방직 공무원이 되려는 이유

Q. 소방직 공무원이 되신다면 어떤 자세로 임하겠는가?

Q. 소방관들이 일하는 모습을 본 적이 있는가?

Q. 휴일에도 일해야 하는데 할 수 있는가?

Q. 위험하다고 생각하지 않는가?

Q. 단체생활에서 가장 중요한 점은 무엇이라 생각하는가?

Q. 소방의 문제점은 무엇인가?

Q. 대인관계 만들고 유지함에 있어서 자신의 비법

Q. 가장 중요하게 생각하는 덕목?

Q. 상사가 부당한 지시를 했을 경우?

Q. 상사와 마찰 시 해결방안은?

Q. 목표 계급은?

Q. 10년 후 나의 모습은?

Q. 발령받고 싶은 지역과 이유는?

Q. 소방업무가 자신과 맞지 않다면?

Q. 물 속에 아이가 빠져있다면?

Q. 감명 깊게 읽은 책?

Q. 집에서 먼 곳에 발령받는다면?

Q. 현장활동 중 사고가 난 경우

Q. 내가 꼭 붙어야 하는 이유

Q. 야간 근무 시 만취자가 행패부리면?

Q. 소방조직단결방법은?

Q. 공무원 8대 의무, 4대 금지의무란?

Q. 백드래프트란?

Q. 백드래프트 징후

Q. 존경하는 인물은?

Q. 이번 시험에서 떨어진다면?

Q. 소화기 사용순서

Q. 최초의 소방관서란?

Q. LPG와 LNG 차이는?

Q. 공무원 징계종류

Q. 소방기관 종류

Q. 화재진행순서

Q. 오토바이 구급대에 대한 생각

Q. 봉사활동 경험과 느낀 점

Q. 낙후된 시설은 어떻게 극복할 것인가?

Q. 마지막으로 할 말

3) 단체면접 기출문제

1. 119 위치추적 신고처리제도 문제점/개선방향
2. 소방공무원 외상 후 스트레스 증후군 관리방안
3. 지방직 소방직을 국가직 소방 전환관한 사항
4. 소방업무에서 방재업무 분리가 바람직한가?
5. 여성 소방공무원 채용에 대해
6. 의무소방대원 현장활동에 대해
7. 구급, 구조활동의 유료화에 대하여
8. 구급차 유료화에 대해
9. 군 가산점제 도입
10. 소방공무원 체력검정기준 남녀동일 적용
11. 종교세에 대한 찬반
12. 낙태에 대한 찬반
13. 소방공무원의 연령 제한
14. 소방공무원 임용 시 신원조사에 대해
15. 소방공무원 벌점제
16. 워크아웃 소방관 제도
17. 비 응급환자 이송거절에 대한 토론
18. 119 허위신고 출동 시 대처방법
19. 소방공무원 벌점제
20. 소방업무 방재분리
21. 안전사고 발생우려 상황에서 지휘관이 인명 구조를 지시한다면?
22. 위험한 건물에 들어가라는 지휘관의 명령에 따를 것인가?
23. 동물실험이 인간에게 주는 이익에 관하여 어떻게 생각하는가?
24. 반려동물 진료비 부가가치세 부과에 관한 것
25. 안락사에 대한 의견
26. 화학적 거시에 대한 찬반
27. 여성 소방공무원 현장활동에 대하여
28. 혼전 동거에 대해

29. 통일세 징수에 대해

30. 수학여행 폐지 찬반

31. 도로명 주소 찬반

32. 동물실험에 따른 찬반토론

33. 인터넷실명제 찬반

34. 성범죄자 신상공개 찬반

35. 태아 성감별에 대한 찬반

36. 취학연령 단축에 대해 찬반

37. 학교 내 CCTV 설치에 대해 어떻게 생각?

38. 10만 원 지폐발행, 어떻게 생각?

39. 혼전 동거 어떻게 생각?

40. 흡연 줄이기 위해 담뱃값 인상 너의 생각은?

41. KBS수신료 인상에 대한 생각?

42. 원자력 발전소 설립에 관한 찬반

43. 사형제도 찬반

44. 신용불량자 부채탕감 대한 찬반

45. 공동주택 내 반려동물 키위 찬반

46. 다문화 정책 찬반

47. 딱딱한 소방 계급 명칭 변경 논의

48. 집단 SNS 무분별한 사용

4) 개별면접 기출문제 모음

Q. 학교 후배가 상관으로 있는 경우

Q. 사는 지역이 여기가 아닌데, 지원 이유

Q. 자기소개, 지원동기

Q. 군대이야기, 아르바이트, 직장관련 경험문의

Q. 합격 후 발령까지 남은 기간 동안 계획

Q. 소방공무원, 임용 후 포부

Q. 배우자가 소방공무원에 지원한다면?

Q. 교우관계에서 가장 중요한 것은?

Q. 실기, 면접 등 학원 다녔는가?

Q. 최종 합격한다면 바로 급하게 해야 할 것은?

Q. 꿈은 무엇인가?

Q. 평소 체력관리는 어떻게 하는가?

Q. 주량은 얼마 정도인가? 술버릇 있는가?

Q. 소방관이 된 후 활동하고 싶은 사회단체 있는가?

Q. 꿈은 무엇인가?

Q. 신문 볼 때 가장 관심 있는 분야는?

Q. 공적인 일과 사적인 일 중 중점은 어디에?

Q. 깨진 유리창 이론에 대해 설명하시오.

Q. 살면서 가장 힘들었던 점?

Q. 요즘 이슈가 되는 사건은 무엇이고 쟁점은?

Q. 대기하면서 면접을 먼저 치르고 나간 수험생들을 보면서 무슨 생각이 들었
    나?

Q. 소방관이 되어야 하는 나만의 특별한 이유는?

Q. 당신이 소방관이 되고 싶은 이유가 있습니까?

자신만의 스토리로 답변하는 것이 좋습니다. 고등학교 생활기록부 반영은 인성
을 보기 위함입니다.

가장 중요한 건 출결 상황입니다. 이는 성실함을 확인하기 위한 척도 중 하나
이니 신경 써서 관리하도록 합시다.

02. 해양경찰에 들어가려면 필요한 것들

해양경찰 / 이하늘

1) 응급구조사로서 기본역량을 갖춰라

해양경찰에서 응급구조사는 함정, 구조대, 항공대, 구조거점파출소 등에서 근무를 할 수 있습니다. 열악한 환경조건 속에서도 응급처치를 하고 환자를 케어하기 위해서는 응급구조사로서의 기본적인 의학적 지식뿐만 아니라 체력적으로도 갖추어져 있어야 합니다. 또한 특임 구급분야로 시험에 응시하지만 응급구조사의 업무는 기본업무이고 해양경찰관으로서 경찰관, 항해사, 민원업무 등의 업무도 해야 된다는 점을 알고 준비합시다!

(1) 필기시험을 준비하기 위해서는 ACLS, 외상, 대량재해, 환경응급 등이 기반이 되어야 합니다.

Shock의 종류별 증상, 징후, 처치/GCS/Apgar score/pupil response/LOC 의식사정단계/절단처치/화상처치/낙상환자처치/저체온증 증상 및 처치/질식 관련처치 등

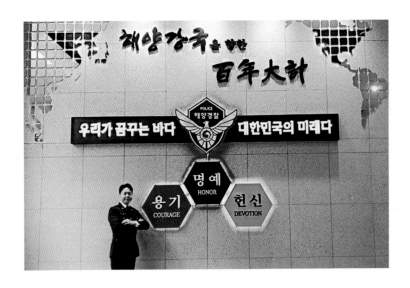

주어진 상황 속에서 알고 있는 지식들을 모두 동원하여 서술합시다.

환자분류는 어떻게 할 것인지, 추가적 지원인원은 필요 없는지, 어떻게 처치할 것인지 장비는 어떤 것이 필요할지, 어떤 식으로 이송할 것인지 등 눈으로 외우지만 말고, 각각의 핵심단어 중심 서술하는 연습을 하는 게 좋습니다.

(2) 주관식 3문제로 크게 이루어져 있고, 5장의 A4용지에 답을 서술하는 방식입니다.

1번 문제는 50점 배점이 되어 있는 문제로 대부분 시나리오 형식의 문제입니다.

시나리오는 현장상황 묘사와 환자(들)의 증상, 징후를 표현되어 있으며 활력징후가 나타나 있습니다. 그 후 1번 문제 안에 4-5개의 작은 문제들이 나열되어 있고, 문제들에 대해서 답을 기술하면 됩니다. 답을 어떤 식으로 쓰든지 자유롭게 편한 대로 쓰면 됩니다. 각 문제들에 맞게 핵심 답만 정확하게 쓰는 방법 또는 글을 서술하면서 해당 문제에 대한 답이 되는 문장 앞에 번호를 붙여가면서 쓰는 방식 등 정말 다양하게 할 수 있습니다.

의학용어 약어에 대해 내용 늘리기 위해 풀 네임을 쓴다든지 하는 시간 낭비하지 않더라도 핵심 내용들만 들어가 있다면 얼마든지 합격할 수 있습니다. 2번,

3번 문제는 다양한 문제 유형으로 나올 가능성이 있지만 답은 어느 정도 정확하게 기술 가능한 문제들이 나올 가능성이 높습니다.

2번, 3번 문제 각각 25점씩이므로 1번 문제의 작은 문제들을 서술합니다. 2번, 3번문제를 놓치는 실수를 하지 않길 바랍니다.

⊙ 2) 개인적인 Tip!!

ACLS 교재 안에 표로 나와 있는 내용들이 나오는 듯 합니다.

예를 들면 뇌졸중 진단(CPSS, LAPSS)방법, 출혈쇼크의 출혈량과 그에 따른 증상, 징후, 응급처치에 대해 기술/GCS에 관한 기술 등이 문제로 나왔습니다. 문제들에 대한 답뿐만 아니라 알고 있는 주의사항이라든지 함께 적어줍시다.

⊙ 3) 체력평가와 인적성검사

체력평가는 100 m 달리기, 윗몸 일으켜기, 팔 굽혀 펴기 3가지가 주 평가요소이며, 50 m 수영은 시간 내 완주만 하면 됩니다.

3가지 평가요소는 자신이 없다면 학원에 가세요! 자신이 있어도 센서가 갖춰진 체력학원을 알아보고 체험을 꼭 해보시길 추천합니다. 특히 수영은 해양경찰교육원 졸업하기 위해서 100 m 수영평가가 1회 있기 때문에 꾸준하게 배우시길 추천합니다.

채용시험간 수영평가는 자유형, 평형, 배영으로 영법 변경 제한 없이 시간 내 완주, 발만 땅에 안 닿으면 됩니다.

(1) 인적성검사는 인성과 적성 나눠서 봅니다.

인성은 최대한 일관성 있게 바로 바로 고민하지 말고, 눈에 보이는 대로 선택하세요! 문제가 은근 많습니다. 적성검사는 가능하다면 한번쯤은 기업 NCS 인적성 검사 책 한번 정도는 풀어 보길 바랍니다.

어렵진 않지만 처음 접하면 문제가 많아서 당황할 수도 있기 때문입니다. 수리

영역 수열, 도형영역, 국어영역 추리 등 최대한 많이 풀어봅시다! 한 문제에 붙잡혀서 시간 끌지 말고 넘기면서 봐야 합니다.

체력 검사 종목별 평가기준

구분		10점	9점	8점	7점	6점
남자	100 m 달리기	13 이내	13.1-13.5	13.6-14.0	14.1-14.5	15.1-15.5
	윗몸일으키기	58 이상	57-55	54-51	50-46	45-40
	팔굽혀펴기	58 이상	57-54	53-50	49-46	45-42
	50 m 수영	130초 이내				
여자	100 m 달리기	15.5 이내	15.6-16.3	16.4-17.1	17.2-17.9	18.0-18.7
	윗몸일으키기	55 이상	54-50	49-45	44-40	39-35
	팔굽혀펴기	50 이상	49-46	45-42	41-38	37-34
	50 m 수영	150초 이내				

구분		5점	4점	3점	2점	1점
남자	100 m 달리기	15.6-16.0	15.6-16.0	16.1-16.5	16.6-16.9	17.0 이후
	윗몸일으키기	39-36	35-31	30-25	24-22	21 이하
	팔굽혀펴기	41-38	37-33	32-28	27-23	22 이하
	50 m 수영	130초 이내				
여자	100 m 달리기	18.8-19.4	19.5-20.1	20.2-20.8	20.9-21.5	21.6 이후
	윗몸일으키기	34-30	29-25	24-19	18-13	12 이하
	팔굽혀펴기	33-30	29-26	25-22	21-19	18 이하
	50 m 수영	150초 이내				

단위(초)

4) 면접(하루에 3번 연속 면접을 본다)

(1) 1단계 2:2 > 직렬 현직직원 문답(구급)

질문 하나에 두 명의 수험생이 차례로 답변하는 형태로 예를 들면, 다음과 같습니다.

① 해양경찰에서 응급구조사의 어디에서 근무할 수 있는가?
② 해수욕장, 워터파크 몰카범을 봤다, 현재 경찰로서 어떻게 체포해야 되는가?
③ 마지막 하고 싶은 말?

비교면접이라고 해서 같이 면접 보는 수험생을 공격하는 태도는 보이시면 안됩니다. 직렬 질문이 나올 가능성이 높지만 다른 질문도 나올 수 있으니 준비는 철저히! 대부분 면접학원에 가는데 스터디에서 인강 하나를 결제해서 자료 같이 보는 것도 방법입니다.

(2) 2단계 1:1 > 해양경찰 간부급 면접
① 열악한 환경 속에서 일해야 되는데 괜찮은지?
② 해양경찰청장과 어린아이가 빠져 심정지 상태. 처치인력이 나 혼자일 때 누굴 구할 것인가?
③ 해양경찰에서 어느 계급까지 올라가고 싶은가?

해양상식으로 답이 있는 질문을 할 수도 있지만 개인적인 생각을 잘 표현하면 되겠습니다.

5) 3단계 1:1 프로파일러(상담사) 면접

(1) 본인의 경력사항에 대해서 말씀해주세요.
(2) 스트레스 받을 땐 어떻게 하는가?
(3) 단체조직생활 잘 할 수 있는가?

(4) 본인의 성격은 어떤가?

　인적성 검사결과와 질문들을 통해 인성관련 평가하는 듯 했으며, 개인적으로 3단계는 상담사에게 상담받는다는 느낌으로 질문에 따라 하고 싶은 말 다 하면서 마음 편하게 하면 도움이 될 겁니다.

6) 면접 Tip

　면접관 분들은 모두 현직 해양 경찰관 분들입니다. 본인들의 후배로 그리고 자신들의 등을 맡길 수 있는 동료로서 함께 하고 싶은 인상을 남깁시다. 수험생이 아닌 해양경찰이 된 관점에서 내가 목표하는 것이 무엇인지, 맡을 수 있는 역할과 업무는 무엇인지, 생각해보고 자신 있게 의사표현 합시다.

7) 비고

(1) 100 m 달리기, 윗몸일으키기 및 팔굽혀펴기 중 한 종목 이상 1점을 받은 경우에는 불합격입니다.
(2) 100 m 달리기의 경우, 측정된 수치 중 소수점 둘째 자리 이하는 버립니다.
(3) 50 m 수영의 경우, 측정된 수치 중 소수점 첫째 자리 이하는 버린 수치를 기준으로 남자 130초, 여자 150초 이내인 경우 해당 종목을 합격한 것으로 보며, 체력검사 점수에는 반영하지 않습니다. 다만, 기준 시간 이내에 완주하지 못한 경우에는 체력검사에 불합격으로 합니다.
(4) 체력 검사 종목의 구체적인 측정 방법은 해양경찰청장이 정합니다.

체력 검사 종목별 측정방법

종목	내용
100 m 달리기	가. 측정방법 1) 측정시간은 1/10초 단위로 합니다. 2) 중도에서 넘어졌을 때는 1회에 한하여 다시 달리게 합니다. 3) 전자측정기로 실시합니다. 다만, 고장 등 불가피한 경우 수기로 측정가능 나. 기록 1) 계측원은 출발신호가 땅에서 떨어지는 순간부터 주자의 몸통이 결승선 위에 닿을 때까지의 시간을 1/10초 단위로 계속 기록합니다. 단, 넘어졌을 때는 몸통의 일부가 결승선 상에 있을 경우는 유효하다.
윗몸일으키기	가. 측정방법 1) 양발을 30도 정도 벌려 무릎을 직각으로 굽히고 양손은 머리 뒤에서 깍지를 끼고 등을 매트에 대고 눕는다. 2) 측정횟수는 상체를 일으켜서 양쪽 팔꿈치가 양무릎에 닿은 다음, 다시 누운 자세로 돌아가게 해야 합니다. 3) 양팔꿈치로 양 무릎 위를 정확히 대었을 때를 1회로 간주하여 1분간 실시한 횟수를 측정합니다. 4) 전자측정기로 실시합니다. 다만, 고장 등 불가피한 경우 수기로 측정할 수 있습니다. 나. 기록 1) 정확한 동작으로 1분 동안에 실시한 횟수를 기록합니다. 2) 실시도중 목뒤에 마주잡은 손을 때거나 몸을 앞으로 굽혔을 때 팔꿈치가 무릎에 닿지 않으면 그 회수는 무효로 합니다.
팔굽혀펴기	가. 측정방법 1) 양손을 어깨넓이로 벌리고 발을 모은 상태(여자는 무릎을 대고 바닥과 45도 각도를 유지한 상태)에서 팔은 직각, 몸은 일직선이 되도록 합니다. 2) 머리부터 일직선이 되도록 유지한 상태에서 팔을 굽혀 몸(머리-다리)과 봉의 간격이 5 이내로 유지시켰다가 원위치 합니다. 나. 기록: 1분 내 실시한 횟수를 측정합니다.
수영	가. 측정방법 1) 물에 입수한 상태에서 벽을 차서 출발하고, 영법에 제한 없다. 2) 25 m 레인에서 평가 시 반환지점에서 3초 이상 멈춘 경우 1회 경고, 2회 시 불합격 3) 2회 부정 출발한 경우에는 불합격 처리 4) 수영 도중 바닥에 발을 짚고 서 있는 경우 또는 레인을 잡고 진행하거나 쉬는 경우 불합격처리 단, 다리에 쥐가 나거나 수험생의 방해 등 정당한 사유가 있는 경우 1회에 한하여 다시 출발할 수 있습니다. 5) 응시생의 복장은 물안경, 수영모, 수영복으로 한정합니다. 수영복은 무릎 위까지 오는 수영복이나 사각, 삼각 수영복에 한해 허용하며, 여성 수영복 역시 동일 규정을 준용하여 판단합니다. 나. 기록 계측원은 출발신호기가 떨어지는 순간부터 주자의 손의 도착지점에 닿을 때 까지의 시간을 1초 단위로 계속 기록합니다.
불합격 기준	가. (종목 불합격) 한 종목 이상(수영 불합격 포함) 1점을 받는 경우, 불합격* 과락자의 경우 추가 기회는 없음 나. (총점 불합격) 총점(30점)에 4할(12점) 미만자 불합격

구분		시험과목	비고
간부 후보	일반	가. 7과목: 필수 5과목 + 선택 2과목 (필수) 해양경찰학개론, 형법, 형사소송법, 한국사(검정), 　　　 영어(검정) (선택) 범죄학, 행정법, 행정학, 헌법 중 2과목	1) 주관식 폐지 2) 한국사 검정 3) 헌법도입(일반 간후 선택)
	해양	나. 7과목: 필수 6과목 + 선택 1과목 (필수) 해양경찰학개론, 해사법규, 형법, 형사소송법, 　　　 한국사(검정), 영어(검정) (선택) 해사법규, 기관학 중 1과목	
순경 공채		다. 5과목: 필수 4과목 + 선택 1과목 (필수) 해양경찰학개론, 형사법, 한국사(검정), 영어(검정) (선택) 해사법규, 헌법 중 1과목	1) 전문과목 필수 2) 해양경찰학 개론 필수 3) 한국사, 영어검정제 4) 헌법도입(선택)

간부후보 변경과목은 23년 간부후보 시험(22년 시행)부터 적용됩니다.

검정제 기준은 해양경찰청 소속 경찰공무원 임용에 관한 규정입니다.
발표7(영어), 별표7의 2(한국사)에서 확인하세요.

구분		현행	개선(안)
경채필기 (객관식)	구조특공	없음	해양경찰학개론, 잠수이론
	구급	없음	해양경찰학개론, 응급구조실무
	수사	없음	해양경찰학개론, 형법, 형소법
	항공정비	한국사, 영어, 비행이론, 항공법규	항공법규, 항공기 기체, 항공기엔진
	전산	한국사, 영어, 컴퓨터일반, 통신 이론 또는 정보관리론 중 택1	컴퓨터일반, 정보관리론, 네트워크보안
	통신		통신이론, 전자공학개론, 무선공학개론

필기(실기)시험 실시 여부 등 시험의 방법은 서술형으로 변경 가능합니다.
정확한 시험방법은 반드시 각 차수별 채용분야 공고문을 확인하길 바랍니다.

03. 산업체 응급구조사

LG Display / 이태양

우리나라에 공기업과 민간기업, 공사 등 수많은 곳에서 응급구조사가 업무를 하고 있습니다. 기본적으로 산업현장에서의 병원 전 처치를 담당하고 있고, 기업 내 부속 병원 또는 의원 소속으로 일하는 경우도 있습니다.

산업체 응급구조사는 기업의 직원들에 대한 개인질병과 안전사고에 대해 현장에서 응급처치를 제공하고, 병원까지 이송하는 역할이 주 업무이지만 소방과 같이 하루에 열 건 이상 출동하는 사례는 거의 없으므로 다른 업무를 병행하는 경우가 대부분입니다.

대기업의 경우, 중앙통제실 개념의 상황실이 존재합니다. 이곳에서 방재시스템을 관제하며 수 백, 수 천대의 CCTV를 통한 현장관리와 함께 다양한 업무를 맡게 됩니다. 많은 응급구조사들이 상황근무를 병행하는 경우가 많습니다.

병원에서 응급의학과 소속 vs. 간호부 소속 등 소속의 분류에 따라 할 수 있는 권한과 해야 하는 업무가 다르듯, 산업체의 응급구조사도 안전 소속 vs. 방재 소속 또는 보건 자체운영 등 소속에 따라 하는 업무가 천차만별일 수 있습니다. 방재소속인 경우 기본적인 소방업무에 대해 배우고 현장의 업무를 병행합니다. 상황실 근무를 위해서는 자동화 탐지설비, 공기 흡입형 감지기(VESDA), CO_2 소화설비,

소공간 소화설비, Water Mist, Water Leak, 비상방송시스템, CCTV Control 등의 방재시스템에 대한 이해도가 높아야 합니다. 또한 현장에서 화재 대응과 예방활동을 위해 기본적인 사업장 Lay-out 파악은 물론이고 MXL 수신기 또는 단독형 발신기, 알람밸브(A/V) 위치를 알아야 하고, 화학물질(Chemical)을 다루는 사업장의 경우, 기업에서 다루고 있는 화학물질에 대한 정보(MSDS, GHS) 등을 알고 있어야 합니다.

방재소속인 경우 기본적인 소방업무에 대해 배우고 현장의 업무를 병행합니다. 상황실 근무를 위해서는 자동화 탐지설비, 공기 흡입형 감지기(VESDA), CO_2 소화설비, 소공간 소화설비, Water Mist, Water Leak, 비상방송시스템, CCTV Control 등의 방재시스템에 대한 이해도가 높아야 합니다. 이는 사고에 대한 통제 및 대응에도 활용되지만 화학물질에 노출된 환자의 응급처치를 위해서도 필요하니 물질에 대한 특성을 꼭 숙지하도록 합시다.

그 외 각종 소화기, 소화전, 유도등, 감지기, 정온전선 등 소방시설물에 대한 점검을 병행하는 경우도 있습니다.

안전업무의 경우, 대기업에 들어오는 수백 개의 업체에 대한 허가서 관리, 공사장 관리 및 현장점검을 병행할 수 있습니다. 그러므로 운영되는 시스템에 대한 이해와 안전에 대한 지식을 갖춰야 합니다.

화학물질에 대한 심사나 위험물 관리에 대한 업무를 병행하기도 합니다. 응급구조사 외에 다른 자격증 취득을 통해서 본인의 역량을 넓혀가는 경우도 많습니다.

병원에서도 끊임없이 공부하지 않으면 의사와 간호사 선생님들과 공생하기 어렵듯이 산업체도 공부하고 노력하지 않으면 도태되기 쉽습니다.

때로는 부수적인 업무가 본 업무에 비해 더 커지는 경우가 많아서 많은 응급구조사가 소방이나 해양경찰, 교정직 등 공무원에 도전하는 경우가 많습니다.

그렇게 공백이 생긴 자리는 운이 좋으면 또 다른 응급구조사로 채워지지만, 그렇지 않은 경우 회사에 오래 남을 수 있는 기존의 인원을 교육시켜 2급 응급구조사를 양성하는 추세입니다. 수많은 공기업과 대기업에 2급 응급구조사가 절반이나 되는 이유는 바로 그 때문입니다.

이미 기업들과 2급 응급구조사 양성기관은 인연을 맺어 온 지 오래입니다.

그렇다면, 산업체의 응급구조사는 어떤 메리트가 있을까요? 우선, 대기업일수록 복지가 잘되어 있습니다. 식비나 차비는 물론, 미혼일 시 거주비용도 들지 않는 경우가 많습니다. 연봉 수준도 통계상으로는 병원과 별 차이가 없게 나오기도 하지만 현실에서는 기본수당 외에 붙는 수당이 차이가 많이 나기 때문에 병원보다 적게 받는 대기업은 많지 않다고 보면 됩니다.

기업은 오너의 생각, 임원진, 감독자의 생각이 중요합니다.

이익을 창출해야 하는 목적을 갖는 집단이기 때문에 생산을 위한 경영이 주가 되고, 보건에 대한 부분은 경영지원의 일부가 됩니다. 그래서 복지차원에서 임직원의 건강을 챙기기 위해 아픈 사람을 이송하는 것, 그리고 산업재해를 예방하고 관리하기 위한 차원에서의 필요성 때문에 보통 사고현장에서 대응할 현장인력이 필요합니다. 그런데, 이는 간호사가 담당할 수 있는 부분이기도 합니다.

간호사란 직군이 병원 전 처치에 대한 전문적인 커리큘럼이 부족한 게 사실이지만, 병원에서 의사와 간호사 수를 병상 수에 따라 채용하게 되어 있듯, 기업도 산업보건의와 보건관리자로 간호사를 채용합니다. 어떤 기업의 경우, 간호사가 병원 전 처치를 대신하기도 합니다.

제가 생각하는 응급구조사가 기업에서 살아남는 방법은 기업에서 필요한 인재가 되도록 노력하고, 나의 역량을 키워가며, 내가 해야 될 주 업무에 대한 필요성을 어필하는 것이 중요합니다.

업무의 결정권을 갖고 있는 리더가 깨어 있어서 이를 알아주고 응급구조사에게 업무를 맡기는 경우라면, 정말 역량을 다해 뜻을 펼칠 수 있는 기회들이 얼마든지 있습니다. 이런 경우는 고맙게 생각하고 나를 발전시켜야 합니다.

그러나 대부분은 필요성에 대해 궁금해하지 않거나 살갗으로 느끼지 않고 그냥 머리로만 아는 일반적인 정보에 불과한 경우가 많습니다.

사람은 바뀌지 않습니다. 더구나 기본적으로 나보다 나이도 많고, 사회적 경험과 지식도 풍부한 상급자를 어떻게 바꿀 수 있을까요? 그러나 필요성에 대해 공감하게 할 수는 있습니다.

관심이 없는 경우에서 관심을 가질 수 있게끔 하는 것이 첫 출발탄입니다.

기업 내 응급의료 체계가 잘 잡혀 있는지 관심을 갖고 다른 일도 열심히 하면서 시스템을 조금씩 바꿔가는 것입니다. 멈춰 있으면 성장도 없습니다. 내가 나의 일을 열정적으로 하지 않는데 어느 누가 관심을 가질까요?

겸손하게 행동하고 표현해야 합니다.

시스템을 바꿔야 하는 이유는 아직도 근무환경이 열악한 곳이 많기 때문입니다. 그나마 민간기업의 경우, 병원이송을 하게 되는 대상이 결국 사내임직원이나 협력사 직원으로 한정되어 있는데, 공기업 중에는 소방과 마찬가지로 국민 또는 외국인을 대상으로 한 경우도 많습니다.

응급처치 대상이 누군지에 따라 민원처리에서 상당한 차이를 보입니다. 산업체 응급구조사에게 환자가 함부로 하는 경우는 드뭅니다. 그러나 불특정다수 시민, 외국인, 고객을 상대로 하는 경우엔 안전성을 보장받지 못하는 경우도 많습니다.

나의 권리와 행복한 직장생활을 위해서는 시스템을 변경해야 합니다. 이를 위해선 상급자가 관심을 갖는 것이 시작이고, 현재 갖추고 있는 시스템의 불합리한 점이나 보완점에 대해 파악하고 있다가 기회가 있을 때 개선해야 될 점들을 하나씩 바꿔가야 합니다.

직접적으로 이익 창출되는 것도 아니고 오히려 투자를 해야 하는 부분이 될 수 있기 때문에 바꾸는 데는 시간이 많이 듭니다. 그러나 변화를 만들어가는 순간, 하루 중 가장 많은 시간을 보내는 일터에서 보다 만족스럽게 일할 수 있는 여건을 만들 수 있습니다.

04. 응급구조사의 병원 취업 꿀팁

저는 졸업 후 병원에 근무하고 싶습니다. 무엇을 어떻게 준비하는 게 좋을까요?

일산동국대학병원 / 이송이

대한민국의 응급구조사 중 소방을 제외한 가장 많은 취업은 병원에서 이루어지고 있습니다. 또한 소방으로 취업을 위해서는 응급실 등 2년간의 임상 경력이 필요하기에 병원으로 취업을 먼저 하는 것이 하나의 룰(rule)처럼 여겨져 왔습니다.

그 때문에 구급대원이 되기 위해 단계적 수순을 밟고 떠날 사람으로 인식되어 병원에 남아서 근무하길 원하는 응급구조사들의 경우, 그 이미지를 고스란히 직장생활에서 겪어야 하는 일이 비일비재합니다. 그럼에도 개인적인 노력을 통해, 이미지를 개선하고 병원에서의 역할을 넓혀가며 상생하는 좋은 케이스들이 늘어가고 있습니다.

(1) 자격요건
① 정규대학 졸업자
② 남성의 경우 병역필 또는 면제자
③ 아동, 청소년의 성보호에 관한 법률과 아동복지법에 따른 범죄경력조회결과에
　결격사유 없는 자

(2) 제출서류
① 지원서, 자기소개서 각 1부
② 개인정보 제공 동의서
③ 최종학력 졸업증명서, 성적증명서 원본
④ 병적증명서 또는 주민등록 초본(병적사항 기재, 남성만 제출)
⑤ 성범죄 경력 조회 동의서 및 아동학대 관련 범죄 전력 조회 동의서
⑥ 취업보호대상 증명서(해당자에 한함)

(3) Tip
① 취업공고는 채용공고사이트에 올리지 않고, 병원홈페이지에만 게시하는 경우
　가 있으니 원하는 병원 홈페이지의 구인공고를 확인하자. 보통 1주일 뒤 마감.
② 신규 응급구조사의 경우, 자격증이 나오지 않으면 취업불가한 경우도 있습
　니다.
③ 자기소개서는 성격, 지원동기, 입사포부, 경력사항은 신규의 경우 봉사활동이
　나 Part-time 경험 위주로 작성하고, 이직의 경우 담당업무 위주로 작성합니다.
④ 자격증란은 가장 중요한 자격증 순으로 기재합니다. 블라인드 채용으로 이뤄
　지는 병원이 많으나, 때론 학력 석차 기재를 필수로 하는 병원도 있습니다.
⑤ 성적, 석차, 자격증, 자기소개서 등 고득점 순으로 서류합격자 결정하고, 보통
　1:5 비율로 서류 1차 합격자 선정하고 면접대상을 뽑습니다.

2) 면접

(1) 면접
① 면접위원: 원장, 응급의학과장, 간호부장, 행정차장, 인사팀장, 기획예산팀장
② 면접위원 배부자료: 지원서, 자기소개서
③ 면접방식: 집단면접, 개인면접
④ 면접시간: 개인별 15-20분(5명이면 약 1시간 정도)

(2) 면접기출 문제
Q. 지원동기
Q. 존경하는 사람이 있는지
Q. 자신을 색으로 표현한다면
Q. 본인은 어떤 사람인가
Q. 소방과 병원 응급구조사의 차이
Q. 소방에 대한 생각
Q. 병원에 대한 생각
Q. 태움에 대한 생각
Q. 태움과 가르침의 차이
Q. 부당한 일을 하게 되었을 때 어떻게 할 것인가
Q. 일을 하면서 갈등, 억울했던 일
Q. 최근에 화났던 경험
Q. 남들이 나를 어떻게 평가하는지
Q. 본인의 단점
Q. 이 일을 하려는 이유
Q. 본인이 생각하는 본인의 장점과 단점
Q. 병원 내에서 직원간 트러블이 생기면 어떻게 하겠는가?
Q. 최근에 읽은 책
Q. 응급구조사의 직업윤리
Q. 현재 응급구조사의 업무범위에 대한 생각
Q. 교대 근무에 대하여 어떻게 생각하는가?

Q. 나이트 근무도 해야 하는데 할 수 있겠나?

Q. 학창시절 무엇에 가장 열중 했었는가?

Q. 마지막으로 할 말?

(3) 면접 Tip

① 예의, 품행을 많이 봅니다. 첫인상이 가장 중요해요.

첫인상으로 가장 짧은 시간 안에 당신을 파악합니다.

② 여성의 경우, 머리는 단정하게 묶고, 옷은 정장으로 입으세요.

기본을 지키는 것이 중요합니다. 되도록 깔끔하고 단정한 차림새가 좋은 인상을 남깁니다.

③ 면접관의 눈보다는 인중을 보며 미소 지으며 질문의 답을 하세요.

④ 자신감 있게 말하되 너무 자기 주장을 강하게 말하지 않도록 합니다.

병원이 생각보다 보수적인 부분이 있어서 자기 색이 강할 경우, 도움이 안 될 수 있습니다. 말을 조리 있게 잘한다고 합격하는 것은 아닙니다.

면접관이 보는 관점은 면접자가 생각하는 관점과 다른 경우가 많습니다.

⑤ 질문에 답을 하기 전에 미리 머리로 생각하고 말해야 합니다.

질문의 답을 5초 이내에 대답하는 것이 좋습니다.

⑥ 본인 질문이 끝났다고 방심하지 말아야 합니다.

다른 면접자들의 말을 경청하는 태도도 굉장히 중요합니다.

(4) 병원에서 중요시 하는 것들

BLS

ACLS

ATLS

Wound Treatment

환경응급

IV and 채혈

3) 취업 전 Tip(학생들에게 중요한 것)

(1) 성적

대학병원에 입사하려면 당연히 성적과 등수가 중요합니다. 성적이 좋지 않을 경우, 서류에서 떨어질 가능성이 높네요.

현재 대학병원의 경우 생각보다 TO가 많지 않습니다. 보통 대학병원당 응급구조사의 수는 2명에서 15명 정도이며, 평균적으로는 5-8명입니다. 대학병원의 경우에는 중도 퇴사가 많지 않아 1년에 한 번 정도 뽑는 TO는 더 적습니다.

(2) 실습

실습할 때 멍 때리지 말고, 눈과 귀와 손으로 배워야 합니다. 하나라도 더 배우려고 노력해야 하죠. 병원에 취업한 신규 응급구조사들에게 procedure(일의 절차)를 하나하나 가르치지 않는 경우도 많습니다. 모르면 그만큼 손해입니다. 실습생 시절은 학생들에게는 특권입니다. 최대한 많이 물어보고 배우려고 노력해야 합니다.

(3) 교수 및 선배들과의 유대관계

졸업하면 끝이라 생각하는 사람이 많을 것입니다. 하지만 응급구조사 사회는 좁기 때문에 대부분 사회생활을 하더라도 한 두 사람 거치면 다 압니다. 스승과 제자 사이를 떠나 사회로 진출한 응급구조사들의 선배로서 관계가 좋아서 나쁠 것이 없겠죠? 때로는 먼저 취업한 선배들의 추천에 보다 알짜배기 정보를 얻을 수 있는 경우가 많습니다.

(4) 학교생활

학교생활도 좋아야 합니다. 앞서 언급했듯, 응급구조사 사회는 좁습니다. 평이 좋지 않은 경우 어떤 채널로 듣던 취업 전에 그 사람의 인성에 대한 정보가 이미 얘기되는 경우가 많습니다. 면접을 보는 응급의학과 과장이 직접 명단을 받고 현재 근무하는 응급구조사 선배에게 물어볼 수 있습니다. 본인이 신뢰하는 사람 또는 이미 알고 있는 사람에게 귀로 듣는 정보의 퀄리티와 파급력은 실재 이상으로 강력한 경우가 많습니다.

382 난생처음 응급구조

(1) 취업했다고 끝이 아니다.

병원마다 업무가 다르지만 계속 공부해야 합니다. 물론 병원 취직 후에 기본적인 교육은 하겠지만, 워낙 바쁜 환경이기 때문에 신규 응급구조사에게 신경 써서하나하나 학생처럼 가르치지 않습니다. 말 그대로 프로의 세계로 뛰어든 것이라생각하는 것이 좋습니다.

신규 응급구조사는 스스로 공부하고, 내용에 대해 발표를 해야 하는 경우가 많아요! 취업했다고 안도하지 말고, 본인과 환자를 위해 학교에서 배운 내용보다 더많은 공부를 해야 합니다.

(2) 직장은 학교가 아니다.

학교와 마찬가지로 여러 사람과 지내며 관계를 형성하는 것은 동일하나, 직장생활의 경우 위계질서를 중요시 하는 경우가 많습니다. 입사 후 실습생처럼 행동하지 말고, 본인의 업무를 성실하게 이행하도록 능동적으로 행동해야 합니다.

(3) 인사는 기본입니다.

병원뿐만 아니라 모든 곳에서 인사성은 그 사람의 인성을 판단하는 가장 쉬운도구입니다. 좋은 인상으로 남기 위해 돈 안 들이고 하는 가장 쉬운 방법은 인사예요. 인사 잘하는 인성 좋아 보이는 후배사원에게는 당연히 뭐 하나라도 더 알려주고, 어려울 때 도와주고 싶은 게 사람의 자연스러운 심리입니다. 웃으면서 같이일하는 선생님들께 좋은 인상을 남기면 좋겠죠?

병원의 보안요원이나 다른 직원들에게도 인사하는 것도 Tip입니다. 결코 손해볼 일이 없습니다. 사람의 좋은 평은 돌고 돕니다.

인사는 곧 인성입니다. 기억해 두세요!

05. 응급구조사가 연구원이 되면 어떤 일을 할까요?

서정대학교 / 유경규

저는 국립대학교 의과대학의 응급의학교실에서 동물실험실의 연구원으로 약 3년 가까이를 근무하였습니다. 연구원으로서 주 업무는 동물실험과 실험데이터 관리였습니다. 주 실험동물은 쥐실험으로 여러 가지 실험을 진행했습니다.

실험을 위한 전반적인 준비와 해부, 수술, 실험 등을 하고 실험 후 관리와 행동학 실험, 데이터 분석과 관리 등을 하였습니다. 우리나라의 응급의학교실에서 동물실험을 하는 학교는 5곳 정도의 학교에서 실험 중이며, 제가 속한 실험실의 경우 심정지와 뇌손상, 외상성 뇌손상과 관련된 주제를 토대로 실험을 진행하였습니다. 직접 실험동물을 키우고 관리하며, 실험도 진행하였습니다. 또한 기초의학적 실험들도 하게 됩니다.

대부분의 실험동물을 다루는 연구원의 경우 본인과 같이 근무를 합니다. 그 외 임상실험 또는 임상연구를 하는 임상연구원도 있습니다.

임상연구원의 경우 환자를 직접 또는 데이터를 통해 간접적으로 접하게 되며 관련된 연구를 진행합니다. 국책사업으로 연구를 하는 경우가 있으며 교수 또는 교실별로 진행하는 연구 등으로 나뉘는데 대부분이 데이터 관리와 환자의 설문조사, 추적관찰 등이 주 업무입니다. 그 외 응급의학과 자체적으로 연구하는 주제의 데이터 관리와 정보수집 등 많은 일을 하게 됩니다. 직접 논문을 작성하는 경우도 있습니다.

♀ 연구원이 되려면

우선 연구원의 경우 학사연구원으로 학사 4년제 학위 또는 전공심화, 편입 졸업 후 일반적으로 대학병원 의국 내에서 연구원이 되는 경우가 있고 대학원을 진학하여 석사, 박사 학위를 하며 참여 연구원으로 들어가는 경우가 있습니다. 전자의 경우 실험연구원보다 임상연구, 국책사업의 연구 등이 많은 편이며 후자의 경우 대학원 학위를 진행하며 실험을 하므로 학업과 실험을 동시에 하는 경우가 많습니다.

대학원의 경우 학사학위가 있는 경우 지원자격이나 제한은 특별히 없으나 지도교수체계 중심의 연구와 실험이 진행되므로 논문작성과 심사 등이 있어 해당 지도교수님의 실험진행상황이나 연구 계획 등 사전에 알아본 후 문의를 해 보는 것도 좋은 방법입니다. 학교마다 지원자격이나 조건은 다릅니다. 시험 및 면접을 보고 진학하는 경우가 있고 일반 대학의 입학과 같이 서류심사와 면접을 통해 입학하기도 합니다.

♀ 연구원의 생활

우선 다들 궁금해하는 연구원의 급여는 두 가지로 분류되는데, 첫 번째로 학위과정을 동시에 하는 경우 대학원생으로 분류하기에 학생에게 월급을 주지 않습니다. 단 월급처럼 실험연구원에게 지원되는 비용은 제한적이기에 적게는 무급에서부터 등록금지원 또는 월 150만 원 미만으로 생활을 하는 게 대부분입니다. 학업과 실험을 동시에 진행하며 실험연구 지원비를 받는 것입니다(물론 예외인 경우도 있습니다). 두 번째로는 학위과정이 아닌 일반 연구원의 경우 연구과제의 규모나 지원비에 따라 적게는 최저임금부터 본인의 업무량, 능력에 따라 많은 급여를 받을 수 있습니다. 학생 신분과 연구원 신분은 확연히 다르기 때문에 급여도 달라집니다. 또한 학위과정을 하며 연구원을 하는 경우, 대학원생 신분이기에 연구원의 경력을 인정받기 어렵습니다. 대신 학위과정을 하게 되어 석사, 박사까지 학위논문에도 많은 도움이 되며 학위를 이어서 하는 경우가 많습니다. 학위의 경우 응급구조학, 보건학, 의학 등이 대표적이며 그 외 여러 방면의 학위가 있습니다.

일반 연구원의 경우 근무로 보기에 학위는 하지 않으므로 특별한 혜택이나 도움이 되지는 않습니다. 급여를 받으며 어떤 경우에는 논문에 이름이 오르는 정도가 가능할 것으로 보입니다.

장점과 단점

최고의 장점은 본인의 경우 학위를 하면서 추구하는 공부와 다방면의 학문으로 접근이 가능하다는 것입니다. 논문과 연구를 토대로 의학의 발전과 연구방향을 알 수 있게 되고 더 폭넓은 시야가 생겼다는 것 또한 장점입니다. 할 수 있는 직업군이 다양해진다는 것도 장점 중 하나입니다.

단점이라면 힘들고 어려운 시기라는 점을 들 수 있겠습니다. 금전적으로 부족함이 많다는 것도 큰 어려움 중 하나가 될 것입니다. 또한 응급구조학에서 배우거나 경험하지 못한 학문, 통계, 분석 등을 배우게 되므로 정말 열심히 하지 않는다면 학위과정을 이수하지 못하는 경우가 많으며 성실하고 확고한 마음으로 시작하지 않는다면 중도 포기하는 경우가 더러 있는 편입니다.

연구원 이후 진로

연구원으로 학위를 진행하면 석사, 박사까지 학위를 취득하는 경우가 있고 학위취득 후 원하는 직군으로 취업을 하게 됩니다. 학위 후 직군으로는 박사 후 과정, 연구원, 대학교수, 대학병원 연구실/실험실 등으로 가는 경우가 있습니다.

과거에는 응급구조사에서 학위과정을 하는 인원이 극소수였으나 현재는 많은 연구소와 학교에서 미래를 꿈꾸며 진행 중인 응급구조사들이 많습니다.

"우선 꿈꾸는 것이 있다면 시작하고 시도하고 실행하라"라고 말하고 싶습니다. 생각만 하고 알아보는 것에서 그치다 보면 현실의 벽에 막히게 되고 타협하게 됩니다. 제 주위에서도 연구원이나 학위과정을 물어보는 학생들이 많은데 대부분 한두 가지 정도 질문하고 더이상 궁금해하지 않습니다. 저는 처음 시작부터 아무 정보도 없이 시작하여 고생 아닌 고생도 많이 했습니다. 무모하지만 젊음을 무기로 두드리고 도전한다면 꿈꾸던 것을 이루게 되리라 믿어 의심치 않습니다. 저도 많이 부족하지만 한 발짝 더 나아가며 살아가고 있습니다. 더 많은 응급구조사들이 공부하고 연구하여 응급구조사들의 역량과 위상이 높아지기를 간절히 기원합니다. 꼭 그렇게 될 것이라고 믿습니다. 모두들 화이팅하고 성공하길 바랍니다.

PS. 영어공부는 필수로 하길 바랍니다. 어디에 무슨 일을 해도 따라붙는 것이 영어라고 생각합니다.

06. 보건소에서 근무하려면 어떻게 해야 하나요?

강북보건소 / 이승미

1) 보건소 응급구조사 취업 관련

(1) 보건소 공무원 시험 종류

가. 보건직 공무원 시험(1급 응급구조사 5% 가산)

① 보건복지부 9급 특채시험: 영어, 행정법총론, 공중보건학, 보건의료관계법규

② 서울시, 지방직, 교육청 등 9급: 국어, 한국사, 영어, 공중보건, 보건행정

③ 국가직 7급(경력채용): 영어, 행정법, 공중보건학, 보건행정학, 보건의료관계법규

나. 경력채용 임기제 공무원 시험

① 일반임기제공무원

① 경력직 공무원으로 승진을 제외한, 정규직과 동일하나, 연봉제입니다.

② 10년 임기이나, 정년까지 다니는 경우가 많습니다.

③ 보건소에서는 의사, 간호사, 의료기사 등 정규직 TO가 부족한 경우, 혹은 전문성이 필요한 경우에 임기제 공무원을 채용합니다.

(2) 시간선택제임기제공무원

① 경력직 공무원으로 주 35시간 근무, 연봉제(급수에 따라 정규직 본봉에 35/40)

② 5년 임기이며, 5년마다 공개채용

③ 급수: 가(5급상당) , 나(6급상당), 다(7급상당), 라(8급상당), 마급(9급상당)

④ 대부분의 응급구조사는 마급 채용이 가장 많고, 심폐소생술 교육장 운영을 하는 보건소에 경우 라급 채용도 있습니다.

(3) 경력채용 임기제공무원 경력등

① 9급상당에 경력직 모집: 해당분야에 1년 이상 경력(공공기관, 응급의료기관 등 해당 업무에 관한 경력)

② 8급상당에 경력직 모집: 해당분야에 2년 이상 경력(공공기관, 응급의료기관 등 해당 업무에 관한 경력)

(4) 해당 직무 관련

① 응급의료관리 사업 예산 관리

② 심폐소생술 교육 업무

③ 관내 자동심장충격기 민원 및 관리

④ 관내 구급차 민원 및 관리

⑤ 관내 이송업 인허가

⑥ 지역응급의료센터, 응급의료기관, 응급의료시설 등 지정 및 관리

⑦ 신속대응반 운영

⑧ 재난대응훈련 및 도상합동훈련 참여

⑨ 사업 내 기간제 관리

⑩ 기타 보건소에서 지시하는 업무

가. 취업공고는 각 보건소 홈페이지 또는 구청 홈페이지에 가장 먼저 올라옵니다. 나라일터(https://www.gojobs.go.kr)에서도 확인 가능합니다.

나. 신규 응급구조사는 채용하지 않고, 1년 이상 경력직을 채용합니다.

다. 인터넷, 우편 접수는 하지 않고, 각 보건소에 직접 제출합니다(수입인지 부착).

라. 자격증은 복사본과 같이 원본도 지참하여 제출하여야 하며, 경력증명서 등은 공고일 이후 발급받은 것만 인정됩니다.

마. 학교명 등은 기재하지 않고, 성적증명서, 국시성적표 등 제출하지 않으나, 응급구조사 자격증 외, 다른 자격증이나 라이센스 있으면 모조리 제출합시다(운전면허, BLS, ACLS 등).

바. 자기소개서, 직무수행계획서 등은 문서작업을 철저히 하여서 제출해야 합니다.

사. 서류전형은 대부분 경력에 문제가 없으면 통과하나, 면접전형에서 최종합격자를 선발합니다.

아. 면접위원은 보건소장, 근무부서장, 타구보건소장 2명, 인사위원회 위원 1명, 업무전문가(응급의학과 의사 등) 1명 등으로 이루어집니다.

자. 응시인원이 많은 경우, 집단면접으로 이루어지며, 응시인원이 적은 경우에는 개별면접으로 20분 전후로 면접이 진행됩니다.

차. 면접기출 문제: 지원동기, 10년 후 자기모습, 본인의 장점과 단점, 공무원으로서의 자세, 부당한 지시를 받았을 때 대처방법, 심폐소생술 및 자동심장충격기 관련 지식 등을 확인합니다.

3) 취업 후 tip

가. 공무원은 문서에서 시작해서 문서로 끝납니다. 일을 아무리 잘해도 남는 문서가 없으면 인정해주지 않습니다. 모든 계획과 결과는 문서로 남깁니다.

나. 1년마다 성과를 평가받기 때문에(성과금도 지급) 업무뿐만 아니라, 다른 직원들과 화합을 이루는 것이 좋습니다.

다. 보건소에서 근무하려면 컴퓨터는 필수. 한글, 엑셀을 가장 많이 사용하므로, 익히고 입사하는 것이 좋습니다.

라. 국가법령정보센터는 항상 즐겨찾기로. 공무원은 무조건 법령에 따라 답변하고 실행합니다. 법률은 개정되는 것이 빈번하기 때문에 자기업무에 관한 법률은 수시로 확인하고 점검합니다.

라. 보건소에서는 병원에서처럼 자기 업무만 하는 게 아니기 때문에, 다른 업무를 배울 기회가 엄청 많고, 현재보다 더 대우가 좋은 새로운 자리가 생길 수 있는 기회를 놓치지 말아야합니다.

마. 보건소에 있는 행정프로그램, 정산프로그램등 빠르게 익히고, 모르면 물어봐야 합니다. 절대로 자만하면 안 됩니다. 프로그램은 항상 개선되고 변화합니다.

바. 하나하나 가르쳐주는 선임자가 없는 경우가 많습니다. 하지만, 배울 수 있는 교육과정이 많습니다. 본인이 찾아서 시간을 할애하여 배우면 됩니다.

사. 만약, 퇴사를 하게 될 때에는 꼭 좋은 인상을 남기고 퇴사합니다. 그만둘 때 좋은 인상을 남기기는 어려운 일이지만, 타보건소나 공공기관에 취업할 때는 그 사람의 경력을 확인하기 때문에 퇴사할 때는 꼭 예의있게 퇴사합니다.

4) 보건소 취업 시 장점

가. 월급이 절대로 밀리지 않습니다.

나. 같은 공무원으로 대우해주며 차별이 거의 없습니다.

다. 정시 퇴근해도 눈치 볼 필요 없습니다. 단, 본인 업무를 다 마치고 난 후에.

라. 각종 수당이나 혜택이 많습니다(가족수당, 복지포인트 등).

마. 휴양소 시설을 잘 이용할 수 있게 되어 있습니다(전국 리조트 등).

바. 자격증이나 교육지원이 잘 되어 있습니다(업무관련된 자격증 취득시, 지원).

사. 연가나 휴가가 자유롭습니다.

아. 출산휴가, 육아휴직, 육아시간 등을 비교적 자유롭게 쓸 수 있습니다.

07. 보건복지부 소속 보건직 공무원이 되려면 어떻게 해야 할까?

보건복지부에 소속되어 일하고 있는 응급구조사 선생님들도 소수이지만 계십니다. 현직에 계신 선생님께 자문하여 보았고, 주요내용을 알려주셔서 찾아봤습니다.

보건직 공무원은 사회복지에 관한 국가정책을 담당하는 중앙행정기관에 소속된 공무원으로서, 보건위생, 방역, 의정, 약정, 생활보호, 재활지원, 여성복지, 아동, 노인, 장애인 및 사회보장에 관한 사무를 관장합니다. 응급구조사 자격과는 별개로 주로 행정업무를 담당하게 됩니다.

보건복지부, 9급 보건서기보/보건복지부, 7급 보건주사보

(1) 공고 시기

보통 하반기 8–9월 사이에 공고를 하여 보름 정도의 접수기간을 거쳐 9–10월 사이에 진행하지만, 공시가 없는 해도 있습니다.

(2) 응시자격

지역제한은 없으나 나이는 9급 18세 이상, 7급 20세 이상이 보통 해당되며, 출신 학교장의 추천서가 반드시 필요합니다. 모집정원과 무관하게 장애인은 7, 9급 각 1명씩 추가 추천이 가능합니다. 중요한 것은 전공에 제한이 있습니다.

① 9급 공무원

– 고등학교 이상의 모집전공분야 해당학과(교) 졸업자

– 모집전공분야 해당 석사학위 소지자

고등학교 이상 졸업자여야 하며, 전공은 보건행정(공중보건학, 보건행정학, 보건 관계 법규, 건강보험학, 보건통계학, 의료정보학, 보건의료전산학, 의학용어, 기초의학, 생리학, 해부학, 병리학, 병원행정학, 병원경영학, 병원관리학, 보건경제학 등) 과목 중 5개 과목 이상을 개설하여 운영 중인 학과가 보건행정분야로 인정됩니다.

임상병리, 간호학과, 약학과, 한의학과를 전공하고 고등학교 이상 졸업자도 가능합니다. 다만, 최종시험일(면접일) 현재 해당 학력을 졸업하지 아니한 자는 응시할 수 없게 됩니다.

② 7급 공무원

– 대학교 이상의 모집전공분야 해당학과

– 모집전공분야 해당 석사학위 소지자

4년제 대학교 이상 졸업자여야 하며, 보건행정(공중보건학, 보건행정학, 보건 관계 법규, 건강보험학, 보건통계학, 의료정보학, 보건의료전산학, 의학용어, 기초의학, 생리학, 해부학, 병리학, 병원행정학, 병원경영학, 병원관리학, 보건경제학 등) 과목 중 5개 과목 이상을 개설하여 운영중인 학과가 보건행정분야로 인정됩니다.

임상병리, 간호학과, 약학과, 한약학과 및 보건학, 보건경제학, 보건정책학, 보건행정학, 역학, 지역보건학, 의료보장학, 노인보건학, 보건통계학, 질병관리학 등의 석사학위소지자가 해당됩니다.

학교장의 추천서는 응시원서와 직인날인 후 추천명부와 함께 제출되어야 합니다.

시험과목은 영어, 행정법, 공중보건학, 보건행정학, 보건의료관계법규 총 5과목으로 구성됩니다. 공통과목은 영어입니다. 공통과목이면서도 가장 어려워하는 과목입니다.

7급 공무원의 경우, 응시인원이 한정적인 편이라 경쟁률 자체가 아주 높지는 않다고 합니다.

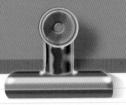

01. 호기심을 바탕으로 다양한 색깔을 입히다

삼성전자 / 한정규

안녕하십니까? 산업체 소방대에서 근무하고 있는 응급구조사 한정규입니다.

제가 응급구조사로 여러가지 근무지에서 근무하면서 느꼈던 부분에 대해 소개해 드리고자 합니다. 저는 응급구조사로 민간에서 운영 중인 민간긴급구조기관과 대학병원의 근무경험을 바탕으로 경기도 소방무원 구급대원으로 근무를 할 수 있었습니다.

경기도 소방공무원으로 근무를 하던 중 우연한 기회에 주한 미공군 소방대 소방관으로 근무를 할 수 있게 되었습니다. 미국사람들과 같이 근무를 한다는 것은 처음에는 익숙하지 않아 어려움이 많이 있었습니다. 하지만 새로운 것들 익히고 습득할 수 있다는 호기심에 너무나 즐겁게 생활할 수 있었습니다. 주한미공군 소방대에서 열심히 근무하던 중 주한미육군 병원 응급실에서 PARAMEDIC으로 근무할 수 있는 기회가 주어져 근무도 했습니다.

지금도 드는 생각이지만 주한미군에서 근무한다는 것은 미국문화에 대한 이해가 필요하고 영어실력이 기본적으로 갖춰져 있어야 합니다. 저는 아무런 준비없이 호기심만 가지고 주한미군에서 근무를 시작하게 되어 출근해서 인사말을 건네는 것조차 처음에는 떨리고 'Good morning'이라고 말하는 것조차 힘들었습니다. 곁에 영어를 잘하는 직장동료가 없으면 아무것도 할 수 없는 상황이었습니다.

영어를 잘 하지 못해서 제 자신이 바보처럼 느껴질 때가 많았습니다. 주한미군에서 근무를 한다는 것은 영어가 능숙한 사람에게는 좋은 근무환경이 제공되지만 저와 같이 영어가 부족한 사람에게는 지속적인 스트레스가 찾아오게 됩니다. 근무를 하다 보면 직원들과 의견조율이 필요한 상황이 발생하고 환자에게 주증상 및 손상기전에 대한 정보를 습득하고 의사의 지시에 따라 올바른 응급처치를 수행해야 될 때 영어는 필수적인 요소입니다. 때로는 제 자신을 원망하고 주한미군으로 이직한 걸 후회한 적도 있습니다.

하지만 주한미군에서 근무를 하면서 미국의 소방시스템과 응급의료시스템에 대하여 배울 수 있는 기회가 많이 제공되었습니다. IFSTA의 fire officer, instructor, inspector, firefighter, hazmat, rescue 등의 소방관련 자격프로그램과 OHSA와 NFPA 규정을 확인하고 어떻게 적용되는지 알게 되었습니다. 또한 일상적인 근무뿐만 아니라 재난 발생 시 체계적인 대응을 위한 FEMA의 NIMS 교육 그리고 AHA에서 제공되는 BLS, ACLS, PALS 프로그램에 참여할 수 있는 기회도 주어졌습니다.

또한 구조대원으로 활동하기 위한 rescue 1&2 자격취득을 위한 해외출장교육까지 참여하게 되어 해외출장교육이라는 경험도 갖을 수 있었습니다. 다양한 기회를 잡기 위해서는 영어실력과 업무분야에 대한 전문지식을 갖추고 있어야 합니다. 과감하게 새로운 환경에 도전하고 그 환경에 적응하기 위해 노력했던 것은 저에게 너무나 소중한 경험자산이 되었습니다.

그렇게 주한미군에서 소방관과 응급구조사로 성실하게 근무하던 중 제가 근무하면서 배운 것과 느낀 것을 나눌 수 있는 기회를 얻게 되어 전문대학의 조교수로 근무를 하게 되었습니다. 응급구조사가 되기 위해 대학에 입학한 학생들에게 부족하지만 제가 알고 있는 응급구조사로 필요한 지식과 기술을 전달할 수 있는 고귀한 시간을 가질 수 있어서 너무나 행복했습니다. 전국의 교수님들께서 응급구조사의 발전을 위해서 얼마나 많은 노력과 희생을 하는지도 알게 되었습니다. 신입생으로 대학에 들어와 학년이 지날 때마다 멋진 응급구조사가 되어가는 모습을 보는 것은 저에게 큰 보람이 되었습니다.

제가 부족한 부분이 많아 지금은 대학이 아닌 산업체에서 운영 중인 소방대에서 근무를 하고 있지만, 지금까지의 현장경험과 대학에서 근무했던 경험을 바탕으로 산업체 내에서 발생하는 화재, 구조, 구급 상황에 초기 대응을 위한 대응프로그램을 구축 및 대응활동에 임하고 있습니다.

산업체 소방대는 공공서비스를 제공한다는 목표 이외에도 산업체의 운영과 근무자들의 안전을 도모한다는 목표를 함께 갖고 운영됩니다. 응급구조사의 역할이 구급출동에 국한되어 있지 않기에 시설물에 대한 이해와 운영을 통해 초기 대응력을 강화하는 노력을 거듭하고 있습니다. 한정된 인력으로 다양한 사고를 예방하고 대응할 수 있도록 구급업무뿐만 아니라 화재, 구조상황에서 화재진압활동 및 구조활동에 임할 수 있는 지식과 기술을 갖추도록 하고 있습니다.

산업체에 있는 소방시설과 차량, 화재/구조/구급장비 등을 활용하여 산업체의 특성에 맞게 대응을 한다는 것은 어려운 부분이 많이 있습니다. 신입 응급구조사에게는 처음에는 어색한 일이 많아 어렵게 느껴질 수도 있습니다. 하지만 저와 같이 근무하고 있는 응급구조사분들께서는 모든 분야에서 열정적인 모습으로 임하여 화재, 구조, 구급의 모든 상황에서 능숙한 모습을 보여주고 있습니다. 다양한 분야에 관심을 갖고 노력하여 전체적인 응급대응시스템에서 본인의 역할을 확대하여 근무에 임하고 있습니다.

화재 발생 시 화재 발생원인에 따라 적절한 소화활동 및 인명대피활동을 할 수 있으며 위험물질 사고에 대한 인명구조 및 피해 최소화를 위한 차단 및 격리, 봉쇄, 제독 등의 전문적인 대응활동, 안전사고 발생 시 요구조자를 안전한 장소로 구조하고 적절한 응급처치를 제공하여 환자의 안위를 도모하는 활동, 응급처치 교육을 통하여 응급환자 발생 시 목격자 및 주변인을 통한 응급처치가 이루어지도록 하는 교육활동 등 다양한 분야에서 응급구조사로 보람을 느끼며 근무하고 있습니다.

환자평가 및 응급처치, 이송 등의 응급구조사의 업무뿐만 아니라 다른 분야에 대한 관심을 갖고 다양한 지식과 기술을 습득하여 폭 넓은 대응력을 갖추는 것도 응급구조사가 할 수 있는 업무의 확대이자 개인의 역량을 개발하는 방법입니다. 각종 사고 및 감염병 확산에 따른 산업체 소방대만의 대응 프로세스를 구축하고 발전시킨다는 것은 어려운 일입니다. 하지만 같이 의논하고 어려운 길을 서로 찾아가는 과정에서 느끼는 즐거움도 있습니다.

수동적인 마음보다는 능동적인 마음을 갖고 근무를 하는 것이 산업체 소방대에서는 가장 중요한 부분이라고 생각해봅니다. 생각해보면 저는 저의 직업에 하나의 짙은 색깔을 입혔다기보다는 여러 가지의 색깔을 입혀 디자인하는 응급구조사인 것 같습니다.

02. 응급구조사가
왜 강사를 해야 하나요?

Lifesaving Society Korea / 김효진

♀ 1) 배경

'모든 학생들을 대상으로 심폐소생술 등 응급처치에 관한 교육을 포함한 보건교육을 체계적으로 실시하여야 합니다.', '매년 교직원을 대상으로 심폐소생술 등 응급처치에 관한 교육을 실시하여야 합니다.', '보건복지부장관 또는 시 · 도지사는 응급의료종사자가 아닌 사람 중에서 다음 각 호의 어느 하나에 해당하는 사람에게 구조 및 응급처치에 관한 교육을 받도록 명할 수 있습니다.' 이와 같이 대한민국에는 학교보건법, 응급의료에 관한 법률과 같은 법률이 제정되어 심폐소생술 등 응급처치와 관련된 교육이 교직원, 보육 교직원, 초 · 중등 학생 등 일반인을 대상으로 수행되고 있습니다.

또한, 법에서 강조하지 않더라도 안전과 응급처치에 대한 대중의 관심은 나날이 높아져 가고 있습니다.

제14조(구조 및 응급처치에 관한 교육) ① 보건복지부장관 또는 시 · 도지사는 응급의료종사자가 아닌 사람 중에서 다음 각 호의 어느 하나에 해당하는 사람에게 구조 및 응급처치에 관한 교육을 받도록 명할 수 있습니다. <개정 2011.8.4., 2012.6.1., 2015.7.24., 2016.3.29., 2016.12.2., 2017.10.24., 2019.1.15.>

1. 구급차 등의 운전자
2. 「여객자동차 운수사업법」 제3조 제1항에 따른 여객자동차운송사업용 자동차의 운전자
3. 「학교보건법」 제15조에 따른 보건교사
4. 도로교통안전업무에 종사하는 사람으로서 「도로교통법」 제5조에 규정된 경찰공무원 등
5. 「산업안전보건법」 제32조 제1항 각 호 외의 부분 본문에 따른 안전보건교육의 대상자
6. 「체육시설의 설치·이용에 관한 법률」 제5조 및 제10조에 따른 체육시설에서 의료·구호 또는 안전에 관한 업무에 종사하는 사람
7. 「유선 및 도선 사업법」 제22조에 따른 인명구조요원
8. 「관광진흥법」 제3조 제1항 제2호부터 제6호까지의 규정에 따른 관광사업에 종사하는 사람 중 의료·구호 또는 안전에 관한 업무에 종사하는 사람
9. 「항공안전법」 제2조 제14호 및 제17호에 따른 항공종사자 또는 객실승무원 중 의료·구호 또는 안전에 관한 업무에 종사하는 사람
10. 「철도안전법」 제2조 제10호 가목부터 라목까지의 규정에 따른 철도종사자 중 의료·구호 또는 안전에 관한 업무에 종사하는 사람
11. 「선원법」 제2조 제1호에 따른 선원 중 의료·구호 또는 안전에 관한 업무에 종사하는 사람
12. 「화재예방, 소방시설 설치·유지 및 안전관리에 관한 법률」 제20조에 따른 소방안전관리자 중 대통령령으로 정하는 사람
13. 「국민체육진흥법」 제2조 제6호에 따른 체육지도자
14. 「유아교육법」 제22조 제2항에 따른 교사
15. 「영유아보육법」 제21조 제2항에 따른 보육교사

② 보건복지부장관 및 시·도지사는 대통령령으로 정하는 바에 따라 제4조 제1항에 따른 응급처치 요령 등의 교육·홍보를 위한 계획을 매년 수립하고 실시하여야 합니다. 이 경우 보건복지부장관은 교육·홍보 계획의 수립 시 소방청장과 협의하여야 합니다. <신설 2008.6.13., 2010.1.18., 2011.8.4, 2014.11.19., 2017.7.26.>

③ 시·도지사는 제2항에 따라 응급처치 요령 등의 교육·홍보를 실시한 결과를 보건복지부장관에게 보고하여야 합니다. <신설 2011.8.4.>

④ 제1항부터 제3항까지의 규정에 따른 구조 및 응급처치에 관한 교육의 내용 및 실시방법, 보고 등에 관하여 필요한 사항은 보건복지부령으로 정합니다. <개정 2011.8.4.>

제9조의2(보건교육 등) ① 교육부장관은 「유아교육법」 제2조 제2호에 따른 유치원 및 「초·중등교육법」 제2조에 따른 학교에서 모든 학생들을 대상으로 심폐소생술 등 응급처치에 관한 교육을 포함한 보건교육을 체계적으로 실시하여야 합니다. 이 경우 보건교육의 실시 시간, 도서 등 그 운영에 필요한 사항은 교육부장관이 정합니다. <개정 2008.2.29., 2013.3.23., 2013.12.30., 2016.12.20.>

② 「유아교육법」 제2조 제2호에 따른 유치원의 장 및 「초·중등교육법」 제2조에 따른 학교의 장은 교육부령으로 정하는 바에 따라 매년 교직원을 대상으로 심폐소생술 등 응급처치에 관한 교육을 실시하여야 합니다. <신설 2013.12.30., 2016.12.20.>

③ 「유아교육법」 제2조 제2호에 따른 유치원의 장 및 「초·중등교육법」 제2조에 따른 학교의 장은 제2항에 따른 응급처치에 관한 교육과 연관된 프로그램의 운영 등을 관련 전문기관·단체 또는 전문가에게 위탁할 수 있습니다. <신설 2016.12.20.>

② 보건복지부장관 및 시·도지사는 대통령령으로 정하는 바에 따라 제4조 제1항에 따른 응급처치 요령 등의 교육·홍보를 위한 계획을 매년 수립하고 실시하여야 합니다. 이 경우 보건복지부장관은 교육·홍보 계획의 수립 시 소방청장과 협의하여야 합니다. <신설 2008.6.13., 2010.1.18., 2011.8.4, 2014.11.19., 2017.7.26.>

③ 시·도지사는 제2항에 따라 응급처치 요령 등의 교육·홍보를 실시한 결과를 보건복지부장관에게 보고하여야 합니다. <신설 2011.8.4.>

④ 제1항부터 제3항까지의 규정에 따른 구조 및 응급처치에 관한 교육의 내용 및 실시방법, 보고 등에 관하여 필요한 사항은 보건복지부령으로 정합니다. <개정 2011.8.4.>

제9조의2(보건교육 등) ① 교육부장관은 「유아교육법」 제2조 제2호에 따른 유치원 및 「초·중등교육법」 제2조에 따른 학교에서 모든 학생들을 대상으로 심폐소생술 등 응급처치에 관한 교육을 포함한 보건교육을 체계적으로 실시하여야 합니다. 이 경우 보건교육의 실시 시간, 도서 등 그 운영에 필요한 사항은 교육부장관이 정합니다. <개정 2008.2.29., 2013.3.23., 2013.12.30., 2016.12.20.>

② 「유아교육법」 제2조 제2호에 따른 유치원의 장 및 「초·중등교육법」 제2조에 따른 학교의 장은 교육부령으로 정하는 바에 따라 매년 교직원을 대상으로

심폐소생술 등 응급처치에 관한 교육을 실시하여야 합니다. <신설 2013.12.30., 2016.12.20.>

③「유아교육법」제2조 제2호에 따른 유치원의 장 및 「초·중등교육법」제2조에 따른 학교의 장은 제2항에 따른 응급처치에 관한 교육과 연관된 프로그램의 운영 등을 관련 전문기관·단체 또는 전문가에게 위탁할 수 있습니다. <신설 2016.12.20.>

제9조의2(보건교육 등) ① 교육부장관은「유아교육법」제2조 제2호에 따른 유치원 및 「초·중등교육법」제2조에 따른 학교에서 모든 학생들을 대상으로 심폐소생술 등 응급처치에 관한 교육을 포함한 보건교육을 체계적으로 실시하여야 합니다. 이 경우 보건교육의 실시 시간, 도서 등 그 운영에 필요한 사항은 교육부장관이 정합니다. <개정 2008.2.29., 2013.3.23., 2013.12.30., 2016.12.20.>

②「유아교육법」제2조 제2호에 따른 유치원의 장 및 「초·중등교육법」제2조에 따른 학교의 장은 교육부령으로 정하는 바에 따라 매년 교직원을 대상으로 심폐소생술 등 응급처치에 관한 교육을 실시하여야 합니다. <신설 2013.12.30., 2016.12.20.>

③「유아교육법」제2조 제2호에 따른 유치원의 장 및 「초·중등교육법」제2조에 따른 학교의 장은 제2항에 따른 응급처치에 관한 교육과 연관된 프로그램의 운영 등을 관련 전문기관·단체 또는 전문가에게 위탁할 수 있습니다. <신설 2016.12.20.>

생존사슬 중 네 번째 사슬까지가 목격자 심폐소생술의 영역이며, 급성심정지 환자의 생존은 목격자에 의해 좌우된다고 해도 지나치지 않습니다. 실제로 매년 약 3만여 명의 급성 심장정지 환자가 발생하는 상황에서 일반인 대상 심폐소생술 교육 후 실제 대응 능력 향상으로 생존 퇴원 건수가 중·장기적으로 상승추세에 있습니다. 생존사슬의 중 네 가지 고리를 수행하는 목격자는 이제 아는 것을 넘어 실제 생존율 상승에 영향을 미치는 질 높은 심폐소생술과 일상생활에서도 당황하지 않고 응급처치를 할 수 있는 실제적인 교육이 필요합니다.

(1) 구급대에 의해 병원으로 이송된 병원 밖 심장정지 환자의 발생 건수
(2) 구급대에 의해 병원으로 이송된 병원 밖 심장정지 환자 중 의무기록으로 확인된 최종 심장정지 환자의 생존 퇴원 건수

구분	급성 심장정지 전국 발생 건수	급성 심장정지 전국 생존 퇴원 건수 (%)
2015	30,771	1,875 (6.3)
2016	29,832	2,203 (7.6)
2017	29,262	2,497 (8.7)
2018	30,539	2,582 (8.6)
2019	30,782	2,678 (8.7)

〈자료출처: 질병관리청 만성질환관리과〉

2) 응급구조사가 강사를 해야 하는 이유

응급구조사 협회 통계에 따른 취업 현황을 살펴보면 소방 관련 기관, 기타 국가기관, 의료기관, 응급환자 이송업체 등 집계가 되어있으나 강사직은 집계도 되지 않을 만큼 적은 수의 인원이 종사하고 있습니다. 학교보건법의 교직원 응급처치 교육 강사 요건을 의사, 간호사, 5년 경력의 응급구조사라고 명시하고 있지만, 교육을 하는 응급구조사가 턱없이 부족한 실정입니다. 물론 의사, 간호사도 법에서 명시한 강사 요건에 부합하지만 기본소생술과 전문소생술까지 연결 지어 생존 사슬의 효과적인 중재 과정을 녹여내는 교육을 수행하기 위해서는 해당 학문을 가장 근접하게 학습한 응급구조사가 최적의 강사가 됩니다. 기본소생술만 교육할 것이 아니라 소방 인계 과정을 포함한 내용을 포함한 전체 흐름이 참여자에게 눈높이에 맞추어 전달될 수 있도록 하려면 이 모든 흐름을 잘 알고 있는 응급구조사의 역할이 중요합니다.

3) 일반인의 필요와 우리가 준비할 것

법에 따라서는 응급처치 교육이라고 명시되어 있지만 대부분 심폐소생술 교육에 치중되어 있고 중앙응급의료정보센터의 응급의료 통계연보에도 전국 심폐소생술 교육을 매년 평균 약 64만 명이 받는 실정으로 이미 많은 이들이 심폐소생술을 접하고 있고, 교육의 경험이 있습니다. 한국의 안전문화가 바로 형성되고, 응급처치가 대중화되기 위해서는 심폐소생술뿐만 아니라 응급처치 교육이 필수적입니다.

실제 교육처의 요구도 '매년 같은 내용의 심폐소생술 교육이 아닌 일상에서 발생할 수 있는 응급처치 교육을 해주세요'로 변화하고 있습니다.

다른 분야에 종사하더라도 마찬가지이겠지만 응급구조사라면 기본소생술뿐만 아니라 기초의학을 토대로 한 응급환자 관리, 전문응급처치, 법령 등을 깊이 있게 학습하여 실무에 필요한 역량을 키워야 합니다. 이 모든 내용을 잘 알고 있어야 의료인이 아닌 비의료인인 예비 목격자들에게 닥칠 응급상황에서 효과적인 응급처치를 수행할 수 있도록 실제적인 방법을 눈높이에 맞추어 전달할 수 있기 때문입니다.

구분	2015년	2016년	2017년	2018년
교육 인원	601,066	606,284	700,892	673,810

〈자료출처: 중앙응급의료센터 응급의료 통계연보〉

2020년, 효율적인 안전관리 체계를 구축하여 어린이의 안전사고를 미리 방지하기 위한 목적으로 어린이 놀이시설 안전관리에 관한 법률이 신설되었습니다. 이러한 법 제정에는 응급처치뿐만 아니라 안전 전반에 대한 관심이 지속해서 증가하고 있음을 뜻합니다. 이와 같은 흐름을 살펴볼 때 응급구조학과의 교육과정상 아직은 응급분야에 치우쳐 있지만 응급의료사가 아닌 응급구조사라면 응급처치 분야뿐만 아니라 구조 분야인 산악안전, 수상안전 등의 분야도 학습하여 일반인을 대상으로 교육할 수 있는 준비가 되어있어야 합니다.

4) 강사가 하는 일

강사의 경우 시간제, 정규 2가지 형태로 취업할 수 있습니다. 시간제로 취업 시 소방, 병원 등에 종사하면서 개인의 가능한 시간에 따라 교육을 수행할 수 있는 장점이 있습니다. 정규로 취업 시 교육을 수행할 뿐만 아니라 대상자 컨텍, 교육

확정, 문서 작업 등과 같은 교육일정 관리를 전반적으로 진행하며 교안을 연구 · 개발하여 배포 하는 등의 업무를 수행할 가능성이 높습니다.

♨ 5) 선한 사마리아인

교육을 수강하는 예비 목격자들은 성 관련 문제, 수행 행위 과실에 대한 두려움, 사망 시 겪게 될 트라우마 등과 같은 두려움을 가지고 있습니다. 이때 소위 선한 사마리아인법을 전달합니다.

예수의 유명한 비유로 강도를 만나 가진 것을 빼앗기고 심한 상처를 입은 사람을 보고 유대인과 레위인은 모른 체하며 지나쳐 버렸지만, 다친 사람의 상처를 싸매고 돌봐준 사마리아인의 이름을 따서 타인이 응급상황이나 위험에 처한 것을 보고 타인을 위험으로부터 구조해 줄 의무를 부여한 미국, 프랑스, 독일 등의 법률 조항이 선한 사마리아인의 법입니다. 소위 선한 사마리아인 법이라고 한 이유는 여기 있습니다. 한국에서는 구조자 의무 부여보다는 응급처치를 하다 본의 아닌 과실로 인해 환자에게 상해를 입힌 구조자를 보호하기 위한 목적으로 2008년 6월 13일에 응급의료에 관한 법률의 일부 개정을 통해 간접적으로 도입되었습니다.

'한국에서는 처치자를 보호하는 법률이 있습니다. 너무 두려워하지 마십시오.' 그 두려움을 이해 못 하는 것은 아니지만 강사의 책임은 예비 목격자를 지지하고 세워주며 자신감을 북돋는 일이라고 생각합니다. 우리 주변의 이웃 중 누구라도 안전하지 못한 상황에 노출될 수 있습니다. 누구도 초기 처치 부족으로 인한 피해를 받지 않기를 바라는 마음으로 실제적인 기술 전달뿐 아니라 근본적인 수행 의지를 향상시키는 응급구조사 강사가 되어야 할 것입니다. 이를 통해 시대의 선한 사마리아인이 더 많아지길 기대합니다.

제5조의2(선의의 응급의료에 대한 면책) 생명이 위급한 응급환자에게 다음 각 호의 어느 하나에 해당하는 응급의료 또는 응급처치를 제공하여 발생한 재산상 손해와 사상(死傷)에 대하여 고의 또는 중대한 과실이 없는 경우 그 행위자는 민사책임과 상해(傷害)에 대한 형사책임을 지지 아니하며 사망에 대한 형사책임은

감면합니다. <개정 2011. 3. 8., 2011. 8. 4.>

1. 다음 각 목의 어느 하나에 해당하지 아니하는 자가 한 응급처치
   가. 응급의료종사자
   나. 「선원법」 제86조에 따른 선박의 응급처치 담당자, 「119구조 · 구급에 관한 법률」 제10조에 따른 구급대 등 다른 법령에 따라 응급처치 제공의무를 가진 자
2. 응급의료종사자가 업무수행 중이 아닌 때 본인이 받은 면허 또는 자격의 범위에서 한 응급의료
3. 제1호 나목에 따른 응급처치 제공의무를 가진 자가 업무수행 중이 아닌 때에 한 응급처치

♀ 6) 심폐소생술 강의 Tip

교육은 정기적으로 교육을 받았기 때문에 다 알고 있다고 자신하는 사람, 처음으로 참여해서 열의가 넘치는 사람, 궁금하지만 실제 수행 의지는 없는 사람 등 다양합니다. 이 모든 사람이 교육에 잘 참여하도록 유도하려면 첫 10분이 중요합니다.

첫 10분 안에 좋은 질문을 하여 전달하고자 하는 강의 내용이 효과적으로 전달될 수 있도록해야 합니다. 좋은 질문이란? 참여자 스스로 느끼고 있는 자신감과 함께 생각의 틀을 깨고 참여하도록 동기부여에 해당합니다. 응급구조사로써 겪은 실제 현장 사례를 잘 전달하고 실제 상황이라면 교육생들이 어떻게 대처해야할지 먼저 생각하도록 합니다. 이 과정을 통해 '나에게도 이런 일이 생길 수 있겠다', '내가 이런 상황에 처하면 어떻게 행동해야할까?' 현실과 교육 수강의 목표가 생기도록 도와야 합니다.

강의시작 10분 동안 참여자 스스로 동기부여 하는 것이 교육 효과를 배로 만드는 핵심입니다.

03. 응급구조사가 직접 세미나를 열고 교육을 한다고?

질병관리본부 / 조지연

1) 설립하게 된 계기

응급구조학과가 설립되어 응급구조사가 배출되기 시작한 지 20년이 넘었습니다. 응급구조사를 위한 교육은 보수교육을 제외하고 대한응급의학회, 외상학회에 학술 및 심포지엄을 통하여 간접적인 교육을 받고 있어 실제 응급구조사에게 필요한 교육은 이뤄지지 않는 현실이었습니다. 그래서 누가 우리를 위한 교육을 열어주겠지가 아니라 우리가 해보자! 해서 2018년 3월 응급구조사의 업무능력 향상과 응급구조학과 학생들에게 다양한 교육 경험의 기회를 제공하고자 뜻이 맞는 응급구조사 선생님들과 대한응급의료종사자 교육연구회(Korean Paramedic Education Research Association, KPERS)를 설립하게 되었습니다.

2) 교육현황

2018년 제1회 심전도 워크샵을 시작으로 매해 상반기는 응급구조사들을 위한 심전도 판독과 심혈관질환에 대한 워크숍을 진행하고 있습니다. 그 다음 해 하반기에는 소방, 병원 외에도 많은 분야에서 응급구조사들이 활약하고 있는데 어디서 무슨 일을 하는지와 어떻게 취업준비를 해야 하는지 정보의 장을 마련하기 위해 취업 관련 심포지엄을 개최하였습니다. 취업 관련해서는 너무 필요한 부분인데 이런 주제로 응급구조사들에게 제공한 적이 없어서 그랬는지 굉장히 반응이 좋았고, 대한 응급의료 종사자 교육연구회를 알리는 데 한몫 했습니다. 저희는 매 교육 때마다 교육 만족도 및 원하는 교육 등에 대해 설문지를 받고 있는데 만족도 점수가 해가 지나면 지날수록 상승세인 것을 보면 저희가 교육을 잘 준비하는 듯 보여 뿌듯합니다. 응급구조사 연구진으로만 이루어지다보니 우리에게 필요한 교육이 무엇인지, 어떤 수준으로 준비를 해야 하는지 너무나 잘 알아서 얻게 된 성과가 아닌가 같습니다.

최근 3년 대한응급의료종사교육연구회 교육 내용

구분		프로그램
2018	제1회 심전도 워크숍	서맥(Bradycardia)
		빈맥(Tachycardia)
2019	제2회 심전도 워크숍 (1차 부산)	기초과정(심전도 파형 원리, 정상 심전도와 비정상 심전도, ECG interpretation)
		심화과정(서맥, 빈맥, ST분절 변화의 이해, 심실비대, SETMI equivalent)
	제2회 심전도 워크숍 (2차 천안)	기초과정(심전도 파형 원리, 정상 심전도와 비정상 심전도, ECG interpretation)
		심화과정(서맥, 빈맥, ST분절 변화의 이해, 심실비대, SETMI equivalent)
	제1회 Specail Symposium 부제: 응급구조사, 잡고 싶은 jobs	연구원, 해양경찰, 119소방구급, 119소방항공구급, 교수, 국제학교, NGO단체, 미군부대, 의무부사관, 의료기업체·응급처치 강사, Physician Assistant, 산업체, 병원
2020	제3회 심전도 워크숍 2020년 (사)한국응급구조학회 춘계 학술대회	부정맥 강의 및 증례토의
		심근경색 강의 및 증례토의
	제2회 Specail Symposium 부제: 꽃길만 걸으세요	임상 증례를 통한 ACLS 살펴보기(서맥, 빈맥, ACS)
		외상술기(Splint, Wound Management)
		취업(취업 전, 취업 후, 재취업)

교육활동 이외

코로나19로 인해 국가적 재난 상황을 맞닥트렸으며, 초창기 대구와 경북지역에 확진자가 집단으로 발생하였습니다. 그 시기 수많은 의료인과 의료기사가 대구와 경북으로 향했습니다. 그러나 응급의료인으로서 재난 교육 훈련을 실제로 받고 활동하고 있는 응급구조사는 국가에서 자원봉사인력에서 배제되었습니다. 그리하여 국가적 재난을 손 놓고 볼 수 없기에 응급구조사의 모금활동을 추진하여 '대구·경북 사회복지 공동모금회'에 기부하여 국가적 재난 극복에 동참하였습니다. 이 글을 통해, 그때 동참해주신 응급구조사 및 응급구조학과 학생분들께 감사의 인사를 드립니다.

함께해 주셔서 감사합니다!

3) 앞으로의 계획

심전도 판독 교육 외에 교육대상자인 응급구조사의 요구도를 파악하여 직종별, 수준별로 알맞은 교육을 제공하려고 합니다. 응급구조사의 심전도 판독 및 처치 능력의 향상을 통하여 의료인과 일반인들에게 응급구조사의 신뢰도를 상승시켜 '응급구조사는 응급환자 전문인력이다', '역시 응급구조사다'라는 말을 들을 수 있는 시대가 올 수 있도록 하는 것이 앞으로 큰 계획이고 목표입니다.

그리고 응급구조사들에게 강의를 할 기회를 제공함으로써 개인뿐만 아니라 응급구조사 집단의 전문성과 역량을 강화하여 타직종의 교육에서 자립하고, 교육연구회에 걸맞게 교육 외에도 교육의 질 향상 및 응급처치, 다양한 응급환자 케이스에 대한 논문도 꾸준히 발표할 예정입니다.

4) 대한응급의료종사자교육연구회 연구진이 되는 방법, 하는 일

응급구조사이거나 응급구조학과 학생이면 모두 가능합니다. 학생일 때부터 함께 하여 지금은 응급구조사가 된 선생님도 계십니다. 열심히 하겠다는 열정만 있다면 언제든지 환영입니다.

저희가 하는 업무는 한 회사라고 생각하시면 쉽습니다. 교육을 하는 강사뿐만 아니라 강의보조, 교육 아이디어 제공, 홍보, 공문 및 재정관리와 같은 행정 업무 등등등 하는 일이 굉장히 많습니다. 본인의 역량에 맞춰 일을 맡기거나 자원하는 식으로 일을 하고 있습니다.

그리고 일 외에 응급구조사 선·후배의 모임이다보니 여러 정보와 필요한 것을 도와줍니다! 참 좋은 곳이죠? 함께해요!

04. 걸어온 길을 얘기하려면
유튜브 몇 편을 찍어도 모자라요

현재 응급구조사가 진출한 곳 중 아직 소수이지만 보건소가 있습니다.

교직원에 대한 심폐소생술 교육을 진행하다가 알게 된 이승미 선생님과의 이야기입니다.

응급구조학과 교육학을 전공하고 권역응급의료센터, 종합병원, 국립병원 산부인과 전담, 의과대학 해부학교실 등에서 근무하였고, 현재 강북보건소에서 재직 중입니다.

권역응급의료센터에서 근무하면서부터 심폐소생술 교육 보조강사로 활동하기 시작했고, 1년 정도 후부터 주강사로 10년 동안 교육을 하고 있습니다. 병원에 다니면서 가장 하고 싶었던 일이 전국을 다니면서 응급처치 강사로 활동하는 것이었으며, 보건대학원에 입학하였다가 육아로 인해 자퇴하였는데 둘째 자녀가 더 크면 다시 도전할 예정이기도 합니다.

권역응급의료센터를 비롯해서 이차 병원, 국립병원, 해부학교실 등 다양한 곳으로 이직도 하였고, 간호조무사와 병원코디네이터 자격도 갖고 계신데, 이직을 자주하신 이유를 여쭤봐도 될까요?

첫 병원 근무할 때는 한달에 10번 근무하는데, 2교대 근무였어요. 당시에는 야간 수당도 없고, 한달 월급은 120만 원인데 세금과 식비를 제외하면 90만 원이 조금 넘어요. 거기서 월세 35만 원 제외하고, 통신비 내고, 관리비 내고하면 남는 것도 거의 없었죠.

대학병원이기에 나이트 근무를 해도 컨퍼런스나 세미나에는 꼭 참여해야 했고, 레지던트 선생님의 CPR 보조강사로 참여하고 회식도 참여하다 보니 경력도 중요하지만 개인적인 삶이 너무 없었던 것 같아요.

종합병원에서는 월급은 160~170만 원대로 나아졌으나 간호과 소속이라 간호사들의 압박(태움)도 심하고 스트레스 속에 매일 하혈할 정도라서 건강상태가 너무 안 좋아졌죠!

국립병원 산부인과는 그 전에 비해 월급도 좋고 근무 환경도 개선되었으나 주말 당직 개념으로 금요일에 당직을 서면 월요일 6시까지 근무를 해야 하는데 결혼을 하고 아이를 출산한 다음에도 계속되어 call 받고 대기하고 하는 생활이 너무 힘들었죠! 당시에 아이가 100일 정도였으니까요.

상근직을 찾다 보니, 의과대학에 교직원 자리가 나서 해부학교실에서 일하게 되었습니다.

해부학 실습은 공부에 정말 많이 도움이 되지만 성형외과의, 정형외과의들과 함께 시신을 자르는 행위들 자체가 알게 모르게 트라우마가 된 것 같습니다. 죽어 있는 사람을 더 죽이는 듯한 느낌을 지울 수가 없어서 매일 악몽을 꾸기도 했습니다. 쥐를 잡고 실험도 많이 해봤습니다.

보건소에서 자리가 나서 처음에는 35시간 일하고 정시퇴근이 가능한 곳에서 업무를 시작했습니다. 아이를 낳고 키우면서 쉬려는 생각을 하고 있을 때, 지금의 근무지에 자리가 나서 일을 계속 해오고 있습니다.

Q. 정말 쉬지 않고, 다양한 경험을 하셨네요! 당시에 근무환경에 비해 지금은 많이 개선되었네요. 후배들에게 해주고 싶은 말이 있다면?

얘기를 하면 왠지 꼰대가 된 것 같은 느낌이네요.(웃음)

확실히 병원마다 차이는 있겠지만, 제가 100만 원 받으면서 다니던 때에 비해 대체적으로 근무환경은 많이 개선된 편이지요. 그렇게 많은 변화가 있었던 만큼 젊은 응급구조사 선생님들의 생각도 꽤 달라진 것 같아요. 저는 내가 손해보더라도 좋게 넘어가자는 마음이 들 때도 있고, 한편으로는 꼭 내 일이 아니더라도 어렵지 않은 부분은 도울 수도 있다고 생각해요. 그런데 요즘 선생님들은 본인의 의사도 분명하게 얘기할 줄 알아요. 좋은 것이지요. 그런데 절대 손해보려 하지는 않는 경향이 있는 듯해요. 나쁘다가 아니라 다르기에 생각차가 있는 사람들끼리 서로 섞여 있으니 잔잔한 문제가 발생하는 것 같아요.

사회생활을 하다 보면, 근무지에 따라 환경도 다르고 분위기도 다릅니다.

일은 어렵지 않은데, 사람과의 관계가 중요합니다. 그 관계를 유지하기 위해서는 내가 좀 손해보더라도 손해본 것 같더라도 베풀다 보면 되돌아오는 경우가 많은 것 같습니다.

다만, 뭔가 되돌려 받기 위한 마음이 조금이라도 있다면 베푸는 것이 아닙니다. 서로 마음을 열어 관계를 맺는다는 것은 생각보다 쉬운 일이 아닙니다. 그것도 상하관계, 보이지 않는 질서가 존재하는 세계에서는 더욱 그렇습니다. 진실하게 대하고, 조건 없이 베풀고, 핑계대지 않는다면 보다 관계를 쉽게 맺을 수 있습니다.

좋은 사람을 많이 사귀려면 내가 좋은 사람이 되어야 합니다.

05. 응급환자 이송업에서의
응급구조사의 역할과 방향

EMS 보람 / 김동준

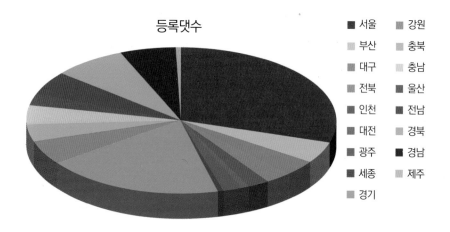

등록댓수

■ 서울　■ 강원
■ 부산　■ 충북
■ 대구　■ 충남
■ 전북　■ 울산
■ 인천　■ 전남
■ 대전　■ 경북
■ 광주　■ 경남
■ 세종　■ 제주
■ 경기

2021년 2월 기준으로 우리나라에 응급환자 이송업체 소속의 차량은 전국적으로 1,084대입니다.

지역별 분포는 다음과 같습니다. 서울 323대, 부산 53대, 대구 35대, 인천 30대, 광주 25대, 대전 7대, 울산 22대, 세종 5대, 경기 204대, 강원 57대, 충북 42대, 충남 44대, 전북 31대, 전남 53대, 경북 86대, 경남 62대, 제주 5대입니다.

우리나라는 훌륭한 의료제도 테두리 안에서 국민들이 안전하게 보호받고 있다고 생각합니다. 특히나 응급한 상황에서 국가가 운영하는 119를 통해 무료로 가까운 의료기관으로 이송도 가능하며 대불제도 등을 통해 당장 돈이 없어도 병원 진료도 가능합니다.

또한 기초수급자들이나 차상위계층도 응급진료를 받을 수 있는 제도가 훌륭히 마련되어 있다고 봅니다. 미국은 보험에 따라 막대한 치료비로 의료기관을 제대로 이용할 수 없는 경우도 있고 주마다 구급대를 운영하는 주체가 달라 보험이 들어 있지 않은 경우 구급차를 한번 이용하는 데에도 막대한 비용이 청구되어 파산에 이르는 경우도 있습니다.

우리나라의 응급이송체계는 아주 훌륭하나 모든 환자가 모든 상황에서 119를 통해 무료로 이송서비스를 제공받는 것은 아닙니다. 현장에서 응급환자가 발생한 경우 119는 가까운 의료기관으로 무료로 이송합니다. 국가가 세금으로 운영하는 덕택에 양질의 응급구조사를 보유하고 훌륭한 퀄리티의 이송체계의 한 축을 이루고 있습니다.

국내는 119를 제외한 모든 구급차는 유료입니다. 그 중에 가장 많은 비율을 가진 이송업체도 환자를 이송하는 본질은 119와 다르지 않다고 생각합니다.

이송업체는 비응급만 이송하는 게 아니기 때문에 이송업체에 있는 응급구조사도 결코 퀄리티가 떨어져서는 안 됩니다. 간혹 119는 전부 응급환자만 이송하고 이송업체는 비응급 환자만 이송한다고 잘못 생각하는 경우가 많습니다. 119도 비응급의 비율이 상당합니다. 오히려 이송업체가 대학병원이나 종합병원과 위탁운영 중인 업체라면 응급환자의 비율이 더 많을 수도 있습니다. 이송업체 소속 구급차가 외래 방문하는 비응급환자만 이송하고 정신질환을 가진 환자 그리고 고인만 이송한다고 생각하고 응급과 전혀 관계가 없다고 잘못 생각하는 경우가 많습니다.

이송업체에서 일하는 응급구조사나 119 구급대원이나 기본 덕목은 다르지 않다고 봅니다.

기본적인 응급처치 및 출동기록지 작성은 기본입니다.

병원간 이송이 많기 때문에 약물에 대한 지식도 필요합니다.

이송 중엔 대부분 혼자 환자를 봐야 하기 때문에 실력과 정확한 판단력 또한 필요합니다.

왜냐하면 119가 가까운 의료기관으로 환자 이송을 완료했지만 해당 의료기관에서 병실 문제나 의료진의 부재 의료기관의 규모나 시설사정으로 환자를 처치하지 못하거나 입원이 불가능할 경우 이때 민간업체의 구급차나 병원의 구급차를 이용하게 됩니다. 이런 경우 응급상황인 경우가 대부분일 것입니다. 또한 응급상황에서 환자나 보호자가 원래 다니던 병원을 무조건 방문하기를 원하는 경우 거리가 멀어도 이송을 해야 하는 상황도 생깁니다. 물론 환자의 상태를 보고 이송을 할지 가까운 의료기관으로 가야 할지의 판단도 응급구조사가 내려야 합니다. 이러한데도 이송업체 소속의 응급구조사는 실력이나 지식이 떨어져도 된다고 생각하면 그건 크나큰 잘못입니다.

사실 병원의 구급차는 무늬로만 세워 두는 게 현실이고 실제 운영하는 병원에서도 투석 환자 등의 무료 이송 등으로 이용하지 실질적으로 응급환자 이송건은 현저히 적습니다.

대학병원 등 규모가 큰 의료기관은 보통 이송업체와 위탁계약을 맺고 대리운영을 시킵니다. 이유는 이송업을 운영해봐야 적자만 날 것이 뻔하기 때문입니다.

현재 이송업체들은 특수구급차를 기준 10 km까지 기본료 75,000원으로 1 km 추가당 1,300원을 받고 있습니다. 예를 들어 설령 경기도 포천시에서 택시를 타고 부산을 가면 택시비가 더 비쌉니다.

구급차는 오로지 거리로만 비용을 받을 뿐 소요된 시간은 고려하지 않으며, 장비나 소모품 사용에 대한 비용 또한 전혀 청구할 수 없습니다. 이러다 보니 이송업체에 취업해 있는 응급구조사의 대우 자체가 현저히 떨어질 수밖에 없는 것입니다. 대부분의 응급구조사들은 이송업체에서 좋은 대우를 받지 못하는 것이 업체 대표의 횡포 때문이라고 생각하지만, 사실은 출발점 자체에 문제가 있는 셈입니다.

회사는 수익이 나야 높은 대우와 급여를 제대로 줄 수 있습니다. 하지만 택시보다 싼 비용에 구급차가 제대로 운영이 될 리가 만무합니다.

응급환자의 경우 의료기관에 도착하여 침상이나 병실이 날 때까지 몇 시간을 대기하기도 합니다. 하지만 이에 대해 비용을 청구할 수 없습니다. 제세동기를 사용하면 패치를 사용하게 되는데 이 패치가격만 10만 원을 호가합니다. 이러하다 보니 실제 출동을 나가는 게 오히려 적자인 경우가 발생하는 것입니다.

응급구조사는 이송업체를 향해 비난을 날릴 때가 아닙니다. 현재 이송업을 이렇게 만든 정부와 해당부처에 강력히 항의하여 제대로 운영할 수 있게 해놔야 이송업체에 취업한 응급구조사의 위상이 높아질 수 있다고 봅니다. 그렇게 하여 수가 등이 높아진 후에도 현재와 다름이 없다면 그땐 강력한 제제를 통하여 업체를 운영하지 못하도록 해야 한다고 생각합니다.

어느 순간부터 우리나라에서 최고로 선망받는 직업군 중에 하나가 공무원이 되었습니다.

응급구조사들도 이를 피해 가지 못했습니다.

정년까지 안정적인 직장이 많지 않기에 우리 응급구조사들도 대부분 소방에 합격하길 기대합니다.

하지만 경력을 채워야 하는 이유로 의료기관 및 이송업체에 취업을 하는 경우가 있는데 대부분 2년의 짧은 경력만 채우고 그마저도 이직률이 대단히 높은 관계로 응급구조사의 입지는 현저히 낮습니다. 그리하여 더욱더 인력은 소방으로 몰리게 되는 거라고 없다고 생각합니다.

현재 응급의료법에 의하면 이송업체에 등록된 구급차가 전부 특수구급차라고 예를 들면 구급차당 2명의 응급구조사가 필수인력입니다.

현재 총 1,084대가 등록되어 있으니 응급구조사 전체 2,168명의 응급구조사의 일자리가 확보되는 셈입니다. 이는 결코 적은 숫자가 아닙니다.

2019년 응급구조사 보수교육 실시(총 15,819명/1급 8,948, 2급 6,871명) 중 2,168명이라면 상당한 비율을 소화할 수 있습니다.

그러나 대부분의 응급구조사는 이송업체의 취직을 꺼려하는 게 현실입니다.

현재 이송업은 보건복지부의 무관심으로 또 법의 테두리 안에서 보호받지 못하고 있습니다.

2014년도에 119가 발표한 119 구급대 1회 출동에 소요되는 비용이 대략 46만 원이라고 소방청에서 발표한 내용이 있습니다. 앞서 말했지만 이송업체는 기본료

75,000원을 받고 있습니다.

　이송료는 환자에게 부담이 되면 안 된다고 생각합니다. 하지만 이는 회사의 이익과 밀접한 관계가 있습니다. 의료보험을 적용시키든지 아니면 다른 방안을 빠른 시일 내에 만들어야 한다고 생각합니다.

　허나 개인적인 생각으로 저는 응급구조사의 잘못도 있다고 봅니다.

　안정적인 직장, 그리고 높은 월급만 바라고 있습니다.

　이송업은 응급구조사에게 블루오션이라고 생각합니다.

　기존의 업체가 있고 경쟁은 필수이겠지만 응급구조사들은 똘똘 뭉쳐 이송업에 도전을 해야 한다고 봅니다. 왜냐하면 의료기관은 의사만 개설이 가능하고 약국은 약사만 개설이 가능합니다. 하지만 이송업체는 아무나 돈이 있다면 누구나 개설이 가능합니다.

　이송업체의 여러 가지 문제점들을 해결하는 방안 등을 고심하고 한뜻으로 목소리를 내어 응급구조사들의 터전으로 만들었다면 지금보다는 이송업의 상황이 조금쯤 낫지 않았을까 생각해봅니다.

　응급구조사들은 소방에만 목을 메었고 그러다 보니 병원이나 이송업을 등한시한 게 사실입니다.

　대부분 어쩔 수 없는 상황에 경력을 위해, 혹은 대학병원이나 소방에 합격하기 전까지 잠깐 있는다고 생각합니다. 그러하다 보니 업체나 의료기관에서도 솔직히 대우를 잘 해 줄 필요가 없는 것입니다.

　물론 현재 이송업체 모두가 잘못된 관행과 대우를 한다고 생각하진 않습니다. 최선을 다해 응급구조사의 처우에 대해 또 환자를 위해 노력하는 업체들도 있을 것입니다.

　하지만 응급구조사들은 이송업을 위해 아무 노력도 하지 않았다고 생각합니다. 그저 욕만 하기 바빴을 뿐 아무도 '왜'라고 생각하지 않았습니다.

　일부 응급구조사들은 이송업체 대표들이 돈을 많이 버는데 응급구조사의 페이 등을 적게 주고 폭리를 취한다고 생각합니다. 하지만 그렇게 불평은 하면서 정작 본인들이 직접 운영을 하려고 들지는 않습니다.

　본인들도 적자가 나고 운영이 힘들다는 건 알고 있다는 게 맞습니다. 그러니 위험부담을 가지긴 싫은 것이고 다만 취업했을 때 많은 급여를 받기 원하고 경력을 쌓기 원합니다. 결국 이송업에 관심이 없고 오로지 소방이 목표이기 때문이라고 생각합니다.

이제라도 응급구조사들이 나서서 우리나라 EMS 환경을 위해 또 우리 응급구조사의 양질의 일자리를 위해 노력해야 한다고 생각합니다.

앞으로 많은 일자리 등이 AI 등으로 대체된다 하더라도 현장에서 응급구조사의 중요성은 줄어들 리 없으며, 오히려 더욱 높아질 거라고 예상합니다.

무엇이 진짜 응급구조사 전체를 위한 방향일지에 대해 깊이 고민해 볼 필요가 있습니다.

현실에 불평만 하지 말고 도전하는 마음으로 내일을 향해 달리면 누구라도 목표를 달성할 수 있다고 믿습니다.

KEEP CARM I'M A PARAMEDIC

06. 초심을 잃지 않는 EMT

울산소방본부 119구급대원 / 안신욱

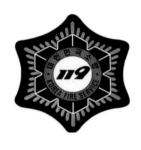

　　제가 소방공무원으로 근무한 지도 어느새 16년이 넘어가고 있습니다. 그동안 수많은 현장 속에서 좌절과 노력을 벗 삼아 살아왔습니다. 그 덕분에 이제는 후배를 이끌어줄 수도 있는 선배로 성장한 것 같습니다. 하지만 처음부터 소방공무원이 된 것은 아닙니다. 구급대원이 되어 현장에서 많은 생명을 살리겠다는 목표와는 달리 스물네 살에 응급구조학과를 졸업한 저는 자격증을 취득하여 병원에 입사했습니다. 이것이 저의 첫 사회생활이었습니다.

　　병원 근무는 학생 때 책에서 배운 내용과는 달랐습니다. 기대했던 것과 달리, 하나부터 열까지 모든 게 어렵기만 했고 서툰 내 모습이 두렵기까지 했습니다. 저는 임상에 필요한 지식과 술기를 공부해야 했습니다. 같이 근무하던 의사 선생님의 뒤를 졸졸 따라다니며 지식을 배우고 시간이 날 때마다 스스로 공부하는 나날을 이어 나갔습니다.

　　어느덧, 두렵기만 했던 처음과는 달리 저는 금방 배운 것을 팀원에게 공유할 수 있는 정도가 되었습니다. 조금씩 성장하는 게 느껴졌고 그런 모습이 스스로 대견했습니다. 그 과정에는 은인이 있었습니다. 저의 우상이자 롤모델인 흉부외과 원장님입니다. 그는 환자에 대한 사랑과 흉부외과 의사에 대한 자부심이 남달랐던 분이었습니다. 또 응급구조사들이 사람을 살리고 싶어 하는 마음마저 하나하나 놓치지 않고 보살피며 미래까지 응원해주신 제게는 정말로 고마운 분이셨습니다. 새로운 도전이었던 병원 일과 목표였던 구급대원의 삶까지 그와 함께 한 기억이 없었다면 아마도 지금의 저는 없었을지도 모르겠습니다.

2년의 시간이 흘러 저는 병원을 그만두고 소방공무원 시험을 준비했습니다. 다행히 2005년 9월, 저는 울산소방에 최종 합격할 수 있었습니다. 나 자신과 아버지, 어머니, 누나에게 크나큰 선물을 한 것 같아 뛸 듯이 기뻤습니다.

그러나 기쁨도 잠시였습니다. 임용한 날부터 제 머릿속에는 어떻게 하면 많은 사람을 살릴 수 있을까, 라는 고민이 저를 사로잡았습니다. 병원과 현장은 사뭇 달랐기 때문입니다. 현장은 늘 변하고 위험요소가 잠재되어 있어 많은 경험과 현장 지식을 토대로 구급활동을 해야 합니다. 또 현장에 맞는 술기까지 필요했지만, 누구 하나 물어볼 선배도 없이 혼자였습니다. 저는 병원에 있을 때보다 더 많은 공부를 했습니다. 실전 감각을 익히고 현장에서 실수하지 않기 위해 마네킹을 가져다 놓고 실습을 하며 궁금한 점은 책을 사서 일일이 찾아보았습니다. 한계에 부딪힐 때도 있었지만 롤 모델이었던 흉부외과 원장님을 보며 다짐했던 좌우명을 떠올리며 다시 일어섰습니다.

'절대 초심을 잃지 않는 응급구조사가 될 거야.'

16년이 지난 지금도 마찬가지입니다. 항상 후배들과 팀 훈련 및 교육을 통해 어떤 상황 속에서도 환자의 생명을 살릴 수 있도록 노력합니다. '찰나의 시간'이 누군가를 살릴 수도, 죽일 수도 있다는 것을 몸소 많이 겪었기 때문입니다.

2018년 4월의 어느 날, 울산의 한 도로에서 버스 대 승용차 교통사고가 일어났습니다. 40여 명이 넘는 다수의 환자가 발생한 큰 사고였습니다. 현장에 도착해보니 도로는 마비 상태였고, 외관이 심하게 찌그러져 연기를 뿜어내는 버스에는 아직 탈출하지 못한 승객이 많았습니다. 후착 구급대원이었던 저는 즉시 현장을 통제하고 임시현장 응급의료소의 운영을 시작했습니다. 중증도 분류를 통해 환자를 '긴급·응급·비응급·지연'으로 나누었고, 다수사상자에 관한 이렇다 할 사례가 없었던 울산소방에서 나름 체계적인 구급활동으로 많은 환자를 효율적으로 이송할 수 있었습니다.

저는 이때의 일이 소방관으로 살며 겪은 일 중에 가장 기억에 남는데, 이처럼 성공적으로 현장 활동을 마무리할 수 있었던 이유가 바로 노력에 있다고 생각합니다. 당시 저는 다수사상자에 관한 공부를 하고 있었고 곧 유럽으로 대량재해 관련 연수까지 떠날 예정이었습니다. 때로는 노력의 땀방울을 의심한 적도 있었지만, 젖은 땅이 굳어 마침내 단단해지듯 노력은 결국 나를 도왔고 동료를 도왔습니고 시민을 도왔습니다.

현재 저는 10개의 하트 세이버, 2개의 브레인 세이버, 1개의 트라우마 세이버를 보유 중입니다. 임용한 날부터 지금까지 구급대원으로 최선을 다한 것이 실제로 시민의 삶에 보탬이 되어 기쁩니다. 또 그동안 해온 노력으로 BLS · ACLS · PHTLS 등의 강사 자격증을 취득하여 대학교 · 산업체 · 소방학교 등에서 강의를 나가고, 구급 지도관으로서 울산 구급의 발전과 후배양성을 위해 힘을 쓸 수 있어 자랑스럽습니다.

후배들에게, 꼭 전하고 싶은 말이 있습니다.

초심을 잃지 않는 구급대원이 되자.
현장에 답이 있습니다. 그 답은 정답이 아닌 해답입니다.
백 번 연습하면 한번 성공할 수 있습니다.
준비가 되어있지 않으면 환자에게 다가가기 어렵습니다.

자만하지 말자.
우리는 환자의 생명을 존중해야 하는 구급대원입니다.
'저는 경력이 있으니까……'과 같은 자만은 절대 금물입니다.

의학적인 학술은 하루가 다르게 변하고 최신 술기는 과학적인 근거를 바탕으로 계속 발전하니 꾸준한 자기계발을 통해 환자에게 다가가야 합니다. 이런 말을 하면 후배들에게 꼰대라는 말을 들을 수도 있겠지만, 우리는 환자의 생명을 보호하는 파수꾼으로 더욱더 노력해야 합니다.

병원에서부터 현장까지 18년을 응급의료체계에 몸을 담고 있지만 저도 부족한 점이 많습니다. 앞으로 얼마나 더 구급대원 일을 할 수 있을지 모르겠지만 힘닿는 곳까지 최선을 다하고 싶습니다. 현장에서 부족한 부분을 어떻게 채울 수 있을까, 라는 고민을 아직도 합니다. 저는 꿈꿉니다. 현장 중심적인 환자 케이스 시나리오를 경험할 수 있는 구급교육센터를 만들고 싶다고 말입니다. 그리하여 전문 지식과 과학적인 근거를 바탕으로 응급처치 공통 교안을 제작해 많은 후배에게 질 높은 교육을 해주는 것입니다. 저는 제가 초심으로 다졌던 '현장에서 많은 사람을 살리겠다'는 목표를 후배들과 나누고 싶습니다. 이러한 더 큰 꿈을 이루기 위해 언제나 앞장서겠습니다.

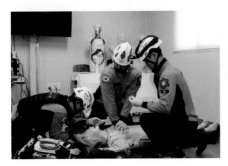 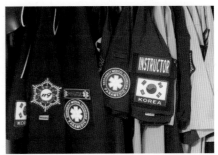

나는 대한민국 응급구조사다.

나는 구급과 응급의학을 사랑하는 뼛속까지 응급구조사다.

환자의 생명을 존중하고 응급구조사의 본질을 잃지 않는, 초심을 잃지 않는 그런 구급대원이고 싶다. 대한민국 EMT 파이팅!

07. 공부를 더하고 싶다고?
의학박사가 되는 길

서정대학교 / 최욱진

　누군가의 미래를 결정하는 데 도움이 되는 것은 정말 어려운 것이라 감히 용기가 나지 않지만 지금 막 응급구조사란 직업을 선택한 후배님들 중 저와 유사한 고민을 하는 사람이 있다면 조금이나마 도움이 되었으면 좋겠습니다.

　대학원 진학하려고 하는 이유는 여러 가지가 있을 것입니다. 그러나 진학하려고 하면 다음의 질문에 대답이 어렵지 않아야 할 것 같습니다.

"대학원에 진학하는 이유가 무엇인가?"

　이런 질문에 바로 답을 주지 못하거나 망설이는 분들께 몇 가지 조언을 하고자 합니다.

'이상한 나라의 앨리스'에 이런 구절이 있습니다.

앨리스: 내가 어디로 가야 하는지 길을 알려 줄래?
고양이: 그건 네가 어디로 가고 싶은가에 달렸지.
앨리스: 난 어디든 상관없어.
고양이: 그렇다면 어느 길로 가든 상관없잖아?

대학원이 아니더라도 마찬가지겠지만 석사나 박사 학위를 취득하려면 명확한 지향점이 있어야 합니다. 생각보다 훨씬 더 많은 노력과 시간과 금전적인 투자가 필요하고 도중에 포기한다면 그간의 투자가 물거품이 되기 때문입니다.

대학원에 진학하려는 명확한 목표와 이유를 찾았다 해도, 또 다른 몇 가지 고민에 빠질 수 있습니다. 먼저 대학을 선택해야 하고, 같은 대학에서도 일반대학원, 특수대학원 중에 선택해야 할지도 모릅니다. 그리고 전일제/비전일제라는 옵션도 있습니다. 다행히도 현재 응급구조학과가 있는 대학 중 석사과정(8개 대학)과 박사과정(3개 대학)을 모집하는데 대부분 일반 대학원이고, 비전일제라서 직장을 다니면서 수업이 있는 특정 요일에만 학교를 갑니다.

저는 응급구조과라는 전공이 전문대에만 있던 시절에 졸업했습니다. 이후 응급구조학과에 편입하여 졸업하고 일반대학원 응급구조학과 석사를 마친 후 일반대학원 의학과에 입학하여 부끄럽지만 졸업은 하지 못하고 수료한 상태입니다.

애석하게 그 당시에는 응급구조학 박사과정이 없어 유사학문인 의학과로 진학을 했는데, 현재는 의학과 박사과정에는 의사(MD, Medical Doctor)만 모집하는 경우도 있으니 모집요강을 잘 확인해야 합니다. 의학과에서는 따로 직장을 다니지 않고 지도교수님 연구실에서 근무하며 수업을 듣는 전일제도 있으니 확인이 필요합니다. 참고로 적지 않은 학생들이 문의를 하는데, 의과대학을 졸업하고 의사 국가시험에 합격해야 의사가 되는 것이지 의학과 박사과정을 졸업한다고 해도 의사가 되는 것은 아닙니다.

응급구조학 석사과정은 일반적으로 4학기 동안 해당 학점을 모두 이수하고 석사논문을 쓰고 심사를 통과하면 학위를 받고 졸업합니다. 이때 학점은 모두 받고 논문 심사는 통과하지 못한 상태를 '수료'라고 합니다. 박사과정은 학점을 모두 이수하고 졸업을 위한 별도의 전공졸업시험과 과정에 따라 외국어 시험 등이 추가로 있는데 모두 합격해야 하며, 과정마다 많이 다르지만 본인이 주 저자이고 지도교수가 교신 저자인 논문 2편 등 학위논문 심사를 받기위한 각 학교별 조건을 충족해야 학위논문 심사가 가능하니 꼼꼼히 확인할 필요가 있습니다. 박사과정 학점은 모두 이수하고 학위 논문 심사에 통과하지 못한 상태를 박사 '수료'라고 합니다.

어렵게 석사학위 및 박사 학위를 취득한 목적이 교수가 되는 것이라면 교수채용 공고를 자주 확인해야 합니다. 교수채용 공고를 확인하기 위해 많은 교수들이 확인하는 곳이 '**브레인넷' 이라는 사이트인데, 많은 학교에서 교수채용 공고를 내는 곳입니다. 이곳에서 본인이 원하는 학교가 어떤 자격을 원하고 언제쯤 공고를 내는지 모니터링 할 수 있습니다.

응급구조과는 1995년 처음 전국에 10개 학교에서 신입생을 모집하여 현재는 매년 약 1,500여 명의 새로운 1급 응급구조사가 탄생하고 있습니다. 모든 대학의 미래가 밝진 않지만 열정과 에너지가 넘치는 응급구조사라면 미래를 위해 응급구조과 교수의 길도 생각해 보길 바랍니다.

08. 미국유학과 Paramedic
그리고 미군부대의 삶

주한미군 / 유은지

👤 1) Paramedic을 도전하게 된 계기

　제가 졸업할 당시에 1급 응급구조사들이 취업하는 곳은 주로 병원 아니면 소방이었습니다. 당시, 저는 소방보다 병원에 관심이 있어서 졸업 후 대학 병원 몇 군데를 지원하였으나 떨어졌습니다. 졸업 학점도 높은 편이고, 자격증도 많았는데 서류에서 탈락해버리니 더 이상 희망이 없다고 생각했습니다. 하루는 대학병원과 소방에서 근무하는 선배들과 식사 자리를 가졌습니다. 대학 병원에 근무하고 있던 선배에게, 병원에 취업하고 싶다고 이야기하니 극구 말리면서 소방을 가라고 하더라구요. 그런데 그 말을 듣고 있던 소방관 선배는 극구 말리면서 대학 병원에 가라고 했었죠. 그래서 제가 두 선배에게 동시에 "선배들이 다시 제 나이로 돌아간다면 무엇을 하고 싶으세요?" 라고 물었더니, 두 선배의 대답은 신기하게도 같았습니다.

"내가 너 나이로 다시 돌아간다면, 미국으로 paramedic 유학을 가보고 싶어"

　그날 식사 자리를 끝내고 집으로 돌아오는 버스 안에서 참 많은 생각을 했던 것 같습니다. 평소 같으면 그냥 한 귀로 듣고 흘렸을텐데, 그날은 유독 선배들의 마지막 말이 귓가에 맴돌았습니다. 저는 응급구조학이 너무 좋았습니다. 그래서 응급구조사로서 후회하는 삶을 살고 싶지 않았죠. 선배들의 그 마지막 말 한마디에 제가 유학을 결정하게 되었습니다.

2) 유학준비 과정 및 필요한 것들

사실 유학을 결정하는 데 있어 가장 걱정이었던 것은 영어와 돈이었습니다. 교수님들의 추천으로 대학 조교로 취업을 했고, 첫 월급을 받자마자 적금통장 개설과 영어학원에 등록을 했습니다. 그렇게 약 1년 6개월을 준비했습니다. 따라서, 유학 초기 비용은 낼 수 있을 정도의 저축은 성공했으나, 불행히도 영어 실력은 제자리였습니다.

저를 포함한 제 주변에도 유학을 간 사람이 없어서, 저는 유학원의 도움을 받았습니다. 사실, 유학원이 비싸다는 이야기를 많이 들어서 아예 생각하지도 않았습니다. 그러다 우연히 어느 유학원 홈페이지를 들어갔는데 무료 입학 수속이 가능한 대학들 목록이 있더라구요. 그래서 저는 그 대학 리스트를 하나씩 인터넷에 검색해보면서 해당 학교에 paramedic 학과가 있는지, 없는지 찾아봤습니다. 다행히 유학 입학 준비는 유학원의 도움으로 어려움 없이 잘 진행했습니다.

3) 유학과정 중 어려움

시간이 지남에 따라 영어 실력은 자연스레 향상되었습니다. 덕분에 언어로 인한 재밌는 일화는 많았어도, 어려움은 없었습니다. 유학 과정 중 가장 발목을 잡았던 것은 돈이었습니다. 유학 초기 자본을 어느 정도 만들어 왔지만, 생각보다 유학 생활이 길어지면서 부모님께 도움을 요청할 수밖에 없었죠.

부모님도 대출까지 받아가면서 저의 유학 생활을 적극적으로 도와주셨습니다. 하지만 학교 졸업을 1년 앞둔 상황에서 부모님께서는 더 이상 유학 비용 지원이 힘드니 이제 귀국해야 할 것 같다고 말씀하셨죠. 참 고민이 많았던 시기였습니다. 1년 뒤에 정말 유학 생활이 끝날 것이라는 보장도 없었고, 지금 귀국하면 미국에서 보낸 시간과 비용은 무의미했기 때문입니다. 하지만, 부모님께 더 이상 부담을 드리긴 싫었습니다. 부모님도 편하게 노후생활을 즐기실 나이였지만, 늦둥이 딸 때문에 고생하시는 게 너무 마음이 아팠기에 중도 귀국을 결정했습니다.

유학 결정보다 더 어려웠던 것이 귀국 결정이었습니다. 과연 어떻게 하는 것이 좋을지 고민하던 찰나에 제가 가장 의지했던 모교 교수님으로부터 전화가 왔습니다. 교수님께 이런 저런 말씀을 드리니, 감사하게도 교수님께서는 제가 유학 비용을 스스로 마련할 수 있도록 방안을 제시해 주셨습니다. 응급구조학 교재를 출간하는 출판사와 계약을 맺고, 교재 번역을 하면서 유학 비용을 마련할 수 있었죠. 덕분에 유학 생활도 잘 마무리할 수 있었습니다.

☞ 4) paramedic 시험

우선 Paramedic 학과에 들어가기 위해서 필요한 교과목(prerequisite)들을 약 4학기에 걸쳐 수강해야 합니다. 이 교과목에는 EMT, 구급차 운전, 상황실, 소방 구조, 수학, 심리학, 해부생리학 등이 있으며, 이 교과목을 다 수강해야만 Paramedic 학과에 지원할 수 있는 자격이 주어집니다.

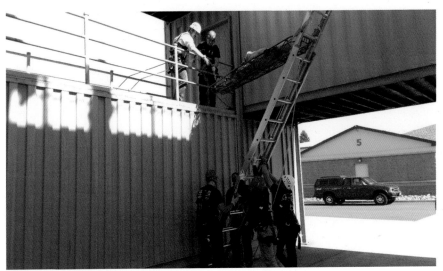

소방 구조 수업 중 일부

Paramedic 학과에 들어가기 위해서는 서류 심사, 신체 검사, 시험, 논술, 면접을 통과해야 합니다. 매년 20명의 학생들을 선발하는데 저 때는 100명이 지원했던 걸로 기억이 납니다. 제가 다녔던 학교의 paramedic 수업은 총 4학기로 구성되어 있는데, 매주, 매달, 매 학기마다 시험을 칩니다. 이 시험의 결과를 종합하여 학기 마지막에 교수님들과 상담을 하게 되며, 시험에서 낮은 점수를 받으면 다음 학기를 등록할 수 없습니다. 그리고 다시 1학기부터 시작해야 하죠. 마지막 4학기는 인턴쉽입니다. 한 달에 한 번 학교에 가서 시험을 치는 것 외에는 구급대(EMS)에서 근무를 합니다.

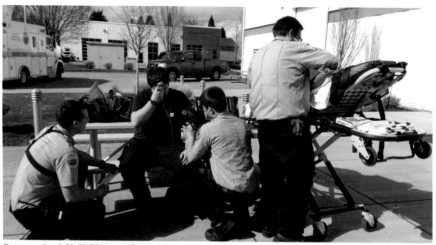

Paramedic 수업 중 일부 - 3학기 시뮬레이션 수업 중

인턴쉽은 기간으로 책정되는 것이 아니라, 술기 횟수로 책정됩니다. 다시 말하자면, Paramedic 국가고시를 치르려면 NREMT 혹은 주(state)에서 정한 기준의 술기 횟수를 채워야 합니다. 예를 들어, 성인 환자 평가 50회, 노인 환자 평가 20회, 소아 환자 평가 10회, 기관내삽관 50회, 정맥로 확보 100회 등과 같이 해당 횟수를 모두 채워야 인턴쉽이 종료됩니다.

졸업식 날짜와 상관없이, 이 횟수를 채울 때까지 인턴쉽은 이어집니다. 따라서, 졸업을 한 후에도 이 횟수를 채우기 위해 인턴쉽을 계속 해야 하는 거죠. 이 횟수를 채워야만 국가고시를 볼 수 있는 자격이 주어지거든요. 저는 다행히 매우 바쁜 곳으로 인턴쉽을 갔기 때문에, 졸업식 전에 해당 횟수를 모두 다 채울 수 있었습니다.

미국 paramedic 국가고시는 개인이 시험기관(PEARSON testing center)에 예약을 잡은 후 시험을 치를 수 있습니다. 좋은 점은 한 번 떨어지면 1년을 기다릴 필요 없이 한달 뒤에 칠 수 있다는 점이죠. 하지만 안 좋은 점은 두 번 떨어지면 모교의 학과장님께 서명을 받아서 소명자료를 제출해야 하고, 세 번 떨어지면 다시 paramedic 학과에 1학기부터 입학해야 한다는 점입니다.

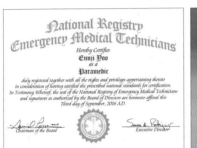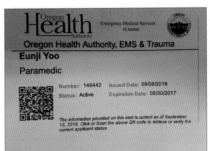

왼쪽: NREMT Paramedic 면허인증서. 오른쪽: 오리건 주 Paramedic 면허인증서

5) 미군부대의 삶

귀국 후 저는 현재 주한미8군 의무사령부, 캠프 험프리스(평택)에서 Paramedic/1급 응급구조사로 근무하고 있습니다. 캠프 험프리스는 해외에 있는 미군 기지 중에서 가장 큰 규모(여의도의 약 5.5배)로, 미군, 미군가족, 한국군, 근로자 등을 포함하여 약 35,000명이 거주하거나 근무하고 있습니다.

저는 주한미군에 가장 처음에 채용된 응급구조사 중 한 명으로서, 미국에서의 경험을 바탕으로 미군기지 내 응급의료체계를 만드는 데 일조했습니다. 따라서 제가 근무하는 험프리스 EMS는 미국의 시스템과 거의 동일하게 운영되고 있습니다.

험프리스 EMS에서는 연간 약 700-800건의 구급 출동이 발생하며, 경미한 환자부터 중증 환자까지 케이스가 다양합니다. 현재는 저를 포함하여 총 6명이 험프리스 EMS에서 1급 응급구조사로 근무하고 있습니다. 다른 자격들도 물론 중요하지만, 주한미군에서는 영어가 제일 중요합니다. 구급 활동뿐만 아니라, 교육 및 행정일도 전부 영어를 사용하기 때문입니다.

국내에 주한미군 기지는 여러 곳이 있지만, 현재는 평택, 왜관, 대구 기지에만 1급 응급구조사가 근무하고 있습니다. 왜관과 대구는 기지 내 클리닉에서 근무하며, 평택은 기지 내 소방서에서 근무하고 있습니다. 주한미군 한국인 직원 채용과 관련해서는 https://portal.chra.army.mil/를 참고하시기 바랍니다.

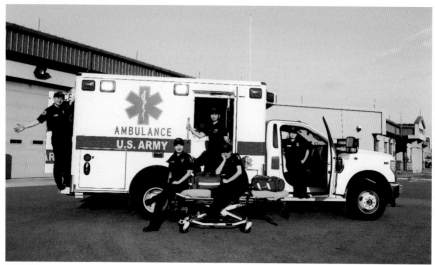

험프리스 EMS-2019년

용어정리

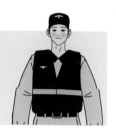

📖 정액낭염(busitis)
관절끼리 마찰을 줄이기 위해 분비되는 윤활액이 들어있는 점액낭에 염증이 생기는 질환

📖 반회신경
갑상선 뒷면에 소리를 내기 위해 중요한 역할을 하는 후두신경

📖 체인스토크 호흡(Cheyne-Stokes)
호흡의 깊이가 규칙적으로 증감하며, 무호흡기가 교대하는 호신경 중추장애에 의한 호흡

📖 가좌호흡(orthopnea)
심부전증에서 나타나는 특징적인 호흡곤란으로 환자가 누워있을 때 나타나는 호흡곤란을 말합니다. 누워있을 때 호흡곤란을 호소하지만 서있거나 앉은 자세 등으로 바꾼 경우 호흡곤란이 완화됩니다.

📖 망상적혈구
미숙한 적혈구로 골수에서 생성되고 성숙한 뒤 만 하루 정도 혈관을 타고 다니다가 완전히 성숙한 적혈구가 됩니다. 급성 출혈 시 적혈구 생성이 갑자기 많이 필요할 때, 혈액속 망상적혈구의 수가 증가하게 되어 빈혈의 원인을 감별하는 데 사용됩니다.

📖 탄닌(tannin)
아주 떫은 맛을 내는 폴리페놀의 일종으로서 식물에 의해 합성되며 단백질과 결합하여 침전시킵니다.

📖 저색소성 빈혈(microcytic hypochromic anemia)
적혈구 내의 헤모글로빈의 비율이 정상치보다 현저히 낮은 상태

📖 대구성빈혈
비타민 B12나 엽산의 부족에 의해 거대적 모구 빈혈로 나타나거나 만성 간질환, 알코올 및 골수 형성이상증후군 등과 동반되어 나타날 수 있는 빈혈의 종류

🔖 마크로퍼지
면역을 담당하는 백혈구들 중 기본 세포로 백혈구의 부모에 해당되는 대식 세포

🔖 흉선(thymus)
가슴부위 종격동 앞쪽에 위치하는 면역기관으로 T림프구를 생성하며, 사춘기에 가장 커졌다가 성인이 되면서부터 점차 퇴화합니다.

🔖 저항성(insulin resistance)
특히 제2형 당뇨병에서 인슐린 저항성은 다양한 원인에 의해서 혈당을 낮추는 인슐린의 기능이 떨어져 세포 및 물질대사 측면에서 결국 포도당 균형을 효과적으로 다루지 못한 것을 말합니다.

🔖 당화혈색소(HbAlc)
장기간 동안 혈중 포도당(혈당) 농도를 알기 위해 사용하는 혈색소의 한 형태로 높은 혈중 포도당 상태에 혈색소가 노출되면서 형성되는 것

🔖 Beck's triad
심낭압전을 나타내는 3가지 징후

🔖 분절(segmental)
사물을 마디로 가르는 것

🔖 골염발음(bony crepitus)
뼈끼리 부딪히며 나는 소리

🔖 겸좌(clamp)
지혈, 조직, 장기, 이물 등의 고정 등에 사용할 때 사용하는 도구

🔖 압통(tenderness)
눌렀을 때 느껴지는 통증

🔖 복벽자극(Peritoneal irritation)
복부의 피부를 자극할 때 복근이 반사 수축하는 현상으로 복피반사라고도 하며, 독일의 의사 로젠 바흐가 1876년 처음 발표했습니다.

🔖 카포시수두모양발진(Kaposi's variceliform eruption, KVE)
종두에 의한 파종과 관련된 병명으로 아토피 피부 및 면역 저하, 피부의 장벽 손상이 원인이며, 단순 포진 바이러스나 콕사키 바이러스에 의해 수포가 발생하는 질환.

🔖 피부분절(dermatome)
단일한 척수 신경근으로부터 뻗어 나온 감각 신경이 연결되는 피부 부위

📖 발라시클로버(Valacyclovir)
단순 포진 또는 대상 포진의 발생을 치료하는 데 사용되는 항 바이러스 약물

📖 단독(erysipelas)
피부 발진이 특징적인 급성 감염병. 발진부위는 다리, 발가락, 얼굴, 팔, 손가락 등입니다.

📖 족부백선(tinea pedis)
무좀이라 불리며, 진균(곰팡이)에 의해 발이나 발가락에 발생하는 감염질환을 말합니다.

📖 사슬알균(S.Pyogenes)
사슬알균은 연쇄상구균의 개정된 명칭으로 유산균목 연쇄상구균과 연쇄상 구균에 속하는 그람양성균의 총칭입니다.

📖 솔방울병 세균(Aeromonas hydrophilia)
기후가 온화한 지역에 주로 발견되는 이영 양성 그람 음성 막 대형 박테리아. 호기성 및 혐기성 환경에서 생존가능하며 젤라틴 및 헤모글로빈과 같은 물질을 소화할 수 있습니다.

📖 윤상갑상연골절개(cricothyroidotomy)
이물질에 의한 기도폐쇄 혈관부종, 안면 외상 등과 같은 생명을 위협하는 응급상황에서 기도를 확보하기 위해 피부와 갑상막을 절개하는 술기

📖 약발진(drug eruption)
약물발진, 동의어는 약진. 약물에 의한 이상 반응이 피부에 발진을 유발하는 경우를 말합니다.

📖 추체외로징후
추체외로 부작용은 약물 유발 운동장애로 급성 및 지연성 증상이 있습니다.

📖 전염성단핵구증(Infectious mononucleosis)
감염성 단핵구증이라 불리며 주로 엡스타인-바 바이러스(EBV)에 의해 발생하는 일련의 증상(발열, 편도선염, 림프절 비대)을 일컫는 진단명입니다. 주로 침을 통해 전염되어 '키스병'이라 불리기도 합니다. 성인 때 대개 혈액에서 항체가 발견되는데 대부분 사람이 일생동안 EBV에 감염됨을 의미하며, 대개 청소년이나 성인초에 진단됩니다.

📖 로라제팜(Lorazepam)
몸 속에 이식된 약물주입시스템을 통해 척수강(Intraspinal) 내로 장기간 연속적으로 약물을 주입 가능하도록 설정되는 의료기기로 약물을 저장하는 펌프가 얇고 부드러운 관으로 이루어져 있습니다.

🔖 디아제팜(Diazepam)

통증 인지에 관계되는 중추신경계에서 발생한 신경가소성을 의미합니다. 척수레벨 위 중추신경에서 일어나는 반응이라 생각하면 됩니다.

🔖 미뢰(tastebuds)

팔다리, 몸통 또는 골반이 무거운 것에 오랫동안 눌렸다가 풀렸을 때 일어나는 쇼크 비슷한 현상. 손상된 근육의 미오글로빈에서 만들어진 독성 물질로 인하여 콩팥(신장) 세관이 손상되어 신장 기능이 저하되는 현상이 특징입니다.

🔖 치아노제(Zyanose)

치료하지 않은 급성 구획증후군 혹은 동맥의 손상에 의한 허혈이 원인이 되어 발생하는 사지의 변형(근육 및 힘줄의 수축에 의해 사지 운동이 제한된 상태)을 의미하며, 굴곡근육의 구축과 신경마비 등의 증상이 있습니다.

🔖 세프트리악손(Ceftriazone)

박테리아 감염치료에 사용되는 항생제 종류

🔖 세포탁심(Cerfotaxime)

세포탁심(CTX). 제3세대 세펨계 항균제

🔖 암피실린(Ampicillin)

암피실린. 산저항성 반합성성 비산생 그람음성균에 대한 항생물질로 사용. 세균 감염에 경구로 투여되는 페니실린계 항생제

🔖 코르티코스테로이드(Corticosteroid)

코르티코스테로이드는 척추동물의 부신피질에서 생성되는 스테로이드 호르몬을 포함하는 화학물질의 한 계열입니다. 당질 코르티코이드 무기질코르티코이드 자연적으로 발견되는 흔한 호르몬 중에는 코티스코스테론, 코르티손, 알도스테론 등이 있습니다.

🔖 하이드로코르티손(Hydrocortisone)

하이드로코르티손은 호르몬 코티솔의 이름으로 부신피질 부전, 부신 생색기 증후군, 코칼슘, 캅상선염, 류마티스 관절염, 피부염, 천식 및 COPD와 같은 상태가 사용되는 부신피질 부전증에 대한 치료제입니다.

🔖 프레드니솔론(Prednisolone)

프레드니솔론은 프레드니손의 활성 대사물입니다. 매우 떫은 맛 때문에 프레드니 솔론은 소아과에선 처방을 삼가고 있습니다. 반감기는 2-3시간

📖 디펜히드라민(Diphenhydramine)

디펜히드라민은 알레르기 치료제로 사용되는 1세대 항히스타민제입니다.

📖 클로르페니라민(Chlorpenamine)

알러지성 비염과 같은 알러지 증상을 치료하는 데 사용되는 항히스타민제.
6시간 이내 효과가 있으며 하루동안 지속됩니다.

📖 안지오텐신

안지오텐신 은 폐와 몸 전체의 혈관 내피에 존재하는 안지오텐신 전환효소(ACE)에 의하여 안지오텐신 II로 변환됩니다. 안지오텐신II는 혈관을 수축시켜 혈압을 증가시키며, 부신피질에서 알도스테론을 분비하도록 자극합니다. 알도스테론은 신장에서 나트륨과 물의 재흡수를 증가시킵니다.

📖 전신성염증반응증후군(SIRS)

Systemic inflammatory response syndrome 미생물에 감염되어 전신에 심각한 염증 반응이 나타나는 상태를 말합니다. 패혈증

📖 뎅기열(dengue fever)

모기가 매개가 되는 뎅기 바이러스(dengue virus)에 의해 발병하는 전염병.

📖 수막염구균성

뇌수막염을 일으키는 3대 세균 중 하나인 수막염균에 의해 발생하는 급성 감염 질병을 말합니다.

📖 공명음(resonance)

성도에서 난류 없이 부드럽고 연속적으로 공기가 흘러 만들어지는 말소리

📖 이식형약물주입기(intrathecaldrug delivery)

몸 속에 이식된 약물주입시스템을 통해 척수강(Intraspinal) 내로 장기간 연속적으로 약물을 주입 가능하도록 설정되는 의료기기로 약물을 저장하는 펌프가 얇고 부드러운 관으로 이루어져 있습니다.

📖 중추감작

통증 인지에 관계되는 중추신경계에서 발생한 신경가소성을 의미합니다. 척수레벨 위 중추신경에서 일어나는 반응이라 생각하면 됩니다.

📖 으깸증후군(crush syndrome)

팔다리, 몸통 또는 골반이 무거운 것에 오랫동안 눌렸다가 풀렸을 때 일어나는 쇼크 비슷한 현상. 손상된 근육의 미오글로빈에서 만들어진 독성 물질로 인하여 콩팥(신장) 세관이 손상되어 신장 기능이 저하되는 현상이 특징입니다.

볼크만구축(Volkmann contracture)
치료하지 않은 급성 구획증후군 혹은 동맥의 손상에 의한 허혈이 원인이 되어 발생하는 사지의 변형(근육 및 힘줄의 수축에 의해 사지 운동이 제한된 상태)을 의미하며, 굴곡근육의 구축과 신경마비 등의 증상이 있습니다.

타르변(tarry stool)
흑변을 얘기하며 검정색을 띠는 변을 의미하고, 이는 상부 위장관 출혈시 혈액 속 적혈구의 헤모글로빈이 위에서 분비되는 위산과 반응하여 헤마틴(hematin)으로 변하는 것이 원인입니다.

동정맥기형(AVM)
동맥과 정맥이 서로 엉켜 모세혈관과 연결되지 않은 선천적 결함입니다. 모세혈관의 부족으로 피가 빨리 흐르게 되며, 기형화된 혈관으로 피를 보내고 높은 혈압에서도 동맥으로부터 말초 조직까지 영양분과 산소가 충분하게 흐르지 못하게 합니다.

이상지질혈증
고지혈증이라고도 하며 지방 대사의 조절 이상으로 혈액 속에 콜레스테롤 및 지방질 성분이 많이 들어있는 질환으로 동맥경화증 및 심혈관질환의 위험인자

체위성 저혈압
보통 기립성저혈압이라는 용어를 더 많이 쓰며, 체위 변환 시 혈압을 조절하는 자율신경의 기능이 문제를 일으켜 발생하는 저혈압이고, 일어설 때 혈압 저하가 나타나는 것이 특징입니다(보통 최대 20 mmHg 이상 하강하며 정상적으로 기립하면 300-800 mL 혈액이 하체의 정맥에 모이므로 심장으로 들어오는 정맥혈이 감소하여 심박출량이 정상에 비해 20-50% 정도 일시적으로 감소되어 어지럼증을 호소하게 됩니다.).

삼환계 항우울제
주로 항우울제로 사용되는 일종의 약물

세포탁심(Cerfotaxime)
세포탁심(CTX). 제3세대 세펨계 항균제

암피실린(Ampicillin)
암피실린. 산저항성 반합성성 비산생 그람음성균에 대한 항생물질로 사용.
세균 감염에 경구로 투여되는 페니실린계 항생제